Steve Bierman

Mit Sprache heilen

Steve Bierman

Mit Sprache heilen

Warum die Wahl der richtigen Worte entscheidend für den Behandlungsverlauf ist

Aus dem Englischen übersetzt
von Isolde Seidel

VAK Verlags GmbH
Kirchzarten bei Freiburg

Titel der Originalausgabe: *Healing*,
erschienen bei Gyro Press International unter der ISBN 978-0-578-64370-0

Hinweise des Verlags
Verlag und Übersetzerin haben sich um eine geschlechtergerechte Sprache bemüht. Die englische Sprache kennt keine weiblichen und männlichen Formen von Substantiven, für den deutschen Text mussten daher Anpassungen vorgenommen werden.

Dieses Buch dient der Information über Möglichkeiten der Gesundheitsvorsorge. Wer sie anwendet, tut dies in eigener Verantwortung. Autor und Verlag beabsichtigen nicht, Diagnosen zu stellen oder Therapieempfehlungen zu geben. Die hier vorgestellten Vorgehensweisen sind nicht als Ersatz für professionelle Behandlung bei ernsthaften Beschwerden zu verstehen.

Bibliografische Information der Deutschen Nationalbibliothek
Die Deutsche Nationalbibliothek verzeichnet diese Publikation in der Deutschen Nationalbibliografie; detaillierte bibliografische Daten sind im Internet abrufbar über: http://dnb.d-nb.de

VAK Verlags GmbH
Eschbachstraße 5
79199 Kirchzarten
Deutschland
info@vakverlag.de
www.vakverlag.de

2. Auflage 2025

Übersetzung: Isolde Seidel
Lektorat: Nadine Britsch
Layout: Richard Kiefer
Umschlag: Kathrin Steigerwald, Hamburg
Satz & Druck: Friedrich Pustet GmbH & Co. KG, Regensburg
Printed in Germany
ISBN: 978-3-86731-257-8

„Jeder Mensch hat den Erhalter seiner Gesundheit wie auch deren Zerstörer in sich, und was der eine zerbricht, das baut der andere wieder auf.

Paracelsus

„Die höher emergenten Eigenschaften aufgrund ihrer ursprünglichen Bausteine herabzusetzen, das heißt, den Irrtum materialistischen Denkens zu fördern.“

Roger Sperry

„Wenn er, Akbar, aus dem Kreis heraustäte, könnte er dann ohne seine beruhigende Rundheit in der furchteinflößenden Fremdartigkeit eines neuen Gedankens leben?“

Salman Rushdie

Inhaltsverzeichnis

„Entdeckung beginnt mit der bewussten Wahrnehmung einer Anomalie, das heißt, mit dem Erkennen, dass die Natur irgendwie gegen die vom Paradigma vorgegebenen Erwartungen verstoßen hat, die die Normalwissenschaft bestimmen."

– Thomas Kuhn, *Die Struktur wissenschaftlicher Revolutionen* –

Einleitung

Am Ende meiner Facharztausbildung zum Hausarzt wusste ich, dass mit der westlichen Medizin etwas nicht stimmte. Ich hob die fast acht Zentimeter dicke Krankenakte meiner Patientin Carol hoch, in der ihre laufenden Beschwerden und Behandlungen der letzten drei Jahre festgehalten waren, und fragte mich: „Ist es das jetzt? Werde ich das für den Rest meines Lebens machen – eine endlose Serie von Krankheiten behandeln, eine nach der anderen, und wieder eine nach der anderen, bis zum Grab?" In jenem Moment dämmerte mir: Obwohl ich Carols Krankheiten mitfühlend behandelte, unternahm ich wenig, um ihre Gesundheit wiederherzustellen, zumindest nachhaltig. Deshalb zog ich mich in die Notaufnahme zurück, wo ich fast zwanzig Jahre lang als Arzt praktizierte.

Es war beeindruckend. Nirgendwo sonst ist der Nutzen der modernen Medizin augenfälliger und zuverlässiger. Ich empfand meine Arbeit als sinnvoll und fühlte mich am richtigen Platz. Damals trat ich mit sämtlichen Kritikern der westlichen Medizin in scharfen Wettstreit, indem ich ihnen sagte: „Warum begleiten Sie mich nicht einmal an einem Samstagabend, nur ein einziges Mal … und sagen mir dann, welche andere Art von Medizin Ihrer Meinung nach für diese Kranken und Verletzten besser gewesen wäre?"

Doch tief im Inneren wusste ich trotzdem, dass etwas nicht stimmte. So großartig die klassische Schulmedizin für die Behandlung von Notfällen und die Stabilisierung von Extremzuständen ist, sie tat wenig oder nichts, um das anzugehen, was, wie ich zunehmend vermutete, die tieferen Ursachen vieler Krankheiten waren. Irgendwann hatte ich begonnen, meinen Patienten die wichtigste Frage in der Medizin zu stellen (sobald die Diagnose feststeht) – nämlich: „Warum heute?“ Warum haben Sie, wo es doch auf der Welt von Bakterien nur so wimmelt, gerade heute eine Lungenentzündung bekommen? Warum haben Sie, wenn sich die Risikofaktoren doch schon seit Jahren häufen, gerade heute einen Herzinfarkt erlitten? Sie hätten auch vor einer Woche oder eine Woche später eine Blinddarmentzündung haben können – warum also gerade heute?

Zu meiner Überraschung konnte praktisch jeder Patient, den ich fragte, einen triftigen Grund nennen: „Meine Schwiegermutter ist gerade bei uns eingezogen“, „Ich muss einfach raus aus dem Job, komme, was da wolle“, „Ich habe gerade erfahren, dass ich betrogen wurde, und jetzt bin ich pleite“. Immer und immer wieder wurden psychische Gründe für physische Krankheiten genannt. Dennoch beugte sich meine geliebte Wissenschaft mentalen Ursachen nicht. Nichts in meiner Ausbildung ließ auch nur die Möglichkeit zu. Und falls mentale Ursachen ausgeschlossen wurden, welche mögliche Rolle könnten noetische (also geistige oder den Geist betreffende) Faktoren für die Therapie spielen?

Damals hatte ich noch keine Ahnung, dass mich diese bohrenden Fragen zur Hypnose führen und mich zwingen würden, die tragische Fehlannahme zu korrigieren, die jene Welt an „den Rand“ verwiesen hatte. Genauso wenig hätte ich damals erkennen können, dass mir schließlich das Verständnis von Hypnose erlauben würde, die Geheimnisse von Placebo und Nocebo aufzudecken und – umfassender noch – die Wirkung von Vorstellungen und Bildern auf Gesundheit und Heilung zu verstehen.

Trotzdem war ich auf diesem Weg sensibilisiert worden für den Einfluss, über den Menschen in Heilberufen verfügen, für die Wirkung unserer Worte und Handlungen – manchmal zum Besseren und manchmal zum Schlechteren. Ich fand heraus, dass die subtilen Verfeinerungen in unserer Kommunikation – und in unseren Gedanken über Ursachen und Behandlungsmöglichkeiten – sich in unsere tägliche Praxis integrieren ließen, um die tatsächlichen Ergebnisse zu verbessern und den Patienten ein Gefühl von Hoffnung und Verbindung zu vermitteln. Zu meiner Überraschung stellte ich auch fest, dass sich mit genau den gleichen Verfeinerungen auch die tieferliegenden Ursachen zahlreicher Krankheiten ausmerzen und dauerhafte Heilung herbeiführen ließen.

Das klingt faszinierend für jeden Menschen, der im medizinischen Bereich tätig ist. Doch in meiner Anfangszeit in der Notaufnahme lag all das noch vor mir.

Feuerlauf

Ungefähr zur gleichen Zeit, als ich anfing, meine Patienten „Warum heute?" zu fragen, war ich zum Surfen auf Bali. Dort beobachte ich eines Abends einen Dorfältesten, wie er in Trance eine halbe Stunde lang über glühend heiße Kohlen tanzte, ohne auch nur eine Blase davonzutragen. Ich war höchst erstaunt. Der Feuertänzer setzte sich nicht nur über die „Erwartungen, die die Normalwissenschaft regieren" hinweg, er setzte sich auch über meine eigene unmittelbare Erfahrung hinweg. Wie es nun einmal war, kamen im Süden von Kalifornien jedes Jahr am 5. Juli Menschen schreiend in die Notaufnahme, die Verbrennungen zweiten und dritten Grades an den Füßen hatten. Warum? Weil am Nationalfeiertag zuvor (4. Juli), wenn die Barbecue-Feste am Strand vorüber waren, die Feiernden ihre glühende Asche im Sand vergruben. Am nächsten Morgen traten nichtsahnende Strandspaziergänger auf die Kohlen und erlitten die schmerzlichen Folgen. Zu jener Zeit verstand ich vom Feuerlauf so wenig wie von den Möglichkeiten psychischer Ursachen von Krankheiten. Beide schienen irgendwie mit der „Kraft des Geistes" zusammenzuhängen. Aber was bedeutete das? Deshalb verwies ich Feuerlauf in die Kategorie „religiöse Mysterien" und ging wieder meiner Wege.

Zumindest so lange, bis der bekannte NLP-Trainer Tony Robbins anfing, „normale Leute" erfolgreich davon zu überzeugen, über heiße Kohlen zu laufen. So viel zu meiner Erklärung „religiöse Mysterien". Als Robbins sein Feuerstellen-Seminar nach San Diego brachte, ging ich natürlich hin – um zuzuschauen. Doch stattdessen lief ich. Lief über Kohlen. Ich wusste, ich konnte ihn nicht erklären, den Feuerlauf, doch nun warf dieses Ereignis eine weitere genauso verwirrende Frage auf. Wie schaffte es Tony Robbins, 300 anscheinend vernünftige Menschen, mich eingeschlossen, dazu zu überreden, ihre Schuhe und Strümpfe auszuziehen und zehn Meter über rotglühende Kohlen zu stolzieren? Während der zwei Stunden vor dem Lauf, erzählte er nur eine oder zwei Geschichten. So schien es zumindest.

Wie sich herausstellte, wandte Tony Robbins eine modellierende Technik an, bekannt als Neurolinguistisches Programmieren (NLP), das geistige Kind von Richard Bandler und John Grinder. Bandler und Grinder war es gelungen, die verblüffenden Techniken des damals herausragendsten Hypnotherapeuten herauszukristallisieren und methodisch zu ordnen. Dieser Hypnotherapeut war der Psychiater Milton Erickson. Trotz meiner Kenntnisse und Erfahrungen aus Hausarztalltag und Notaufnahme war das eine Welt, über die ich nichts wusste. Rasch las ich *Die Psychotherapie Milton H. Ericksons* und erkannte, dass Erickson (der 1980 starb) im Alleingang wie niemand anderes in der Geschichte der Psychiatrie und Psychoanalyse herausgefunden hatte, wie man psychische Leiden heilt. Seine Methoden waren unkonventionell und genial. Und Bandler und Grinder hatten die wesentlichen Elemente analysiert und lehrten diese nun.

Aus diesem Grund flog ich 1985 nach Philadelphia, um ein Seminar bei John Grinder zu besuchen. Das war die großartigste und einschneidendste Fortbildung meines Lebens. Mit diesen drei Tagen begann eine jahrzehntelange Leidenschaft für Erickson, NLP und Hypnose. Ich las alles, was ich finden konnte; ich studierte, ich übte und hatte irgendwann eine Zulassung als Facharzt für medizinische Hypnose und eine NLP-Zertifizierung in der Tasche. Die Methoden, die ich lernte, wandte ich in praktisch jeder Situation an, die mir in der Notaufnahme begegnete, und ebenso in der Privatpraxis für medizinische Hypnose, die ich eröffnete. Zuerst „hypnotisierte" ich Patienten, um Schmerzen und Ängste zu lindern – etwas, was mir laufend in der Notaufnahme begegnete. Und es funktionierte. Kinder drifteten in ein „Traumland" ab und ließen mich ihre Wunden nähen, ohne dass man sie festhalten musste. Erwachsene kamen in einen friedlichen, angenehmen Ruhezustand und brauchten nur wenig Schmerz- oder Narkosemittel. Schon bald führte ich viele verschiedene und potenziell schmerzhafte Eingriffe durch, ohne dass die Patientinnen und Patienten auch nur mit der Wimper zuckten. Mit zunehmender Erfahrung tat ich das, was Ärzte in der Notaufnahme machen – ich improvisierte. Ich bot Suggestionen für mehr als nur Wohlbefinden und Linderung. Ich suggerierte, dass Blutungen aufhören, verrenkte Gelenke sich wieder einrenken und Herzrhythmen sich normalisieren. Sehr zu meinem Erstaunen wirkten auch diese Suggestionen – manchmal mit und, noch überraschender, manchmal sogar ohne eine formale Tranceeinleitung. Es dauerte nicht lange, bis ich außergewöhnliche Fallberichte in angesehenen medizinischen Fachzeitschriften veröffentlichte und landesweite Fernsehsender Teams schickten, die mich filmen sollten. Es war eine fantastische Zeit. Ich wurde Zeuge von Wundern, schon während ich noch lernte, wie man sie hervorruft. Es lief wie am Schnürchen.

Nicht-operative Heilbehandlung

Dann wurde ich krank. Wie das CT bestätigte, war eine Bandscheibe zwischen dem vierten und fünften Halswirbel eingerissen. Die Schmerzen waren entsetzlich, und der von dem eingeklemmten Nerv innervierte Arm wurde unglaublich schwach. Leider hatte ich noch nicht gelernt, die Wirkung der Hypnose an mir selbst anzuwenden. Deshalb wandte ich mich stattdessen an meine vertrauenswürdigen Arztkollegen. „So werden wir vorgehen“, erklärten sie zuversichtlich. „Zuerst schneiden wir von vorne in deinen Nacken – und passen natürlich auf, die Halsschlagadern nicht zu verletzen.“ Hier hätten sie schon aufhören können, aber das taten sie nicht. „Dann spreizen wir die Stelle mithilfe einer Zugvorrichtung auf und entfernen die kaputte Bandscheibe.“ An diesem Punkt, da bin ich mir sicher, stand meine Entscheidung fest. „Dann setzen wir ein Stück deines Hüftknochens …“

Das reichte!

Die Suche nach einer nicht-operativen Behandlung hatte begonnen. Ich fing an zu lesen, verzweifelt, während ich Tabletten einnahm, um die Schmerzen zu lindern. Ich las über Homöopathie, Osteopathie, Chiropraktik, Naturheilkunde und vieles mehr. Ich testete Therapieansätze aus diesen wertvollen Fachrichtungen – ohne Erfolg. Nachdem ich schließlich das Buch *Der Weg des Schamanen* von Michael Harner und etliche andere wissenschaftliche Texte über schamanisches Heilen gelesen hatte, überredete ich einen befreundeten Arzt, mich auf eine Reise nach Ecuador zu begleiten.

Nach einigen Fehltritten fanden wir einen Führer, Jose, der behauptete, ein „*Brujo*-in-der-Ausbildung" zu sein (ein *Brujo* ist ein Schamane). Mit ihm fuhren wir eine unbefestigte Straße aus dem kleinen Ort Macas hinaus bis ans Ende. Dann stapften wir zu dritt durch Schlamm, der unsere Schuhe durchnässte, schoben uns zentimeterweise auf glitschigen Baumstammbrücken über wilde Flüsse und schleppten uns tief in den Urwald hinein. Stunden später erreichten wir das Lager des Schamanen, wo uns dreizehn verwunderte Patienten fragten: „Warum habt ihr so lange gebraucht? Wir warten schon seit zwei Stunden." Sie erklärten, zwei Stunden vor unserer Ankunft habe der Schamane eine Vision gehabt, dass zwei weiße Männer zu ihnen kommen würden. „Wir warten", erklärte er. Und deshalb warteten sie.

In jener Nacht behandelte der Schamane, nachdem er die Medizin zu sich genommen hatte – Ayahuasca, der „Visionstrank" des Urwalds –, alle dreizehn Patienten. Viele von ihnen beschrieben sich selbst als auf der Stelle geheilt. Am nächsten Abend nahm der Schamane wieder Ayahuasca. Als die Visionen einsetzten, untersuchte er mich, indem er durch einen Kristall blickte, den er über meinem Körper auf und ab bewegte. An der linken Seite meines Nackens, die Stelle mit der eingerissenen Bandscheibe, hielt er inne. Wohlgemerkt, ich hatte ihn nur um eine Untersuchung gebeten und nichts von meinen Beschwerden erzählt. Dann atmete er tief ein und blies. Ich spürte einen eisigen Wind, dessen ganze Kraft sich irgendwie auf meinen Nacken gerichtet hatte. Ich erinnere mich, dass ich zitterte. Der Schamane blies wieder. Und wieder das Frieren. Dann hielt er den Kristall über meinen Nacken und erklärte: „Curado!" Und ich war geheilt. Innerhalb von wenigen Tagen brauchte ich die Tabletten, die ich bislang genommen hatte, nicht mehr – der Schmerz war weg. Bald kam die Kraft in meinem Arm zurück und kurz darauf konnte ich alle meine Aktivitäten im Sport und bei der Arbeit wieder aufnehmen.

* * *

Die Anomalien – Dinge, die die herkömmliche Wissenschaft einfach nicht erklären konnte – häuften sich. Ich hatte bereits den Feuerlauf in den Schrank der Mysterien verfrachtet. Ich hatte keine Erklärung für die durchweg plausiblen Antworten, die mir meine Patienten auf meine Frage „Warum heute?" gaben. Ich beobachtete täglich, welche „Wunder"

NLP und Hypnose bei meinen Patientinnen und Patienten bewirkten. Und jetzt war da dieses Urwald-Ritual, das nur darin bestand, dass ich stillhielt, während ein berauschter Stammesältester schnaufte und keuchte. Wie nur konnte sein Vorgehen eine eindeutig mechanische Verletzung tief in meiner Wirbelsäule heilen? Ich hörte einen schwachen Nachhall von Andrew Weils nachdenklich stimmendem Buch *Was uns gesund macht: Heilung und Selbstheilung*: „Ich empfinde die allopathische Medizin als himmelschreiend unzulänglich in jeglicher Theorie und Philosophie."

Meine Kollegen taten es natürlich ab. „Placeboeffekt", erklärten sie, als wollten sie sagen, … Schwindel! „Das kommt wieder."

„Wie nett", dachte ich. Erst das gegenstandslose Abtun einer offensichtlichen Tatsache (ich war schließlich wieder bei der Arbeit, obwohl ich mich keiner Operation unterzogen hatte), dann die Verwünschung („Das kommt wieder!"). Leider bekam ich das immer häufiger von meinen Kollegen zu hören – nicht von allen, aber von vielen –, von denen die meisten, wie ich wusste, aufrichtige und mitfühlende Behandler waren. Es schien, als wäre ihnen dieser rasche Seitenhieb und die oberflächliche Abwehr als Verteidigung gegen alles Unerklärliche beigebracht worden.

Chinesische Energieheilung

Nicht lange nach diesen Ereignissen brachte mich die Neugier dazu, bei Sifu Share K. Lew zu lernen, einem taoistischen Priester und Nui-Gung-Großmeister. (Nui-Gung ist eine andere Bezeichnung für Inneres Qi-Gong; Anm. d. Übers.) Sifu war nicht nur ein freundlicher und weiser Lehrer, sondern auch ein wirkungsvoller Heiler, der mir erklärte, seine Heilungen resultierten daraus, dass sich die Körperenergie verändert – dass Blockaden beseitigt werden und der Energiefluss wiederhergestellt wird. Da ich aus dem südlichen Kalifornien komme, hatte ich besonders bei allem mit „Energie" so meine Zweifel. Ich verstand die Energie der Physik; sie war messbar und verhielt sich nach den Naturgesetzen. Aber ich schreckte zurück vor all der schlecht-definierten „Energie" der Alternativmedizin, beispielsweise in Aussagen wie: „Ihre Energie ist nicht im Gleichgewicht" oder „Diese Manipulation wird Ihren

Energiefluss verändern." Trotzdem konnte ich das *Chi* spüren, das Sifu aus seinen Händen fließen ließ, und ich hatte unmittelbare Sinneserfahrungen bei den Energien, die er als „Yin" und „Yang" bezeichnete.

Außerdem wurde ich Zeuge vieler seiner erfolgreichen Behandlungen. Zum Beispiel sah und verfolgte ich durch Röntgenaufnahmen mit, wie Sifu einen jungen Mann mit einer Pseudarthrose des Kahnbeins heilte. Der Orthopäde hatte mehr als zwei Jahre lang hartnäckig auf eine chirurgische Korrektur gedrängt, und dennoch hatten Sifus Methoden die Fragmente innerhalb von Wochen irgendwie verbunden. Ich beobachtete auch eine Frau in ihren Dreißigern, die nach Jahren zyklischer Bauchschmerzen als „Spinnerin" abgestempelt worden, aber nach zwei Behandlungen durch Sifu geheilt war. Und es gab Dutzende weitere. Was seine „Energie" anbelangt: Einmal schaute ich zu, wie er sein *Chi* quer durch einen Raum auf den Rücken einer skeptischen Patientin übertrug, die von ihm abgewandt auf dem Fußboden saß. Innerhalb von Minuten wurde ihr immer heißer, ihr Gesicht immer röter und verschwitzter, bis sie nach einiger Zeit nicht mehr konnte: „Okay, okay!", protestierte sie, „ich glaube es ja."

Und ich glaubte es auch.

Bis ich einen Bericht von Dr. James Esdaile (aus dem Jahr 1846) las, in dem er genau die gleichen Veränderungen in einer „hypnotischen Versuchsperson" herbeiführte durch das subtile Übertragen von sogenanntem „mesmerischem" Fluidum aus seinen Fingerspitzen.

An diesem Punkt rotierte mein Geist vor Verwirrung – Anomalien überall. Nur in drei Punkten konnte ich mir sicher sein. Erstens, ich stand nicht kurz davor, die konventionelle allopathische Medizin aufzugeben. Ich hatte erlebt, was sie bewirken konnte, und ich wusste, sie rettet Leben. Zweitens wusste ich aus unmittelbarer Erfahrung, dass Hypnose, schamanische Heilung und chinesische Energieheilung funktionierten. Ich hatte keine Ahnung, *wie* sie funktionierten oder was, falls überhaupt etwas, ihr gemeinsamer Nenner sein könnte; aber ich war nicht bereit, diese Verfahren (oder andere komplementäre Fachgebiete) nicht ernst zu nehmen, indem ich behauptete, sie seien Schwindel. Drittens hatte ich in meinen Berufsjahren nach Abschluss des Medizinstudiums genug gesehen und erlebt, um zu wissen, dass unsere Wissenschaft unvollständig war. Shakespeare hatte recht: „Es gibt mehr Ding' im Himmel und auf Erden, als Eure Schulweisheit sich träumt." Und diese „Dinge“ schlossen die Wunder mit ein, die ich in der Notaufnahme und in meiner Privatpraxis täglich miterlebte: Patienten reagierten nicht nur mit einer Linderung von Schmerzen und Angst, sondern auch mit phänomenalen körperlichen Veränderungen – Blutungen hörten auf, auffällige Herzrhythmen normalisierten sich, Operationen verliefen unblutig, Atemwege entspannten sich und Tumore verschwanden.

Angesichts solch unfassbarer Anomalien erschienen das entschiedene Abtun und die negativen Seitenhiebe meiner Kollegen irrelevant und unbedeutend. Mentales war aus meiner medizinischen Ausbildung rundweg ausgeschlossen worden, doch es erwies sich weiterhin als einflussreicher Aspekt im Wechselspiel von Ursache und Heilung. Ohne die Wirkung des Geistes irgendwie einzubeziehen, konnte die moderne Medizin auf nichts Besseres hoffen als das, was ich als die unmittelbaren Anfänge und unendlichen Geschichten schonungslos einsetzender und nicht enden wollender Beschwerden und Gebrechen erkannt hatte.

Die Hohe Kunst der Behandlung

Dieses Buch ist das Resultat meines jahrzehntelangen Bemühens, diese Verwirrung aufzulösen – nicht, indem ich die westliche Medizin verwerfe, sondern indem ich sie erweitere. Das Endergebnis ist eine umfassendere Beherrschung der Heilkunst und ein tieferes Gefühl von persönlicher Erfüllung bei der Behandlung.

Zu Beginn unseres Weges lernen wir, dass der Zustand der Hilflosigkeit und Abhängigkeit, der vielen, wenn nicht sogar den meisten kranken Patienten gemein ist, in ihnen einen instinktiven Überlebensreflex auslöst. Dieser Reflex sucht nach **Dem Einen am wenigsten unsicheren** und verleiht ihm oder ihr das, was ich als „Autorität“ bezeichnen werde. Nicht die Autorität eines Vorgesetzten oder Polizisten, sondern vielmehr die Autorität von Eltern eines Neugeborenen – die Ernährer und Schützer des Lebens. Und so fließen Vorstellungen ungehindert von der Autorität zur Zielperson, vom Behandelnden zum Patienten oder zur Patientin. Der Geist nimmt Einfluss auf die Materie.

Im nächsten Schritt geht es um die Autorität in den Ritualen aller Heiler und welche Rolle sie spielt, vom Altertum und den Asklepiaden Griechenlands bis hin zu den placebokontrollierten Studien der modernen

Medizin. Und wir erkennen darin das erste von vielen Geheimnissen – die implizite Struktur hinter dem Placeboeffekt und seine Fähigkeit, zu helfen oder zu schaden.

Deshalb soll es zuerst darum gehen, wie wir Schaden vermeiden können. Wir lernen, was eine negative Suggestion ausmacht und wie wir umgehen können, unbeabsichtigt „Verwünschungen" von uns zu geben. Wir untersuchen die Gefahren der weit verbreiteten Trugschlüsse von Extrapolation und Prophezeiung. Und wir denken nach über **Therapeutische Zurückhaltung** im Zusammenhang mit Respekt vor der Weisheit des Körpers und ebenso über Nachsicht und Vergebung für unsere eigenen unvermeidlichen Fehler.

Dann wenden wir uns dem Helfen zu, wie wir mit unseren Worten und unserem Handeln positive Ergebnisse erzielen können. Wir fangen an, die beeindruckende Anwendung von „Geist nimmt Einfluss auf Materie" mitanzusehen – unblutige Operationen, schrumpfende Tumore, „chronische" Krankheiten (sowohl körperliche als auch mentale), die gelindert werden und sogar vollständig ausheilen. Hier beginnt auch die wirkliche Arbeit, wenn neue Kommunikationsgewohnheiten gebildet und geformt werden. Aber es ist eine freudvolle und überaus lohnende Arbeit. Wir lernen, wie wir Informationen ehrlich übermitteln können, auf eine Art, die unseren Patientinnen und Patienten Hoffnung macht und sie motiviert, gesund zu werden.

Bald jedoch beginnt uns der unausgesprochene Unterbau der konventionellen Medizin einzuschränken, und wir sind gezwungen, uns mit der impliziten Kausalitätsauffassung des Reduktionismus auseinanderzusetzen, einer Kausalität, die alles Psychische ausschließt. Tatsächlich ist das jedoch eine wertvolle Aufgabe; denn schlussendlich bleiben wir mit einem humanistischen Kausalmodell zurück – einem, das die gekürzten Sequenzen unserer Wissenschaft einschließt, während es sich gleichzeitig erweitert und sowohl mentale als auch körperliche Ursachen und Heilbehandlungen berücksichtigt. Und wieder einmal wird ein Geheimnis gelüftet – diesmal der Ursprung von „Ockhams Rasiermesser", einem diagnostischen **Sparksamkeitsprinzip**, das einfachen, kohärenten Erklärungen den Vorzug gibt vor selteneren, komplizierten Ansätzen, von dem sich die meisten konventionell und allopathisch arbeitenden Ärzte leiten lassen.

Die Reichweite unseres neuen Modells ist fast unbegrenzt und berührt praktisch jeden Aspekt der Behandlung: vom Aufnehmen der Krankengeschichte über das Formulieren von Diagnose und Therapieplan bis hin zum Anbieten einer tiefgreifenden und dauerhaften Heilbehandlung. Das ist ein transformierendes Unterfangen – eines, das uns antreibt, unsere Kommunikation kontinuierlich zu verbessern und unser Denken weiterzuentwickeln, damit unsere Patienten von all dem, was wir jetzt als möglich erkennen, profitieren können. Eingriffe, die übermäßig schmerzhaft oder sehr blutig sind, gehören der Vergangenheit an. Die Last chronischer Krankheiten, ohne Hoffnung und Verbindung, wird ihnen abgenommen.

Häufig lassen sich unsere Ziele erreichen mit einfachen Verfeinerungen von alltäglichen Gesten und grundlegender Sprache. Doch das gelingt nicht immer. Manchmal sind die Umstände so dramatisch oder die Ursachen so tiefliegend, dass wirksamere Werkzeuge und zeitlich ausgedehntere Begegnungen notwendig sind. Vorhang auf für die Hypnose. Aber nicht die Art von Hypnose, die Sie vielleicht meinen. Nicht die Hypnose, die seit Jahrhunderten mit Trance verquickt wird. Stattdessen werden wir feststellen, dass das, was hypnotische Reaktionen steuert, bestimmte und ganz einfache Verhaltensmuster sind, die wir im Umgang mit unseren Patienten etablieren können. Diese Muster lenken unsere Suggestionen in die Umsetzung. Während Trance eine Reaktion auf bestimmte Suggestionen sein kann, können Gesundheit und Heilung Reaktionen auf andere Suggestionen sein. Mit anderen Worten, Trance ist eine Wirkung. Hypnose ist die Ursache. Sobald wir das verstanden und geklärt haben, tut sich vor unseren Augen eine Welt heilsamer Ergebnisse auf.

Aus diesen vielfältigen Erwägungen ergibt sich, was ich die **Hohe Kunst der Behandlung** nenne – mithilfe von Worten und Handlungen helfen und heilen. Es spielt keine Rolle, ob Sie ein wohlmeinender Angehöriger sind, der einem leidenden geliebten Menschen beisteht, ob Sie Chiropraktiker oder Chirurg, Hebamme oder Heilpraktiker, Notarzt oder Akupunkteur sind – ich bin überzeugt, die Fertigkeiten und Lehren, die ich in diesem Buch vorstelle, werden Ihr Tun bereichern und die Liebe zu Ihrem Heilberuf fördern.

TEIL I

BESTANDTEILE DER KUNST

Wir beginnen mit der Frage: „Genügt es nicht, ein mitfühlender Behandler zu sein?“ Schließlich sind die Keime, Zellen und Moleküle, die Krankheiten verursachen, unbeseelte Materie, die den Gesetzen der Wissenschaft unterliegt. Warum sollte es wichtig sein, was wir sagen oder tun, solange wir nur einfühlsam die richtige Behandlung anbieten?

Das ist eine berechtigte Frage. Doch wie wir im Folgenden sehen werden, steckt hinter Gesundheit und Heilung mehr als bloße materielle Wissenschaft. Der Geist nimmt Einfluss auf die Materie. Die Möglichkeiten, die von den Behandelnden angeboten werden, können sowohl schaden als auch heilen. Und deshalb beginnen wir unsere Erforschung der **Hohen Kunst der Behandlung**, indem wir unsere Kommunikationsfähigkeit verfeinern – wir lernen, was wir sagen und wie wir es am besten sagen können –, und indem wir die notwendige Weisheit erlangen, um die Ergebnisse zu erzielen, die unsere Patientinnen und Patienten sich wünschen und verdienen.

„Der Medizinberuf ist wie der des Musikers: Man hört nie auf, zu lernen und seine Technik zu verbessern."

– Manuel Cordova-Rios, *Rio Tigre and Beyond* –

Kapitel I

Wenn Mitgefühl nicht genügt

Eine einfache Frage: Was wäre Ihnen lieber? Ein mitfühlender Arzt, der sagt: „Machen Sie sich keine Sorgen, 90 Prozent der Patienten sterben zwar an Ihrer Krankheit, doch wie furchtbar auch immer der Kampf sein mag, ich werde bis ans Ende bei Ihnen sein und Sie betreuen."

Oder ein unvoreingenommener Arzt, der sagt: „Hören Sie, 10 Prozent der – Ihnen sehr ähnlichen – Menschen überleben diese Diagnose. [Dieselbe statistische Information, aber mit einer impliziten Überlebenssuggestion.] Und es gibt eine neue Behandlung, die diese Chancen sogar noch erhöhen kann. [Fachwissen, schlicht und einfach.] Ich schlage vor, wir gehen diesen neuen Weg miteinander und dass … Sie ein Überlebender werden. [Erzeugt ein Gefühl der Verbindung und bettet wieder eine starke Überlebenssuggestion ein.]"

Hier wird die Antwort wohl eindeutig ausfallen. Wer den Wunsch hat, zu überleben, wird sich für den unvoreingenommenen Arzt mit Fachwissen und Weisheit entscheiden.

Mitgefühl genügt nicht. Wenn Menschen krank sind, brauchen sie keine Ärztin, Pfleger oder Therapeuten, die ihre Hand halten und mit ihnen weinen. Sie brauchen jemanden, die oder der jedes Bisschen an Information nutzen und jedes Quäntchen an Fertigkeit, über das sie verfügen, um das Leiden von Patientinnen und Patienten zu minimieren und ihre Gesundheit zu maximieren. Die Zeit für gemeinsam vergossene Tränen mag kommen, doch ausgesprochen häufig gehen diesen

Momenten reichlich Gelegenheiten voraus, positive Veränderungen zu bewirken. Wer in seinem Heilberuf effektiv arbeitet, praktiziert – angetrieben von Mitgefühl – auch die **Hohe Kunst der Behandlung**. Wie wir sehen werden, wirkt sich diese wertvolle Kunst nicht nur auf die Einstellungen, sondern auch auf die Ergebnisse aus.

Mitgefühl in der Behandlung, wenn es nicht von Fachwissen und Weisheit begleitet wird, kann tatsächlich Schaden anrichten. Manchmal ist dieser Schaden psychisch, manchmal ist er körperlich, und häufig ist er beides. Hier einige Beispiele:

„Psychischer" Schmerz

Der Krankenwagen kommt mit einer 80-jährigen Frau, sie heißt Rose, die über entsetzliche Schmerzen klagt, die plötzlich in ihrer rechten unteren Extremität eingesetzt haben.

Ihre grauen Haare sind hochgebunden, zerzaust und verschwitzt, ihre feinen Gesichtszüge qualvoll verzerrt. Sie stöhnt und windet sich und ist nicht zu beruhigen.

Bei der Untersuchung fällt ihr unregelmäßiger Herzschlag auf. Ihre rechte untere Extremität ist von der Leiste bis zum Fuß blass und ohne Puls. Die Diagnose ist einfach: Ein Blutgerinnsel hat sich von ihrem fibrillierenden Herzen gelöst und die große Arterie ins Bein vollständig verlegt. Wenn das Blutgerinnsel nicht bald entfernt wird, wird sie ihr Bein verlieren und möglicherweise auch ihr Leben.

Morphium bringt kaum Linderung. Wir geben mehr. Und mehr.

Der Chirurg wird gerufen. Er ist herausragend. Ich kenne John seit unserer Ausbildung. Gute Hände, gutes Herz. Er hat sich entschieden, in der Nähe des Krankenhauses zu wohnen, damit er rasch auf die Bedürfnisse seiner Patienten reagieren kann.

Vier quälende Minuten, bis er da ist.

Ich habe bereits den Operationssaal verständigt. Sie weigern sich, einen neuen Raum aufzumachen und ein weiteres Team einzubestellen. Die Hüftfraktur, die sie gerade operieren, wird in 30 bis 45 Minuten abgeschlossen sein. „Ihr müsst einfach warten."

Die Schreie der Patientin werden lauter.

John, der Chirurg, kommt, erhält meinen Bericht und untersucht die Patientin. Erbost über den Aufschub greift er zum Telefon am Bett. Rose hört jedes Wort, das er brüllt. „Verdammt, wenn ich diese Patientin nicht innerhalb von 15 Minuten in den OP bekomme, verliert sie ihr Bein!" Er knallt den Hörer auf und stürmt davon.

Die Patientin windet sich in unendlichen Schmerzen. Jede Sekunde eine Ewigkeit …

John ist der mitfühlendste Chirurg, den ich kenne. Er hat lange und intensiv gelernt, um ein hervorragender Operateur zu werden. Wie viele andere nahm auch er an, dass sein angeborenes Mitgefühl seine Kommunikation ausreichend inspirieren würde. Das tat es nicht. Der psychische Schmerz, den Rose nach diesem erschreckenden Telefonat erlitt, hätte sich mit wenigen wohlgesetzten Worten leicht vermeiden lassen. Nachdem er den Hörer aufgeknallt hatte, hätte sich John beispielsweise umdrehen und mit sanfter Stimme sagen können:

„Manchmal muss ich brüllen, damit sie auf mich aufmerksam werden. [Dabei synchronisiert er seinen Atem mit dem der Patientin – als eine subtile Art, um Rapport herzustellen.] Seien Sie versichert, Rose, wir werden Ihr Bein retten. Die Linderung ist nah. [Dabei legt er seine Hand behutsam auf ihre Schulter – und lenkt so ihre Aufmerksamkeit zu einem gewissen Teil vom Bein ab.] Sehr nah. Ich bin bei Ihnen …"

Rapport herstellen, Linderung in Aussicht stellen und gleichzeitig Hoffnung und Verbindung anbieten – all das sind Aspekte der **Hohen Kunst der Behandlung**: Aspekte, auf die ich in den folgenden Kapiteln ausführlich eingehe. Sie unterscheiden den Künstler vom Kunsthandwerker, die gekonnte Heilbehandlung von der unbeabsichtigten Verschlechterung infolge einer „Verwünschung".

Roses Bein wurde schließlich gerettet, obwohl sie unter Träumen von verlorenen Gliedmaßen litt.

* * *

Hier ist ein weiteres Beispiel; das kommt zwar häufiger vor, ist aber vielleicht weniger offensichtlich:

„Körperlicher" Schmerz

Der Junge hat Angst. Er weiß, dass er gleich eine Spritze bekommt.

Aus Mitgefühl – sie möchte den Jungen nicht erschrecken oder sein Vertrauen verlieren – warnt ihn die Krankenschwester vor, „ein kleiner Bienenstich" oder „ein kleiner Pikser", während sie die Nadel in seine Nähe bringt.

Der Junge macht sich mit zusammengebissenen Zähnen bereit. Dann: der Schmerz, die Tränen.

Die Schwester fühlt sich bestätigt. Zumindest hatte sie ihn vorgewarnt.

Mitgefühl allein kann Kinder zum Weinen bringen und Erwachsene zusammenzucken lassen.

Tausende praktizierende Ärztinnen und Ärzte machen das jeden Tag. Sie glauben, Spritzen müssen wehtun. Deshalb ist es besser, vor dem drohenden Schmerz zu warnen, als den Betroffenen zu überraschen. Dieselben mitfühlenden Menschen haben keine Ahnung, dass sie in Wirklichkeit eine sich selbst erfüllende Prophezeiung anbieten. Der Schmerz, den sie beobachten, ist das zwangsläufige Ergebnis ihrer eigenen negativen Suggestionen, nicht das der Nadel.

Ich habe mehr als 1100 Injektionen schmerzfrei verabreicht und ich kann mit absoluter Gewissheit versichern: Eine Spritze muss nicht zwangsläufig schmerzhaft sein. Natürlich, ein Patient in höchster Alarmbereitschaft und im „Fühl-Modus" (das heißt, er sucht mental nach einem „Bienenstich"), wird eine Spritze als schmerzhaft erleben. Doch die kluge Anwendung zweier einfacher Prinzipien (erstens, fokussieren Sie die Aufmerksamkeit, und zweitens, lenken Sie die Aufmerksamkeit weg vom Fühlen) wird Injektionen stets schmerzlos machen.

Statt der mitfühlenden Warnung vor dem „Bienenstich", also zum Beispiel:

1. „Hören Sie genau zu, das ist wichtig."
   (Gleich wird etwas Wichtiges gesagt … was? Verwirrung, selbst kurzzeitige, fokussiert die Aufmerksamkeit.)
2. „In ein bis zwei Sekunden werden Sie eine Art Knirschen hören … hören Sie nur hin."
   („Nur" bedeutet „und nichts anderes". Wenn sie nur hinhören, fühlen sie nicht.)
   Und während sie aufmerksam lauschen, spritzen Sie – schmerzlos.

Oder:

1. „Ich möchte jetzt, dass Sie dort drüben auf dieses orangefarbene runde Rechteck schauen … schauen Sie genau hin … und sagen Sie mir, ob es sich nach oben oder nach unten bewegt."
   (Ein „rundes Rechteck" gibt es nicht; deshalb ist das verwirrend: Die Aufmerksamkeit fokussiert sich, weil der Patient versucht, es zu lokalisieren und zu verstehen. Sie klingen ernst, deshalb *muss* dort drüben etwas sein.)
2. „Sie müssen *nur* genau hinschauen."
   (Wenn sie *nur* schauen, fühlen sie wieder nicht.)
   Wieder injizieren Sie – schmerzlos.

Diese einfache Technik habe ich Hunderten von Menschen vermittelt, die in Heilberufen tätig sind. Können Sie sich deren Überraschung vorstellen, als sie feststellten, wie leicht es ist, schmerzlose Spritzen zu verabreichen? Und wie befriedigend? Nur ein paar gut gewählte Worte.

* * *

Noch ein Beispiel:

Angst und Blutung

An den meisten Abenden kommt gegen 19 Uhr ein Patient in die Notaufnahme mit einer pulsierenden Blutung aus einer Fingerwunde. Die Geschichte geht so:

Der Patient spülte oder trocknete nach dem Abendessen ein Glas ab, und das zerbrach. Er schnitt sich in den Finger und durchtrennte eine kleine Fingerarterie. Er übte direkten Druck aus, häufig eine Stunde oder länger, aber vergebens. Deshalb kommt es zum Besuch in der Notaufnahme.

Als junger Arzt stellte ich mich einem Patienten oft mit diesen Worten vor: „Es tut mir leid, aber ich kann mich nicht gleich um Ihre Wunde kümmern. Wie Sie ja wahrscheinlich sehen, haben wir im Moment einige dringende Notfälle. Doch ich sehe, dass Sie viel Blut verlieren, darum habe ich die Pflegekraft gebeten, einen Druckverband anzulegen. Nur damit Sie Bescheid wissen, sobald es geht, komme ich zu Ihnen und kümmere mich um Sie." Das sagte ich in vollem Ernst und mit echtem Mitgefühl.

Nicht schlecht, wirklich. Einfühlsam. Doch diese Worte tragen nichts dazu bei, um die Blutung zu stoppen, und wenig, um die Angst zu lindern.

In meiner späteren Berufslaufbahn lernte ich zu sagen: „Sie haben sich bestimmt schon ein wenig gesorgt wegen dieser Blutung, nicht wahr?" (Damit versetze ich die Angst in die Vergangenheit.)

„Und trotzdem werde ich Sie jetzt bitten, etwas zu tun, und ich bin mir sicher, Sie meinen, ich mache Witze, aber ich mache keine Witze. Ich meine es wirklich so. Und vielleicht lachen Sie sogar ein bisschen …

„Aber [ich synchronisiere meinen Atem mit dem Atem des Patienten und strahle Ernst aus] ich will von Ihnen, dass Sie … Ihre Blutung stoppen … jetzt." (Mein Tonfall ist bestimmt, wir schauen uns in die Augen, ich nicke leicht.)

So seltsam es klingen mag, und ich weiß, dass es erst einmal seltsam klingt, reagieren praktisch alle Patientinnen und Patienten folgendermaßen: Erst glucksen sie zaghaft in sich hinein (wie vorhergesagt), dann bemerken sie meinen Ernst und werden still, und zum Schluss beobachten sie erstaunt, wie die Blutung, Schlag für Schlag, zuerst nachlässt und dann, Sekunden später, aufhört.

„Ganz genau", bestätige ich zuversichtlich. Dann wende ich mich zur Pflegekraft: „Bitte verbinden Sie die Wunde. Ich komme gleich wieder, um sie richtig zu verschließen."

Noch einmal, Mitgefühl genügt nicht – nicht, wenn ein paar gut gewählte Worte die Angst lösen und die Blutung stoppen können.

* * *

Hier kommt ein letztes Beispiel. Es veranschaulicht, wie ein deplatziertes Wort – **„Sie“** – eine gut gemeinte Kommunikation in eine Art „Fluch“ oder Verwünschung verwandeln kann.

Verschlimmern oder verbessern

Auf der anderen Seite des Vorhangs höre ich, wie ein Arzt seinen Patienten über ein Medikament gegen Bluthochdruck aufklärt. Ein Aufklärungsgespräch mit dem Ziel einer Einverständniserklärung, das erforderlich ist, sofern der Patient nicht ausdrücklich darauf verzichtet, ist eine Erklärung in einfachen Worten zu allen potenziellen Risiken und Vorteilen.

„Deshalb glaube ich, dass alle Ihre Symptome vom hohen Blutdruck kommen. Die gute Nachricht ist, dass wir ihn medikamentös mit Atenolol behandeln können.

Nun hat Atenolol wie alle Medikamente sowohl Risiken als auch Vorteile, die ich Ihnen erklären muss.“

„In Ordnung, Herr Doktor, wenn Sie das müssen.“

„Die Vorteile sind einfach – es kann Ihren Blutdruck senken und dafür sorgen, dass Sie sich viel besser fühlen. Wir kennen uns schon lange, Todd, und ich möchte ganz sicher, dass es Ihnen besser geht.“

„Ich auch, Doktor.“

„Die Risiken … naja, die Risiken von Atenolol sind … es könnte dazu führen, dass ***Sie*** *ohnmächtig werden oder es* ***Ihnen*** *schlecht wird;* ***Sie*** *könnten impotent werden oder* ***Ihr*** *Herz könnte Schläge auslassen – manchmal viele Schläge – sogar bis zur Bewusstlosigkeit; oder im schlimmsten Fall könnte es* ***Sie*** *töten …“*

„Mich töten, Doktor, ich bin …“

„Aber es wird Sie nicht töten, Todd, ich meine nur, es könnte. Um Himmels willen, Aspirin kann Sie töten, wenn Sie allergisch sind oder ein Geschwür haben …“

Es ist wichtig zu wissen, dass die Worte eines Arztes oder einer Therapeutin klinische Ergebnisse beeinflussen können. Eine positive Suggestion, unausgesprochen oder ausgesprochen, kann ein positives Ergebnis hervorrufen – das ist der Placeboeffekt. Eine negative Suggestion hingegen kann ein negatives Ergebnis hervorrufen – der sogenannte Noceboeffekt. In praktisch jeder jemals durchgeführten placebokontrollierten klinischen Studie haben Teilnehmer eine Placebo-/Noceboreaktion gezeigt. Darauf werde ich im nächsten Kapitel ausführlich eingehen. Merken Sie sich fürs Erste nur, dass die Worte der behandelnden Person zweischneidig sind.

Wenn ein Arzt über eine vorgeschlagene Behandlung sagt, „sie könnte **Sie** töten", dann richtet er unabsichtlich eine negative Suggestion auf den Patienten. Der gleiche Arzt hätte genauso leicht und zutreffend sagen können:

> *„Viele Patienten, wie **Sie**, erfahren mit Atenolol eine angenehme Senkung des Blutdrucks ohne Zwischenfälle. Doch bei **manchen Patienten** treten unerwünschte Nebenwirkungen auf [werden hier aufgeführt].*
>
> *Wenngleich das sehr selten ist, könnten **manche Menschen** sogar sterben. Bitte rufen Sie mich morgen an und teilen Sie mir mit, wie gut es **Ihnen** geht."*

„Sie" versus „manche Patienten/manche Menschen" – schon ein einziges Wort, nämlich „Sie", gibt die Richtung vor; die anderen Worte („manche Patienten/manche Menschen") lenken sie weg. Eine einflussreiche Unterscheidung und, wie wir noch sehen werden, eine wichtige in der **Hohen Kunst der Behandlung**.

Fazit

Ohne Mitgefühl gäbe es keine Behandler. Doch Mitgefühl allein genügt nicht; in seiner reinsten Form kann es in die Irre führen und in die falsche Richtung lenken. Wie ich bereits erwähnte, brauchen Betroffene keine professionellen Behandler, die ihre Hand halten und mit ihnen weinen. Das können einfühlsame Freunde und Familienangehörige besser. **Bei professionellen Behandlern sollte das Mitgefühl die unaufhörliche Suche nach Wissen und Weisheit antreiben.**

In den folgenden Kapiteln erkunden wir, was jahrelanges, von Mitgefühl geleitetes Praktizieren, Lesen, Scheitern und auch Erfolge mich gelehrt haben. Dabei werden Sie feststellen, dass es eine richtige Art und Weise gibt, Patienten zu informieren: eine Methode, Diagnosen, Behandlungspläne und Aufklärungen mitzuteilen, die ausnahmslos ein Gefühl von Hoffnung und Verbindung erzeugt und gleichzeitig positive Ergebnisse bewirkt. Sie erfahren, wie Sie Heilsuggestionen vermitteln, die Wunder bewirken können und das auch häufig tun. Sie erfahren, wie Sie schmerzlose Eingriffe durchführen, Ängste lindern und Operationsergebnisse beeinflussen können. Nebenbei loten wir die Ursachen der Symptombildung aus und ergründen die Geheimnisse der Hypnose, und ich gebe Ihnen Hinweise, wie Sie mit wenigen gut gewählten Worten und zeitlich gut abgestimmten Gesten positive Ergebnisse bewirken. Ich lasse Sie teilhaben an meinen Erfolgen – zum Beispiel, wie mittels Biopsie nachgewiesene Tumore heilten, Autoimmunerkrankungen kuriert wurden, psychiatrische Erkrankungen sich besserten, Operationen unblutig verliefen, tödliche Arrhythmien sich normalisierten, verrenkte Gelenke in ihre ursprüngliche Position rutschten. Und ich lasse Sie auch teilhaben an meinen Fehlschlägen und ihren immer gleichen Ursachen.

Es gibt viel zu tun, fangen wir also an.

„Wie ein Mensch sich vorstellt, zu sein, so wird er sein."

– Paracelsus, Paracelsus: *Ausgewählte Schriften* –

Kapitel 2

Der Geist nimmt Einfluss auf die Materie

Wenn Vorstellungen die körperliche Gesundheit beeinflussen können, dann sind unsere Worte und Handlungen im Rahmen einer Therapie viel bedeutsamer, als wir vielleicht denken.

Wenn die Vorstellungen eines Patienten oder einer Patientin krank machen können, dann müssen wir als Behandelnde lernen, eine ganze Reihe neuer Fragen zu stellen, die über jene hinausgehen, die akut im „Lichte der derzeitigen Krankheit" erfragt werden müssen.

Wenn Vorstellungen heilen können, dann müssen Behandelnde lernen, wie und wann sie heilsame Suggestionen am wirksamsten anbieten.

Natürlich wird keiner dieser „**Wenn**"-Optionen in der herkömmlichen Ausbildung von medizinischem Personal Aufmerksamkeit geschenkt. Warum? Weil die reduktionistische Wissenschaft und allzu einfache Kausalauffassungen über emergente Eigenschaften des ganzen Menschen hinwegsehen (zum Beispiel Willen, Vorstellungskraft, Gedanke) und dadurch Gesundheit und Heilung auf die unbeseelte Stofflichkeit von Zellen und Molekülen reduzieren. Wenn eine Mikrobe als erste und letzte Ursache der Krankheit eines Patienten angesehen wird, dann geht es nur darum, diese Mikrobe abzutöten. Es gibt nichts Unerklärliches in der Geschichte. Kein Geheimnis in der Äußerung – darin, was Sie über den Behandlungsplan und die Prognose sagen. Verschreiben Sie das Medikament, das den Bazillus tötet, und Ihre Arbeit ist erledigt, fertig.

Erst am Ende meiner dreijährigen Facharztausbildung zum Allgemeinmediziner fing ich an, dieses reduktionistische Modell infrage zu stellen. Ich erinnere mich, wie ich Carols schwere Krankenakte in der Hand hielt, sie war eine meiner Lieblingspatientinnen. Carol, eine nette Dame Mitte fünfzig, kam gerne zu mir und sagte mir das bei jedem Besuch. Im Laufe der Jahre hatte ich sie behandelt wegen Bluthochdruck, einer Halsentzündung, Scheideninfektion, Autoimmunerkrankung und zahlreicher anderer Beschwerden. Doch einerlei, wie wirksam die Behandlung war, nach einem oder zwei Monaten kam sie immer mit einem neuen Leiden wieder. Nach drei Jahren kam ich nicht umhin, mich zu wundern: Ist das wirklich „Heilung", diese ausgedehnte Übung in Reparatur und Ersatz, in Maßnahmen und Medikamenten? Und falls ja, wie könnte es jene Patienten erklären, die im gleichen Zeitraum nur ein- oder zweimal zu mir kamen? Oder jene „zähen Oldies", die nie zu mir oder irgendeinem anderen Arzt gingen und denen es einfach gut ging. Lastete auf Carol der Fluch eines „schlechten Zellprotoplasmas"? Waren jene anderen Menschen einfach mit „guten Genen" gesegnet? Möglicherweise.

Doch mich begann eine andere Möglichkeit zu faszinieren – dass nämlich unbewusste Vorstellungen eines Patienten als mächtige beitragende Faktoren in der kausalen Abfolge wirken könnten, die zu einer Krankheit führt. Die Frage war, wie sich diese Vorstellungen ans Licht bringen ließen. Irgendwann entdeckte ich, dass ich häufig genau die Vorstellungen aufdecken konnte, die sich anscheinend negativ auf die Gesundheit der Patienten auswirkten, indem ich ihnen eine einzige einfache Frage stellte.

Beginnen wir unsere Erforschung der noetischen Ursachen von Krankheit also mit genau jener Frage, die jetzt ein Schlüsselelement in der **Hohen Kunst der Behandlung** darstellt.

„Wenn Sie raten sollten, … warum heute?"

Es ist viel los an jenem Nachmittag in der Notaufnahme. Ich muss ständig von einem Patienten zum nächsten eilen, von einem Raum in den nächsten. Keine Zeit zu vergeuden.

Greg, 38 Jahre, verheiratet, klagt über Schmerzen im linken Hoden. Außerehelichen Sex oder ungewöhnliche andere Praktiken verneint er. Er hat kein Fieber und kein Kältegefühl; die Laborergebnisse inklusive Urinuntersuchung und Blutergebnisse sind normal. Seine körperliche Untersuchung ergibt empfindliche Nebenhoden (die Struktur auf den Hoden), nicht schmerzempfindliche Hoden, kein Ausfluss, keine Schwellung der Lymphknoten. Ein Harnröhrenabstrich wird eingeschickt, davon soll eine Kultur angelegt und auf eine Empfindlichkeit gegenüber Antibiotika getestet werden.

Greg hat eine Nebenhodenentzündung unbekannter Ursache. Die möglichen Ursachen sind zahlreich, sie reichen von einer leichten Verletzung (was er verneint) über eine Gefäßentzündung bis hin zu einer Infektion. Ich behandle ihn mit Antibiotika und entzündungshemmenden Medikamenten und überweise ihn für eine Folgeuntersuchung an den Urologen. Bazillus – Medikament – fertig.

Ich muss weiter. Andere Patienten warten. Dennoch kann ich mir die Frage nicht verkneifen: „Greg, ich weiß, Sie werden die Antwort darauf nicht kennen. Aber diese Krankheit hätte wahrscheinlich auch gestern oder vorgestern auftreten können … oder vielleicht sogar vor einer Woche. Nochmal, ich weiß, Sie wissen es nicht, … aber wenn Sie raten sollten, … warum, meinen Sie, haben Sie das heute bekommen?“

(Merken Sie sich diese Frage und die Art und Weise, wie ich sie formuliert habe.)

Zu diesem Zeitpunkt hatte ich mehr als zehn Jahre als Notarzt gearbeitet. Die Erfahrung hatte mich gelehrt: Sobald die Diagnose gestellt ist, ist dies die allerwichtigste Frage, die man einem Patienten stellen kann. Gregs Antwort fiel typisch aus:

„Meine Güte, ich weiß es nicht, Herr Doktor“, murmelt er und zieht seine Hose hoch. „Keine Ahnung.“

„Ich weiß, dass Sie es nicht wissen, … aber wenn Sie raten sollten?“

Schweigen. Ein vertrautes Schweigen, und eines, das ich abzuwarten gelernt habe.

„Doktor?“, fragt Greg schließlich und macht seinen Gürtel zu: „Meinen Sie, das wird mich morgen vor der Sterilisation bewahren? Meine Frau besteht unbedingt darauf.“

Da haben wir's. Ich musste nur darauf warten. Der Wunsch: Ich wünschte, ich könnte um die Sterilisation herumkommen. Die Erfüllung: Rückzug in Krankheit.

„Sie können ziemlich sicher sein, dass kein Chirurg in einem möglicherweise infizierten Bereich operiert“, sage ich. „Höchstwahrscheinlich wird die Operation verschoben werden müssen.“

Ist Gregs Antwort ungewöhnlich? Sind zweckgerichtete Symptome eine Seltenheit?

Nach meiner Erfahrung gibt die Antwort auf die Frage, „Warum heute? Raten Sie einfach“, recht häufig eine Richtung vor. Sie müssen die Frage aber richtig stellen. Sie müssen sich selbst in dem zwangsläufig folgenden Schweigen beherrschen. Das erfordert Übung und Geduld. Doch keine einzelne Frage wird mehr wertvolle Einsichten in die möglichen psychischen Krankheitsursachen Ihrer Patienten liefern als „Warum heute? Raten Sie einfach.“ Ich könnte Hunderte Beispiele anführen. Hier folgenden einige wenige:

Blinddarmentzündung: „Warum heute? Raten Sie einfach.“

- 30-jährige Frau: „Ich weiß es nicht, aber können sie meine Eileiter durchgängig machen, während sie operieren? Wir können uns den Eingriff nicht leisten, aber unsere Versicherung übernimmt alles im Zusammenhang mit der Notaufnahme. Und jetzt wünschen wir uns wirklich ein Kind.“
- Überarbeiteter Arzt im Praktikum: „Ich weiß es nicht, aber ich kann die Ruhe auf jeden Fall gut gebrauchen.“

Mundgeschwüre (Aphthen): „Warum heute? Raten Sie einfach.“

- 42-jähriger Mann: „Keine Ahnung, Herr Doktor … sagen Sie, werden die Aphthen mich davor bewahren, dass mir morgen die Weisheitszähne gezogen werden?“

Brustkrebs: „Warum heute? Raten Sie einfach.“

- 47-jährige Frau: Schuldgefühle – außereheliche Beziehung.

Autoimmunerkrankung: „Warum heute? Raten Sie einfach."
- 39-jährige Frau mit Lupus: Schuldgefühle – Selbsttötung eines Familienmitglieds.

Vaginismus: „Warum jetzt? Raten Sie einfach."
- 44-jährige Frau: „Ich weiß es nicht, aber ich möchte nie mehr so verletzlich sein."

Meningokokken-Bakteriämie: „Warum heute? Raten Sie einfach."
- 33-jähriger Arzt, frustriert über die Personalsituation im Krankenhaus, der einen Tag zuvor beschlossen hatte: „Ich muss raus aus diesem Job, komme, was da wolle!"

Handwarzen: „Warum heute? Raten Sie einfach."
- Chirurg: „Ich wünschte, ich könnte in den Ruhestand gehen und müsste nie mehr operieren."

Herzinfarkt: „Warum heute? Raten Sie einfach."
- 67-jähriger Mann: „Meine Schwiegermutter ist heute gekommen und bleibt für fünf Monate."
- Zahlreiche andere Patienten: Finanzielle Probleme, Beziehungsschwierigkeiten, Umzug.

Herzrasen: „Warum jetzt? Raten Sie einfach."
- 63-jähriger Rechtsanwalt: „Ich weiß es nicht ... Sie glauben nicht, dass ich versuche, eine körperliche Ursache zu fabrizieren, um mit der Arbeit aufzuhören, damit es nicht so aussieht, als würde ich meine Partner absichtlich im Stich lassen, oder?"

Wie erwähnt, werden viele Patienten – vorausgesetzt, Sie schweigen lange genug, um auf ihre Antwort zu warten – mit einer „Vermutung" aufwarten, die allem Anschein nach mit der Ätiologie ihrer Krankheit zu tun hat. Häufig enthält diese „Vermutung" einen Wunsch: „Ich wünschte, ich könnte diese Situation vermeiden." Selten erlauben Patienten solchen Wünschen, in das bewusste Denken zu treten. Vielmehr werden ihre ungesunden Wünsche in den Bereich unterdrückt, der meist als das Unbewusste oder Unterbewusste bezeichnet wird. Sogar Schuldgefühle enthalten, wie wir später ausführlich besprechen werden, bei vielen Menschen den unterbewussten Wunsch nach Bestrafung als ein Mittel der Vergebung.

Erinnern Sie sich an Ihre eigene Kindheit? Gab es Situationen, in denen eine drohende Demütigung oder Herausforderung Sie wünschen ließ, Sie könnten es vermeiden, zur Schule zu gehen: eine Prüfung, eine Aufführung, ein Mobber? Und stellten Sie dann nicht kurz darauf mit einem seltsamen Gefühl der Erleichterung fest, dass Sie Magenschmerzen hatten oder Ihr Hals weh tat oder Sie fieberten, Ihnen schwindelig, übel war … irgendetwas? **Der Wunsch: Ich wünschte, ich müsste nicht gehen. Die Erfüllung: Rückzug in Krankheit.** Fast alle Menschen, die in unseren modernen Zeiten aufwuchsen, haben diese Erfahrung gemacht.

Natürlich beweisen diese Überlegungen nicht die Auffassung, dass Vorstellungen die Gesundheit beeinflussen können. Doch zumindest beschwören sie das Gespenst der Möglichkeit herauf. Der Beleg dafür kommt früh genug, wenn wir den Placeboeffekt betrachten. Aber lassen Sie uns zuerst einige andere Konsequenzen unseres Gedankengangs untersuchen.

Die Tür öffnet sich in beide Richtungen

Wenn eine Vorstellung Sie krank machen kann, dann kann eine andere Vorstellung Sie auch gesund machen.

Denken Sie einen Moment darüber nach … Was geschah damals in Kindertagen, wenn die drohende Demütigung oder Herausforderung vorüber waren? Hielten die Halsschmerzen oder das Bauchweh an? Nein, zumindest bei den meisten Menschen nicht. Stattdessen wich der Wunsch, zu Hause zu bleiben (sich in die Krankheit zurückzuziehen), dem Wunsch, Ihre Freunde wieder zu treffen (also wieder gesund zu werden). Und schon bald waren Sie gesund. Man könnte sich fragen: Hat sich der Wunsch nach Rückzug in die Krankheit einfach abgeschwächt und so den Homöostase-Systemen des Körpers ermöglicht, das Gleichgewicht wiederherzustellen? Oder hat der Wunsch selbst, gesund zu werden, die Selbstheilung irgendwie aktiviert oder verstärkt? Oder ist beides der Fall, weil diese Möglichkeiten sich nicht gegenseitig ausschließen?

Dies ist zweifellos eine faszinierende Frage für künftige Wissenschaftler auf dem Gebiet der Noetik. Mittlerweile legen zahlreiche Nachweise nahe, dass heilsame Vorstellungen machtvolle Systeme aktivieren können, deren Fähigkeiten, Krankheit zu verhindern und Heilung zu fördern, sowohl real als auch verblüffend sind. Lassen Sie uns einige dieser Nachweise betrachten.

Krankheit verhindern

Forscher an der University of California, San Diego, haben gezeigt, dass die Sterberaten in den Wochen vor bedeutenden „positiven Lebensereignissen" in den betroffenen Gruppen zurückgehen. Bei den Chinesen beispielsweise sinkt die Sterbeziffer in den zwei Wochen vor dem chinesischen Neujahr um 35 Prozent. Ähnlich sinkt bei Juden in der Woche vor Pessach die Sterblichkeitsrate bei allen drei Haupttodesursachen erheblich. In beiden Bevölkerungen sind diese Auswirkungen statistisch signifikant.

Was geschieht da? Wie kommt es, dass ein naher Feiertag beim Tod den Pausenknopf drücken kann?

Ich sehe das so: Diese Patientinnen und Patienten haben einen tiefen, eindeutigen Wunsch: „Ich möchte über diese Feiertage am Leben bleiben!" Sie sind bereits dem Tod geweiht, aber irgendwie ist ihr Wunsch, weiterzuleben, bevorrechtigt. Überlebensmechanismen setzen ein und ermöglichen es den Patientinnen und Patienten, dem Tod ein Schnippchen zu schlagen – zwar nicht für immer, aber doch lange genug, um es mit ihrer Familie über die Feiertage zu schaffen.

Die Tür hat sich in die andere Richtung geöffnet, diesmal in Richtung Überleben.

Heilung fördern

Lassen Sie uns jetzt ein drastisches Beispiel ansehen, wie Vorstellungen Gesundheit und Heilung beeinflussen – die präoperative Hypnose. Bei diesem Thema habe ich vielleicht mehr Erfahrung als die meisten, da ich seit mehr als 40 Jahren präoperative Hypnose an Hunderten von Patienten durchführe. Ich darf Ihnen versichern, dass es nichts Befriedigenderes und Erstaunlicheres gibt. Und nichts Leichteres. Hier ist mein letzter Fall:

Rick hat eine unerfreuliche Diagnose, Mastdarmkrebs. Er hat eine Chemotherapie und Bestrahlungen hinter sich. Jetzt ist eine Operation angesetzt, bei der ihm der Mastdarm und das distale Sigma entfernt werden sollen. Die Genesung von diesem Eingriff kann sich hinziehen und schmerzhaft sein. Wie bei allen Patienten für präoperative Hypnose lehnte ich, um „Reaktionspotenzial" aufzubauen, es ab, ihn in den Tagen und Wochen vor der Operation zu behandeln.

Jetzt ist der Abend vor der OP gekommen. Sein Gefühl von Hilflosigkeit und Abhängigkeit ist intensiv. Jetzt ist die Zeit. Vor der Trance verständigen wir uns auf die drei Ziele, die alle OP-Patienten gemeinsam haben: ein „trockenes Feld" (also kein Blutverlust oder, positiv formuliert, „behalten Sie Ihr eigenes Blut"), angenehm überraschendes Wohlbefinden und eine wirklich rasche Wundheilung. Rick fügt zwei persönliche Ziele hinzu – eine normale postoperative Darmtätigkeit und eine normale postoperative Sexualfunktion.

Wie alle Patienten reagiert Rick in seiner misslichen Lage gut auf alle Suggestionen und erlebt eine leichte Trance. Ich biete die vereinbarten heilsamen Vorstellungen auf drei Arten an – direkt („Behalten Sie Ihr eigenes Blut"), indirekt („Sie brauchen nicht zu spüren und können ***einfach wissen****, was Sie bewegen und was Sie nicht bewegen …") und metaphorisch („Stellen Sie sich ein* ***trockenes Feld*** *vor, riesig und grenzenlos …").*

Ich nehme auch vorweg, was, wie mich die Erfahrung lehrt, unweigerlich stattfinden wird: „Und wenn besorgte Menschen fragen, ‚Wie sind deine Schmerzen?' und ‚Wie stark sind deine Schmerzen?' und ‚Wollen Sie eine Schmerztablette?', dann wird Ihr Unbewusstes das Wort SCHMERZ als Auslöser nutzen, und, ***Rick, sich sogar noch wohler fühlen****."*

Er wacht mit einer partiellen Amnesie auf und fühlt sich erfrischt und wach. Als wir uns verabschieden, sage ich zum Schluss: „Sträuben Sie sich nicht dagegen, sich selbst angenehm zu überraschen." Er lächelt matt.

Eine Woche später ruft er mich an. „Sie werden es nicht glauben, Herr Doktor. Seit ich nach der Operation aufgewacht bin, habe ich nur Tylenol genommen. Die Chirurgin konnte es nicht glauben, deshalb gab sie mir eine Dosis Toradol, aber alle anderen Medikamente habe ich abgelehnt."

„Und haben Sie Blut verloren?", frage ich.

„Die Chirurgin sagte mir, nur minimal, fast keines."

„Und wie sieht es mit der Heilung aus?"

„Naja, ich bin einen Tag früher aus dem Krankenhaus entlassen worden. Die Schwester, die sich um mein Stoma kümmert (ein vorübergehender künstlicher Darmausgang), sagt, so etwas wie das hat sie noch nie gesehen."

„Wie was?", frage ich.

„Die Heilung. Sie sagt, das Stoma und meine Operationswunden heilen schnell wie nie."

Ich erinnere Rick, wie ich gelernt habe, alle solchen Patienten zu erinnern: „Denken Sie daran, wenn Ihre Chirurgin Ihre Fäden in 14 Tagen ziehen will, stellen Sie sicher, dass Sie einen Termin zwei Tage früher vereinbaren."

„Auf jeden Fall", sagt er triumphierend.

Nicht nur haben Vorstellungen (also Suggestionen) dem Schmerz vorgebeugt, Vorstellungen haben auch eine Blutung verhindert und die Heilung beschleunigt. Sie mögen einwenden: „Das ist eine einmalige Angelegenheit." Ist es nicht. Zahlreiche verblüffte Chirurgen haben mir von unblutigen Operationen an unzähligen Patienten berichtet, darunter Patienten, die sich folgenden Eingriffen unterzogen:

- Entfernung des Dickdarms (Kolektomie oder Hemikolektomie)
- Schultertotalprothese
- Knietotalprothese
- Entfernung der Prostata
- Eingriffe in Abdomen und Thorax verschiedener Art
- Hüftprothesen
- Operation am offenen Herzen

Und das sind nur einige wenige. Darüber hinaus erlebte praktisch jeder einzelne dieser Patientinnen und Patienten eine derart rasche Wundheilung, dass ihre Operateure Bemerkungen machten wie: „Mensch, ich bin froh, dass Sie früher gekommen sind, sonst hätte ich diese Fäden ausgraben müssen."

Das ist nichts Neues. 1846 berichtete Dr. James Esdaile: „In der Chirurgie beschränkt sich der Nutzen des Mesmerismus nicht auf die Ausschaltung von Schmerzen während einer Operation, sondern ist von größtem allgemeinen und besonderem Vorteil in der Nachbehandlung chirurgischer Erkrankungen." Der erstaunte britische Chirurg zählt im Folgenden unzählige Fälle auf (darunter auch Amputationen), in denen die Patienten in dieser Situation der Abhängigkeit sich vollständig an seine impliziten Befehle zu Wohlbefinden, Linderung und rascher Wundheilung hielten.

Manche von Ihnen denken nun vielleicht: *Coole Sache, durchaus, aber ich weiß nicht, wie man eine hypnotische Trance einleitet. Was also nützt mir das alles?* Schön und gut. Später werden wir das Wesen von Trance und **Hypnotischer Methode** untersuchen; und danach lernen wir ein einfaches Verfahren, um unblutige Operationen und eine rasche Wundheilung einzuleiten. Für den Moment genügt es, zu verstehen, dass Hypnose nur eine Möglichkeit ist, um Vorstellungen in die Umsetzung zu lenken. Als solche liefert die präoperative Hypnose überzeugende Belege, dass Vorstellungen sowohl psychische als auch physische Reaktionen positiv beeinflussen können. Der Geist nimmt Einfluss auf die Materie.

Wenden wir uns als Nächstes noch überzeugenderem Nachweismaterial zu – den placebokontrollierten klinischen Studien.

Lektionen aus Placebos

Seit mehr als 70 Jahren sind placebokontrollierte Studien das Standbein in der Medizin. Eine neutrale Substanz oder eine Scheinbehandlung unter kontrollierten Bedingungen mit einem neuen Medikament oder einem neuen Verfahren zu vergleichen, hat in der konventionellen Medizin viele Fortschritte ermöglicht, die wir heute wertschätzen. Gleichzeitig zeigen diese zahlreichen Forschungsergebnisse auch, dass ein Placebo bei einer Unmenge von Krankheiten selbst therapeutische

Wirkungen hervorrufen kann, zum Beispiel: Ein Placebo senkt erwiesenermaßen den Blutzucker (18,7 %), verringert die Häufigkeit von Nierensteinen (62 %), senkt Bluthochdruck (15-60 %), bessert Arthritis und Autoimmunsyndrome (50 %), bessert Schlaganfallfolgen (42,5 %), bewirkt die Wiederdurchblutung der Koronararterien eine Woche nach einem Herzinfarkt (41 %), lindert Schmerzen bei diabetischer Neuropathie (51 %), mildert funktionelle Oberbauchbeschwerden (25 %), lindert das chronische Müdigkeitssyndrom (37 %) und bessert Depressionen (55,6 %) – um nur einige Placeboffekte zu nennen (und den Prozentsatz, der darauf reagierenden Patienten). Ich sollte betonen, dass dies nicht nur psychische Wirkungen und Ergebnisse sind; vielmehr handelt es sich hauptsächlich um körperliche Auswirkungen (siehe: www.programinplacebostudies.org/publications/).

Doch trotz dieser langen und widerspruchsfreien Geschichte gibt es zahlreiche Fehlannahmen zu Placebos. Im Allgemeinen nehmen die Menschen an, ein Placebo wirkt, weil die Patienten glauben, dass es wirkt. Dann reduzieren sie diesen Glauben auf ein „neurobiologisches Substrat" (heute sind es Neurotransmitter, morgen irgendetwas anderes) und schwelgen in der Bequemlichkeit einer quasi-wissenschaftlichen Erklärung.

Doch es ist nicht der Glaube, der ein Placebo wirken lässt. Wenn das der Fall wäre, dann müssten die 25-35 Prozent derer, die in den Kontrollgruppen auf das Placebo reagieren (ein grober Durchschnitt) auch jene sein, die am stärksten davon überzeugt sind. Und die anderen 65-75 Prozent, die nicht auf das Placebo reagieren, müssten jene sein, die weniger oder gar nicht daran glauben. Doch dafür gibt es keine Belege. Abgesehen davon, glauben woran? Der Glaube muss sein, dass die Intervention (Medikament, Verfahren usw.) so wirkt wie vorgeschrieben. Doch alle Teilnehmer an placebokontrollierten klinischen Studien wissen, dass sie an einer solchen Studie teilnehmen; darum wissen sie, sie haben eine 50/50-Chance, eben das Placebo zu bekommen. Und darum beeinträchtigen Zweifel ihren Glauben. Außerdem wissen sie, dass es unsicher ist, ob die Intervention – das neue Medikament, das neue Verfahren – überhaupt wirkt, deshalb findet die Studie ja statt. Von daher ist der Glaube der Patienten, die an placebokontrollierten Studien mitwirken, bestenfalls partiell und sicher niemals absolut.

Und dennoch haben manche Patienten einen absoluten Glauben. Was ist mit den Millionen Menschen weltweit, die in reinem Glauben auf religiöse Behandlungsmethoden vertrauen? Nach der Glaubenshypothese sollten alle diese Patienten geheilt werden. Wenn also nur der Glaube erforderlich wäre, müssten da nicht alle Psychotiker und Hypochonder für immer mit einer endlosen Reihe von Krankheiten und Störungen geplagt sein, die allein durch den Glauben an ihre Wahnvorstellungen hervorgerufen werden? Dafür gibt es ebenso wenig Belege.

Glaube mag in gewisser Weise und zu einem gewissen Grad notwendig sein; aber er reicht sicher nicht aus, um einen Placeboeffekt hervorzurufen. Da muss noch mehr sein. Vielleicht etwas Grundlegenderes. Lassen Sie uns zurückgehen und vorurteilslos irgendwo ganz am Anfang beginnen.

Antikes Griechenland

Es ist die zweite Hälfte des 4. Jahrhunderts vor Christus. Ein Mann „ohne Haare auf dem Kopf" betritt einen Asklepiustempel, um sich einer „Inkubation" zu unterziehen, einer asklepischen Traum-Heilung. Wie später eine Steintafel (Stele I) außerhalb des Tempels in Epidauros verkünden würde: Während des Traumes in jener Nacht, salbte der Gott „sein Haupt mit einer Arznei" und „seine Haare wuchsen".

Was für ein kurioser Aberglaube. Schließlich war ich mir im Klaren darüber, wenn ein Mann eine Glatze bekam, müsste das genetische System in den Follikelzellen reaktiviert werden, um noch einmal Haare wachsen zu lassen: Transkription und Translation, Proteinproduktion und Extrusion. Keine Kleinigkeit. Bestimmt, so dachte ich, braucht es da etwas Machtvolleres als den Traum von einer nutzlosen Salbung durch einen Gott, um die Zeitmaschine in den Zellen umzuschalten. Selbstgefällig kam ich zu dem Schluss, auch wenn sie in Stein gemeißelt war, die Heilung der Kahlheit durch Asklepius fand nicht statt.

Moderne

Dann kam Minoxidil. Minoxidil wurde ursprünglich von der FDA zur Behandlung von Bluthochdruck zugelassen. Leider hatte es eine recht peinliche Nebenwirkung – Hirsutismus. Ich erinnere mich, einmal einen Mann mit Husten untersucht zu haben, der viele Monate lang Minoxidil genommen hatte. Als ich sein Hemd nach oben schob, um seine Atemgeräusche abzuhören, stellte ich schockiert fest, dass sein Rücken dicht behaart war – nirgendwo war nackte Haut zu sehen.

Der Hersteller stand vor einer Katastrophe. Verzweifelt entwickelten sie ein placebokontrolliertes Experiment. Die Versuchsgruppe würde den „Trägerstoff plus Minoxidil" auf die kahle Kopfhaut auftragen; die Placebogruppe würde nur den Trägerstoff auftragen. Anders ausgedrückt, die Versuchsgruppe bekam das Medikament, wohingegen die Placebogruppe das bekam, was Bader im Mittelalter „Schlangenöl" nannten und was in der Antike als Salbung bezeichnet wurde. Die Ergebnisse waren bemerkenswert und bewahrten den Hersteller vor dem finanziellen Ruin. Minoxidil (jetzt Regaine) rief bei 59 Prozent der Männer in der Versuchsgruppe Haarwuchs hervor. Vielleicht noch erstaunlicher, bei 33 Prozent (35,7 Prozent in einem späteren Bericht) der Männer in der Placebogruppe – also in der „Schlangenöl"-Gruppe – wuchsen die Haare auch.

Dieser kuriose griechische Aberglaube sieht nun gar nicht mehr so kurios oder unbedeutend oder nach Aberglauben aus, nicht wahr? Das Placebo wirkte: Nicht ganz so gut wie das Medikament, aber dafür auch mit weniger Risiken. Vielleicht hätte der Hersteller von Minoxidil den Trägerstoff als „Asclepia" markenrechtlich schützen lassen und auch verkaufen sollen: „Wirkt, wie in placebokontrollierten klinischen Studien nachgewiesen, bei jedem dritten Mann."

Noceboeffekte

Denken Sie im Unterschied zu den oben genannten positiven Resultaten über folgenden alarmierenden Bericht nach. Laut einem Bericht im *World Journal of Surgery* aus dem Jahr 1983 wurden Patientinnen und Patienten mit Magenkrebs nach der Operation entweder mit einem Placebo oder mit einer von zwei unterschiedlichen Chemotherapien behandelt. Alle Probanden wurden im Aufklärungsgespräch für die Einwilligung über mögliche Nebenwirkungen informiert, darunter Haarausfall.

Wie erwartet, gingen den Teilnehmenden beider Chemotherapie-Gruppen die Haare aus. Erstaunlich war jedoch, dass auch in Gruppe A – der Placebogruppe – die Haare bei 30,8 Prozent der Betroffenen ausgingen!

Eine solches Ergebnis wird als Noceboeffekt bezeichnet, das heißt: eine unerwünschte Wirkung in der Kontrollgruppe. Jeder placebokontrollierte Versuch zeigt neben einem gewissen Grad an positivem Placeboeffekt auch dieses Nocebophänomen. Erwähnenswert ist in diesem Zusammenhang auch die Palette negativer Symptome (z. B. Übelkeit, Benommenheit, Erbrechen, Kopfschmerzen usw.), die bei den meisten Medikamentenversuchen in der Kontrollgruppe auftreten.

Wir wissen von den Griechen und aus der Minoxidil-Studie, dass eine Vorstellung (zum Beispiel der Traum, von einem Gott gesalbt zu werden, oder die Suggestion eines Arztes zu einem wirkungslosen Trägerstoff) den Haarwuchs beeinflussen kann. Jetzt erfahren wir aus dem *World Journal of Surgery*, dass eine Vorstellung (eine „negative" Suggestion eines Arztes zu einer wirkungslosen Substanz) ebenfalls den Haarverlust beeinflussen kann. Mit anderen Worten, Vorstellungen können helfen *und* schaden. Wieder einmal sehen wir, dass die Tür sich in beide Richtungen öffnen kann.

Nun stellt sich die Frage, was die Tür aufstößt. Falls es nicht der „Glaube" ist, was gibt dann den Anstoß, dass sich Vorstellungen verwirklichen? Wie wir gleich sehen werden, lässt sich die Essenz des Placebo-/Noceboeffekts aus den drei obigen Geschichten herausfiltern, die allesamt Folgendes beinhalten: (1) die Präsentation einer Vorstellung (ausgesprochen oder unausgesprochen) durch eine Autorität; und (2) eine körperliche Reaktion (in diesem Fall: Haarwuchs oder Haarverlust).

Das bringt uns zu der Frage: „Was ist eine Autorität?"

Die Macht der Autorität

Das Säuglingsalter ist beim Menschen eine Zeit äußerster Hilflosigkeit und Abhängigkeit. Ohne Unterstützung und Anleitung kann der menschliche Säugling nicht überleben. Deshalb müssen in unserer Spezies Säuglinge so veranlagt sein, dass sie eine beschützende, unterstützende Autorität erkennen und sich ihr fügen. Das ist ein Ur-Überlebensmuster, ein Instinkt: Das Kind wird geboren, hilflos und abhängig; es sucht, findet, fügt sich, lernt und überlebt. Wonach sucht das Kind? Wie erkennt es die Autorität? Die Antwort ist einfach, wenn auch etwas überraschend. Das Kind sucht nach **Dem Einen am wenigsten unsicheren.**

Für Ihr Verständnis: **Dieses instinktive Muster wird reaktiviert, sobald der Organismus sich gefährdet fühlt. Muster bleiben bestehen.** Genau wie eine erneute Begegnung mit einem lange nicht mehr getroffenen Studienfreund frühere Sprach- und Spielmuster reaktiviert, so aktiviert die Rückkehr zu Hilflosigkeit und Abhängigkeit auch diese Ursuche nach einer Autorität. Es gab Momente in der Weltgeschichte, die eine solche kollektive Suche ausgelöst haben: zum Beispiel Pearl Harbor und der Terroranschlag vom 11. September. Ebenso tun dies Momente in unserem eigenen Leben: Naturkatastrophen, Notsituationen, Krankheiten. Professionell behandelnde Angehörige von Heilberufen müssen verstehen, dass die Patienten, denen sie behilflich sind, häufig mit einer vollständig aktivierten dringlichen Suche nach Autorität zu ihnen kommen. Ihr Gesundheitszustand macht sie hilflos und abhängig, so empfinden sie es zumindest. Glauben Sie, was Sie wollen über die stark kognitiven (und deshalb entwicklungsgeschichtlich neuen) Themen der gemeinsamen Entscheidungsfindung und selektiven Bevormundung, Ihre Patienten suchen – aus rein biologischer Sicht – eine Autorität und werden Sie als genau diese Autorität erkennen, vorausgesetzt, Sie sind **Der Eine am wenigsten unsichere.**

Noch einmal, um es ganz deutlich zu machen, ich verwende Autorität hier als einen definierten Begriff mit der Bedeutung von „dem oder der einen, die am wenigsten Unsicherheit zeigen“. Das ist keine gesellschaftlich ausgewiesene Autorität wie eine Chefin oder ein Polizist. Vielmehr handelt es sich um eine biologisch bestimmte Autorität nach dem Vorbild eines Elternteils von Neugeborenen oder dem Alphatier in einem Rudel.

Gestatten Sie mir jetzt diesen kurzen Themawechsel:

„Schlaf!"

Ich stehe ganz am Anfang meiner beruflichen Laufbahn und bin noch beeinflusst von meiner Universitätsausbildung (1976-1979), in der man medizinischer Bevormundung mit Stirnrunzeln begegnete und Assistenzärzte und Ärzte in der Facharztausbildung nachdrücklich aufgefordert wurden, Entscheidungen gemeinsam mit ihren Patienten zu treffen – ob die Patienten sie darum baten oder nicht. Jede Spur autoritären Verhaltens galt als anachronistisch.

Es ist Abend in der Notaufnahme. Plötzlich ein Schrei, der einem das Blut in den Adern gefrieren ließ. Um die Ecke schießt eine Fahrtrage mit einem panischen kleinen Jungen, sein gebrochener Unterarm ist grotesk angewinkelt. Neben ihm weint seine Mutter untröstlich. Sie ist Südamerikanerin und spricht nur einen örtlichen Dialekt. Ob der Junge Spanisch spricht, ist nicht bekannt.

Ich weise sofort meine Krankenschwester Renée an, „Demerol, jetzt gleich" zu holen.

Sie verschwindet um die Ecke. Ich bleibe mit der aufgelösten Mutter und dem verzweifelten Kind zurück. Patienten und Schwestern schauen von allen Seiten zu. Ich bin verantwortlich – weißer Mantel, Stethoskop – ich bin **Der Eine am wenigsten unsichere**.

Anfang jenes Monats hatte ich einen Kollegen von Dr. Ainslie Meares gebeten, mir zu zeigen, wie der große Meister seine berühmten nonverbalen Tranceinduktionen durchgeführt hatte. Mein Freund, selbst ein angesehener Chirurg, zeigte mir die Technik. Ich erinnere mich noch, wie ich beim Zuschauen dachte, „Das werd' ich nie machen, es ist einfach zu … schräg."

Doch plötzlich streckt sich meine linke Hand aus, um den Kopf des kleinen Jungen zu streicheln; mein linker Daumen drückt mit langsam zunehmendem Druck die Mitte seiner Stirn. Mein Atem synchronisiert sich mit seinem. Meine rechte Hand greift nach der Schulter des Jungen und drückt sie nach unten, während unartikulierte Grunzlaute von irgendwo tief in mir aufsteigen: erst in mittlerer Tonhöhe, dann tiefer – als wären sie eine Metapher für „tiefer". Die Tränen des Jungen hören auf; seine Atmung wird regelmäßig. „Duérmete!", ordne ich an („Schlaf!"). Er schläft. Ich drücke seine Schulter weiter hinunter, als wollte ich ihm vermitteln, „noch tiefer". Stille erfüllt den Raum.

Seine Mutter ist starr, ihr Mund steht offen. Die Krankenschwestern legen neugierig ihren Kopf schief. Die Patienten gaffen. „Ähm, … nur eine kleine Technik, die ich gelernt habe", sage ich fast entschuldigend. Renée kommt zurück, keuchend, die Spritze in der Hand. „Nicht nötig", teile ich ihr mit. „Drück nur auf seine Schulter, falls er anfängt, aufzuwachen." Der Junge schläft während des Röntgens, der Reponierung (also der Korrektur des Bruchs) und beim Eingipsen. „Ich musste nur ein paar Mal auf seine Schulter drücken", berichtet Renée stolz.

Diese Momentaufnahme relativierte meine Vorurteile über Bevormundung und zwang mich, mit der **Macht** umgehen zu lernen, **die alle Heilerinnen und Heiler besitzen.** Die wirkliche Entscheidung besteht nicht darin, ob man die mit der Autorität einhergehende Macht aufgibt, sondern vielmehr darin, wie und wann man sie am besten einsetzt.

Der Fall jenes kleinen Jungen mit dem Unterarmbruch inspirierte mich, zu experimentieren. Im Folgenden schildere ich drei weitere Beispiele für die verblüffenden Ergebnisse, deren Zeuge ich wurde. Es gibt Hunderte weitere. Vergegenwärtigen Sie sich beim Lesen, dass der „Glaube" bei keinem dieser Ergebnisse eine wichtige Rolle spielte – weder meiner noch der des Patienten. Und dennoch …

Die Patientin leidet unter extremer Atemnot – schnelles, angestrengtes Atmen, eingezogene Zwischenrippenmuskulatur, abnehmende Sauerstoffsättigung. Es ist Zeit, zu intubieren (einen beweglichen Plastikschlauch in ihre Luftröhre einzuführen, ihn an ein Beatmungsgerät anzuschließen und ihre Atmung zu unterstützen). Ich führe den Schlauch an ihren Stimmbändern vorbei … nur noch wenige Zentimeter. Dann – Widerstand. Ein behutsames Drücken. Mehr Widerstand, der nicht nachgibt. Normalerweise würde ich ein Muskelrelaxans verabreichen und/oder fester drücken. Diesmal

> *jedoch entscheide ich mich, mich nach vorn zu beugen und in ihr Ohr zu flüstern: „Und er gleitet hinein wie ein Hauch frischer Luft. Einfach hinein. Einfach locker lassen … und ihn hineinlassen … [die Luftröhre entspannt sich, der Schlauch rutscht weiter] … und tiefes, leichtes Atmen genießen … ganz genau.“*

Und dies:

> *(Ich hatte eingewilligt, beim zweiten Kind einer Freundin eine Hausgeburt zu begleiten. „Pressen … pressen …“, das Baby ist fast da. Als der Kopf sich senkt, spüre ich, dass der Platz nicht ausreichen wird. Nicht gut: Dammschnitt oder die Gefahr eines Risses. Wir sind zwischen zwei Wehen. Ich entscheide mich, an beide Seiten des hinteren Scheideneingangs einen Finger zu legen: „Du spürst diesen Finger und wie er nach unten drückt, ja? [Sie nickt.] Und diesen Finger? [Nickt wieder.]“ Ich synchronisiere meinen Atem mit ihrem. „Und ich möchte, dass du hier zuerst anspannst … wirklich anspannst.“ Das macht sie, nur auf der linken Seite. „Und jetzt lass hier locker und spanne hier an.“ Das macht sie, nur rechts. Die Wehe setzt ein. „Und jetzt lass wirklich beide locker, nur locker lassen … ganz genau …“ Der Scheideneingang öffnet sich großzügig. Der Kopf kommt. Ein einziges sanftes Pressen: „Gratuliere, es ist ein Junge!“*

Und zum Schluss:

> *Sie ist 80 Jahre alt, der Rettungsdienst hat sie mit ventrikulärer Tachykardie, einer potenziell tödlichen Herzrhythmusstörung, eingeliefert. Ihr Blutdruck fällt ab. Wir haben nicht viel Zeit. Ich weise meine Krankenschwester an, Lidocain für eine intravenöse Verabreichung zu holen. Sie verschwindet kurz. Ich stelle mich vor und erkläre rasch, was los ist. Die Patientin hat entsetzliche Angst. Eine andere Schwester lädt den Defibrillator. Der Strom surrt. Ich sage: „Während die Schwester die Medikamente holt, lassen Sie mich Sie erinnern, dass Ihr Herz weiß, wie … es … in … ei … nem … re … gel … mä … ßi … gen … Rhyth … mus …*

> *sein ... kann"; mein Sprechrhythmus steht sinnbildlich für einen regelmäßigen Rhythmus. „Und ich brauche Sie, dass Sie ... das jetzt machen."*
>
> *Die Schwester kommt zurück. Ich lege die Nadel an den Seitenanschluss des intravenösen Zugangs. „Warte", sagt die Schwester, „schau!" Der Rhythmus hat sich normalisiert. Der Blutdruck steigt. Ich verabreiche Lidocain, aber prophylaktisch.*

In all diesen Fällen musste ich sowohl meine Abneigung überwinden, autoritär zu klingen, als auch meinen erheblichen Zweifel daran, dass bloße Worte eine Luftröhre entspannen, einen Geburtskanal weiten oder eine tödliche Rhythmusstörung normalisieren könnten. Und doch erzielten die Suggestionen, die ich anbot, in jedem Fall die gewünschte Wirkung.

Und jetzt überlegen Sie: Hätte irgendein beliebiger Fremder (ohne weißen Kittel und Stethoskop) zu denselben Patienten genau die gleichen Worte gesagt, wären die Resultate dann die gleichen gewesen? Höchstwahrscheinlich nicht. Aber warum? Die Vorstellung von Entspannung, Weitung oder Normalisierung ändert sich nicht abhängig davon, wer sie anbietet. Eine Vorstellung ist eine Vorstellung. Die Behauptung 2 + 2 = 4 gilt, ob das nun von einem Genie oder einem Idioten behauptet wird. Doch wenn ein Patient in den Urzustand von Hilflosigkeit und Abhängigkeit regrediert, **ist die Quelle viel wichtiger als die Suggestion.**

Ein Elternteil mag sich zum Beispiel mächtig irren in Bezug darauf, was richtig und was falsch ist, was gesund ist und was nicht, oder auch in Sachen Politik und Religion; doch die Vorstellungen dieses Elternteils nisten sich ein in die Psyche ihres kleinen Kindes, unbestritten vom sich entwickelnden Mechanismus aus Denken und Vernunft. Sobald das Kind jedoch ein Alter erreicht, in dem es vernünftig wird, können Zweifel und Unglaube die vorher eingeschärften Vorstellungen anzweifeln oder untergraben. Im Allgemeinen spielt die Vernunft jedoch nur eine untergeordnete Rolle. **Nachgiebigkeit gegenüber einer Autorität läuft über unbewusste, autonome Wege, die instinktiv als Reaktion auf Hilflosigkeit und Abhängigkeit aktiviert werden.** Es ist, als würde der vom Zweifel ausgetrocknete, hilflose und abhängige Geist verzweifelt aus dem Brunnen der Sicherheit schöpfen – zufriedengestellt nicht durch Fakten und Erkenntnisse, sondern durch Überzeugung.

Heute müssen wir nur den Erdball nach Demagogen absuchen, um dieses Prinzip der „Geringsten Unsicherheit“ in der Menschenherde noch am Werk zu sehen. Als der britische Philosoph Bertrand Russell dies beobachtete, kam er zu dem Schluss: „Die Hauptursache des Problems ist, dass in der modernen Welt die Dummen selbstsicher und die Intelligenten voller Zweifel sind.“ Doch dieses Prinzip ist nicht nur in der Politik am Werk. Ein ehrlicher Blick auf unsere Wissenschaftsgemeinschaften zeigt, dass selbst in den heiligen Hallen des Skeptizismus die Quelle häufig den Inhalt aussticht. Die meisten Wissenschaftsdisziplinen wurden irgendwann von charismatischen „Gedankenführern“ gehalftert, die die Geschichte später widerlegte. In den vergangenen Jahrzehnten haben wir beispielsweise in der Psychologie, Epidemiologie, Medizin, Biologie und in vielen weiteren Fachgebieten eine fehlgeleitete Unterwerfung unter Autoritäten beobachtet. Warum? Weil wir als *Homo sapiens* unserer biologischen Grundlage nicht entrinnen können, welche gemeinsamen Sublimationsfantasien wir auch immer haben mögen: sowohl stammesgeschichtlich, als auch in Hinblick auf unsere individuelle Entwicklung tritt die Wissenschaft erst spät im Stück auf. Wenn wir getriggert werden, neigen wir alle dazu, uns nach **Dem Einen am wenigsten unsicheren** zu richten.

Fassen wir zusammen: Der Zustand der Hilflosigkeit und Abhängigkeit löst in allen Menschen eine instinktive Suche nach **Dem Einen am wenigsten unsicheren** aus. Sobald diese Person ausgemacht ist, wird ihr Autorität verliehen: Ihre Realität wird unsere Realität, ihre Vorstellungen werden unsere Vorstellungen. Denken Sie an Eltern und ihre kleinen Kinder oder Demagogen und ihre Anhänger, die nicht von ihnen abzubringen sind. Es ist, als würden die Vorstellungen von Autorität ohne Widerstand in die Psyche der Patienten einfließen, wo jene Vorstellungen nicht nur wirksam werden, sondern größtenteils auch nicht mehr bewusst abgelehnt werden können.

Zurück zum Placeo

Mit dem Verständnis von Autorität können wir auch den Placebo- bzw. Noceboeffekt verstehen. Im antiken Griechenland war seinerzeit der Asklepiuspriester **Der Eine am wenigsten unsichere**, und der leidende

Bittsteller wurde so zum Gefäß seiner Suggestionen. („Wenn du dich den rituellen Hymnen und Opfern hingibst und im geheiligten *Abaton* einschläfst, dann wird der Gott selbst dich besuchen und dich heilen.") Im klinischen Versuch mit Minoxidil war der Arzt im weißen Kittel, der Hüter der Heilbehandlung, **Der Eine**. („Wenn Sie dieses klebrige Zeug auf Ihre Glatze schmieren, dann werden Ihre Haare wieder wachsen.") Für die verzweifelten Krebspatienten war der Arzt die Autorität, der 1983 die Risiken und Vorteile des „echten Medikaments" erklärte. („Wenn Sie sich dieser möglicherweise heilenden Therapie unterziehen, dann werden Ihnen die Haare ausfallen.")

Im Laufe der Geschichte und überall auf der Welt induzieren heute Autoritäten (von Schamanen zu Chirurgen) Placeboeffekte mit der gleichen entscheidenden Suggestion, die ich als **Allgemeine Placebo-Suggestion** bezeichne: „Wenn Sie sich (X) unterziehen – diesem Ritual/dieser Behandlung –, dann geschieht (Y) – werden Sie das vorgegebene Ergebnis erleben." Und solange die Intervention X, im Rahmen der jeweiligen Kultur, (1) von Anfang an glaubwürdig ist, (2) zwar einigermaßen schwierig zu erreichen, aber dennoch machbar und (3) glaubwürdig bei Abschluss ist – wird ein Placebo- bzw. Noceboeffekt die Folge sein. Nicht bei allen Menschen, aber im Allgemeinen bei 25-35 Prozent der Betroffenen.

Der Glaube spielt eine Rolle, wie sich herausstellt. Aber es ist nicht der Glaube – sei es der der Patientinnen und Patienten oder der des Behandlers – an die Behandlung oder das Ergebnis. Vielmehr ist es der Glaube des Patienten an die Autorität, die Quelle. **Solange der Patient an Sie glaubt (das heißt, Sie als Den Einen am wenigsten unsicheren ansieht), haben Ihre Worte die Kraft, zu verletzen oder zu heilen.** Und um das klarzustellen, ich rede hier nicht nur über psychische Wirkungen wie Schmerzen oder Schmerzfreiheit. Ich rede auch über sogenannte organische Ergebnisse.

Diese abschließende Darstellung sagt alles:

„Sie sind eine Überlebende!" – meine Schwiegermutter Michele

Sie ist das Herzstück der ganzen Familie. Ohne sie gäbe es keine frohen Weihnachten, kein schönes Thanksgiving, keine lauten und verrückten italienischen Abendessen im Familienkreis. Ihre Diagnose ist Eierstockkrebs in Stadium IV, eine der meisten gefürchteten und furchtbarsten Diagnosen, die eine Frau bekommen kann. Wir sind alle mit ihr im Untersuchungszimmer, die ganze besorgte Familie. Wir kennen „die Chancen".

Sie sitzt in ihrem Papierkittel auf dem Rand des Untersuchungstisches und schaut zur Tür, durch die der Chirurg (den sie noch nicht gesehen hat) hereinkommen wird.

Die Luft im Raum ist zum Schneiden.

Dr. Mark Wakabayashi, im weißen Kittel, öffnet die Tür und liest beim Hereinkommen die Akte. Er macht einen halben Schritt im Zimmer, schaut auf, keucht und ruft: „Sie sind eine Überlebende!"

Der Rest bleibt im Nebel: Etwas über … manchmal kann er einfach sagen, die Operation, Läsionen, Tumormassenentfernung, Timing, Assistenten, Narkose … Nichts davon ist wichtig. „Sie sind eine Überlebende!", verkündet vom Chirurgen, der ihren Bauch aufgeschnitten und sieben Stunden lang konzentriert gearbeitet hatte, um ihr Leben zu retten. „Sie sind eine Überlebende!", es hallt wie das Schmettern von tausend Trompeten von den Marmorwänden der Ewigkeit wider. „Sie sind eine Überlebende!"

Jener schicksalhafte Tag ist mittlerweile zehn Jahre her. Sie IST *eine Überlebende. Jeder einzelne Feiertag seither ist angefüllt mit den Aromen ihrer Kochkunst, dem Schreien lärmender Enkelkinder und dem herzlichen Lachen derer, die bei ihr waren, als vier Worte aus dem Mund eines Chirurgen ihnen allen neue Zuversicht gab.*

P. S.: Ihre „Überlebenschance" lag bei 100 Prozent.

Fazit

„Warum gerade heute?" Die Antworten auf diese Frage deuten unbewusste Vorstellungen an, die häufig Mitursachen von Krankheit sein können. Es sind nicht nur Zellen und Moleküle. Es ist auch die emergente Eigenschaft der Geistestätigkeit, die den ganzen Organismus steuert.

Die Tür öffnet sich in beide Richtungen – diese Überlegung legt nahe, dass Vorstellungen beitragende Ursachen sein können, nicht nur von Krankheit, sondern auch von Genesung und Gesundheit.

Placebokontrollierte Studien machen das „Vielleicht" mentaler Ursachen zunichte; sie weisen nämlich nach: Tausende von Patienten, die über Jahrzehnte hinweg in Studien beobachtet wurden, sind der Beleg dafür, dass Vorstellungen sowohl physische als auch psychische Ergebnisse beeinflussen.

Und schließlich bestätigen **Placebo- und Noceboeffekte** die Macht dessen, was ich als **Autorität** bezeichne, um die Tür in beide Richtungen aufzustoßen – also in Richtung positiver Ergebnisse (etwa Haarwuchs, Blutstillung, Gesundheit) und negativer Ergebnisse (etwa Haarverlust, Schmerz, Krankheit). Deshalb ist es für die **Hohe Kunst der Behandlung** grundlegend, den Einfluss von **Autorität** in unserer täglichen Praxis zu erkennen und zu lernen, diese auch weise zu einzusetzen.

„Der Versuch, etwas jenseits des relevanten Horizonts vorherzusagen, ist zwecklos – eine Prophezeiung.“

– David Deutsch, *Der Anfang der Unendlichkeit: Erklärungen, die die Welt verwandeln* –

Kapitel 3

Erstens nicht schaden

„Das Risiko liegt bei 90 Prozent, dass **Sie** an dieser Krankheit sterben.“
„Wahrscheinlich werden **Sie** für einige Wochen Schmerzen haben.“
„**Sie** müssen einfach lernen, damit zu leben.“

Sich im Klaren darüber zu sein, dass eine Autorität negative (wie auch positive) Ergebnisse erzwingen kann, macht falsche Behauptungen wie die oben angeführten für Praktizierende der **Hohen Kunst** besonders ärgerlich. Alle drei Aussagen sind negative Suggestionen, es sind Verwünschungen, die Schaden anrichten können.

In diesem Kapitel werden wir uns damit beschäftigen, warum diese Behauptungen falsch sind und wie sie sich korrigieren lassen. Sobald wir dieses Verständnis erreicht haben, fragen wir uns auch: Warum äußern sich Angehörige von Heilberufen so oft auf diese Weise? Warum werden an jedem einzelnen Tag so viele Verwünschungen ausgesprochen?

Die Natur statistischer Information

Ich erinnere mich, dass ich einmal meinen Freund Skip, einen gynäkologischen Chirurgen, fragte, wie sein Tag laufe. „Schwierig“ sagte er. „Ich habe gerade mit einer 65-jährigen Patientin mit einem großen Osteosarkom (Knochentumor) im Becken gesprochen. Fürchterliche Prognose. Ich musste ihr sagen: ‚Ruth, Sie haben ein Risiko von 81 Prozent, an Ihrem Tumor zu sterben.' Aber was blieb mir anderes übrig? Ich musste ehrlich sein."

Ehrlich? Um mit dieser armen Frau ehrlich zu sein, hätte es zwei Eigenschaften gebraucht, die mein Freund Skip damals nicht besaß: (1) Das Wissen über die Natur seiner Information und (2) die Weisheit, diese Information auch richtig zu übermitteln. Lassen Sie uns zuerst die Fakten betrachten und dann überlegen, wie wir sie am besten präsentieren.

Der Goldstandard in der evidenzbasierten Medizin ist die RCT – die randomisierte (kontrollierte) klinische Studie (engl.: *randomized [controlled] clinical trial*). In solchen Untersuchungen werden die Studienteilnehmer nach dem Zufallsprinzip eingeteilt und erhalten entweder in der Experimentalgruppe die Intervention oder in der Kontrollgruppe das Placebo. Idealerweise wissen weder die Teilnehmenden noch das medizinische Personal, wer was bekommt (das heißt, das Verfahren ist „doppelblind"). Der zentrale Gedanke hier ist, dass die Ergebnisse einer RCT – wenn sie richtig durchgeführt wird – auf die Allgemeinbevölkerung übertragen werden können.

Wir haben bereits die wichtigen Lektionen besprochen, die RCTs über Placebos lehren können, nämlich dass im Durchschnitt 25-35 Prozent der Probandinnen und Probanden einer RCT auf das Placebo mit körperlichen Auswirkungen (z. B. niedrigerem Blutdruck, niedrigerem Blutzucker, weniger Nierensteinen) und/oder psychischen Symptomen (Schmerzlinderung, Übelkeit, Kopfschmerzen usw.) reagieren. Diese Ergebnisse werden von der Autorität gesteuert – in Momenten der Hilflosigkeit und Abhängigkeit ist dies eine instinktive Nachgiebigkeit gegenüber **Dem Einen am wenigsten unsicheren**.

Jetzt müssen wir uns auf den Begriff der „Studienteilnehmer" konzentrieren. Hier geht es um die Kernfrage dessen, was eine RCT zeigen kann. Diesbezüglich ist unsere Hauptsorge, ob die Studienpopulation in einer RCT jemals repräsentativ sein kann für den individuellen Patienten, der hilflos und abhängig vor Ihnen sitzt.

Lassen Sie uns zuerst überlegen, wie bestimmte Subpopulationen einer RCT-Auswahl der Gesamtbevölkerung entsprechen. Denken Sie beispielsweise an die frühen Untersuchungen zu Bluthochdruck. Im

Allgemeinen beteiligten sich daran erwachsene Männer, häufig Veteranen. Wie logisch ist es, die Lehren einer solchen RCT auf afroamerikanische Frauen hochzurechnen? Nicht besonders, zumindest nicht, ohne vorher nachzuweisen, dass afroamerikanische Frauen im Hinblick auf die Studienergebnisse auf eine Art reagieren, die der Studienpopulation ähnelt. Oder denken Sie an die frühen Studien zur koronaren Herzkrankheit, an der auch hauptsächlich weiße Männer mittleren Alters teilnahmen. Ist es richtig, von diesen Studien auf, sagen wir, Frauen oder Asiaten oder Neunzigjährige hochzurechnen? Wieder lautet die Antwort: Nein – nicht ohne irgendeinen Nachweis, dass eine solche Hochrechnung zutreffend sein könnte. Wann immer die zur Diskussion stehende Gruppe nicht zu den Auswahlparametern „passt" (wie Geschlecht, Ethnie, Alter, Vor- und Begleiterkrankungen usw.), ist eine Übertragung heikel – und häufig eher ein Vertrauensvorschuss als seriöse Wissenschaft. Glücklicherweise wird das Augenmerk in den letzten Jahren stärker auf diese Art von Dissonanz gerichtet, und die Kliniker werden zunehmend vorsichtiger, wenn von einer umschriebenen Studienpopulation auf ungleiche Gruppen geschlossen wird. Die Lektion liegt auf der Hand: Eine Gruppe zu testen, liefert nicht zwangsläufig Informationen über eine andere Gruppe – sofern nicht alle relevanten Variablen entweder „berücksichtigt" oder irgendwie (mittels, sagen wir, der neuen Methoden der kausalen Inferenz) als irrelevant nachgewiesen wurden.

Wie sieht es nun damit aus, wenn man von der Studienpopulation auf die individuelle Patientin schließen möchte, die vor einem sitzt? Kommen wir zu Dr. Skips Patientin mit dem Osteosarkom zurück und nehmen wir an, dass alle in der Studie untersuchten Parameter, die er im Kopf hat, auf seine Patientin zutreffen: gleiches Geschlecht, gleiche Ethnie, gleiches Alter, gleiche Vor- und Begleiterkrankungen, Medikamente, berufsbedingte Belastungen usw. In besagter Studie starben 81 von 100 Patienten innerhalb von zwei Jahren, nachdem bei ihnen diese Krankheit diagnostiziert worden war. Was also wissen wir? Über welches Wissen verfügen wir, das wir unserer Patientin zutreffend mitteilen können?

> *„Sie haben ein Risiko von 81 Prozent, an dieser Krankheit zu sterben."*

Oder besser:

> *„Sie haben eine Chance von 19 Prozent, diese Krankheit zu überleben."*

Letztere Aussage ist zwar vorzuziehen, aber ist sie richtig? Ist überhaupt eine dieser beiden Aussagen wirklich wahr?

Der Trugschluss von Hochrechnung und Übertragung

Was wäre, wenn die Patientin eine genetisch günstige Immunabwehr gegen diese Krankheit hätte? Die Wissenschaft ist vielleicht noch nicht fortgeschritten genug, um dies zu festzustellen – und ja, es mag Jahre dauern, bis dieser genetische Vorteil völlig verstanden ist. Kann die RCT-Auswahl dann etwas zum potenziellen Überleben der Patientin sagen? War eine derart versteckte Variable beispielsweise in der Osteosarkom-Studie überhaupt bekannt oder wurde sie in Erwägung gezogen? Vielleicht besitzen von den 19 Prozent Überlebenden alle diese derzeit noch nicht bestimmbare Mutation? Unter diesen Umständen hat die Patientin, falls diese Mutation bei ihr vorliegt, also eine 100-prozentige Überlebenschance. Das ist absolut möglich; und dennoch, während sie vor Ihnen sitzt, haben Sie im Moment keine Möglichkeit, dies zu wissen. Oder was wäre, wenn sich die Patientin alternativen Behandlungen unterzieht, die im Studiendesign nicht berücksichtigt wurden, etwa die Behandlung psychischer Mitursachen oder die Einnahme ausgewählter Nahrungsergänzungsmittel, die das Zeug haben, einem Fortschreiten der Krankheit vorzubeugen, oder bestimmte pflanzliche Heilmittel oder Nah-Infrarot-Lasertherapie oder eine Fülle anderer unvollständig untersuchter Interventionen, die sich entweder positiv oder negativ auf die betreffende Krankheit auswirken mögen. Können Sie die Merkmale der Studienpopulation dann vernünftig auf die Patientin übertragen?

Das können Sie nicht. Zumindest nicht mit Gewissheit.

Der springende Punkt hier ist, dass randomisierte kontrollierte Studien Ihnen Erkenntnisse über die untersuchte Gruppe liefern. Auf der Grundlage von RCT-Schlussfolgerungen können Diagnosen gestellt und Behandlungen ausgewählt werden und das wird auch oft getan. Doch beim Treffen solcher Entscheidungen ist es wichtig, sich die Grenzen des eigenen Wissens und den hypothetischen Charakter von Hochrechnung und Übertragung einzugestehen. Im Grunde sagen Sie: „Ich weiß, wie sich eine bestimmte Gruppe verhält (Mittelwerte, Mediane, Standardabweichungen usw.). Auf der Grundlage dieses Verhaltens vermute ich, dass Sie sich **vielleicht** ähnlich verhalten. Und weil ich keine besseren Informationen habe, an denen ich mich orientieren kann, nehme ich erst einmal an, dass Sie der Studiengruppe ausreichend ‚entsprechen' und ich die Wirkung der untersuchten Intervention bei Ihrer Erkrankung versuchsweise vorhersagen und überwachen kann."

Das ist moderne Medizin. So gehen wir vor. Und im Großen und Ganzen ist das ein bemerkenswert erfolgreicher Ansatz. Aber Sie müssen auch eingestehen, was Sie nicht wissen und was Sie nicht wissen können. Sie wissen nicht, ob die Werte Ihrer Patientin innerhalb des Bereichs von einer oder zwei Standardabweichungen vom Mittelwert oder Median der RCT-Ergebnisse liegen. Vielleicht ja. Vielleicht ist sie aber auch eine Ausreißerin. Und weil Sie es im Voraus nicht wissen können, sollten Sie sich vor dem **Trugschluss von Hochrechnung und Übertragung** in Acht nehmen.

In diesem Zusammenhang kann eine einfache sprachliche Unterscheidung ungemein hilfreich sein; dank ihr können **Versiert Behandelnde** die Wahrheit sagen und gleichzeitig „Verwünschungen" vermeiden. Es ist die Unterscheidung zwischen „Sie/Ihnen" und „einige Menschen, manche Patienten, andere". Ersteres bezeichnen Linguisten als spezifischen Referenzindex, Letzteres als generalisierten Referenzindex. Ersterer ist ein Speer, Letztere sind Schilde.

„**Sie** haben ein Risiko von 81 Prozent, zu sterben" oder „**Sie** haben eine Überlebenschance von 19 Prozent" sind beides unwahre Aussagen, weil die statistische Information, auf der sie beruhen, keinerlei Informationen über eine Einzelperson enthält (also die Patientin oder den Patienten): nicht genauer als Temperatur, Druck oder Menge eines Gases Ihnen Aufschluss gibt über den Ort oder die Bewegung oder ein einzelnes Molekül innerhalb dieses Gases.

Hier ist die Wahrheit, von einem **Versiert Behandelnden** mitgeteilt:

> *„Ruth, bevor wir über Ihre Diagnose sprechen, lassen Sie mich eines sagen, was ich aus meiner Erfahrung mit absoluter Gewissheit weiß. In der Medizin geschehen jeden Tag Wunder. Das weiß ich, und wenn ich Sie so anschaue, weiß ich auch, dass Sie sehr gut das nächste Wunder sein können, dessen Zeuge ich werde.*
>
> *Ihre Diagnose lautet Osteosarkom, das ist eine Form von Krebs. Und wir alle wissen, dass Krebs keine Diagnose ist, die wir uns wünschen.* ***Manche Menschen*** *sterben daran. Aber* ***Sie, Ruth, können*** *(diese Diagnose)* ***überleben****. Ja, in wissenschaftlichen Studien schaffen es 19 Prozent der Menschen (fast einer von fünf) mit dieser Diagnose, den Krebs zu besiegen … und zu überleben. Menschen, die vielleicht ganz ähnlich* ***wie Sie*** *sind.*
>
> *Wir fangen sofort mit der Behandlung an und ich werde die ganze Zeit bei Ihnen sein.* ***Manche Menschen*** *können Schwierigkeiten haben mit der Behandlung [zählen Sie diese auf]. Aber* ***Sie, Ruth, können einen ruhig und angenehmen Behandlungsverlauf haben.***
>
> *Wir machen das zusammen. Lassen Sie uns herausfinden,* ***wie gut es Ihnen geht.***“

Sie haben der Patientin die Wahrheit gesagt und ihre Diagnose, den Behandlungsplan und das Worst-Case-Szenario aufgezeigt. Sie haben ihr auch gesagt, dass Wunder durchaus geschehen (was so ist) und dass sie eines sein kann. Sie kann überleben. Auch das ist wahr. Ihre eigenen Daten bestätigen es (19 Prozent).

Was Sie nicht gemacht haben: Sie haben nicht so getan, als wüssten Sie, dass Ruth all den relevanten Merkmalen der RCT-Studiengruppe entspricht, aus der Sie Ihre Informationen beziehen. Und Sie haben die richtigen „Referenzindizes“ benutzt, um sowohl die Fakten als auch die damit einhergehenden Ungewissheiten zu übermitteln.

Hätte Dr. Skip nur so viel von der **Hohen Kunst** in seiner Informationsweitergabe angewandt, hätte Ruth das Zimmer mit einem Gefühl von Hoffnung und Verbindung verlassen. Ist es darüber hinaus angesichts der erheblichen Autorität, die Dr. Skip in dieser Situation innehatte, nicht auch vernünftig anzunehmen, dass seine impliziten Überlebenssuggestionen eine Chance von mindestens 25-35 Prozent gehabt hätten, ein positiveres Ergebnis hervorzurufen?

Der Trugschluss der Prophezeiung

Sie haben auch Ruths Zukunft nicht vorhergesagt. Und das sollten Sie auch nicht. Wenn ein Patient fragt: „Wie viel Zeit habe ich noch?", lautet die Antwort niemals: „Sie haben …" Das hat zwei Gründe. Den ersten habe ich bereits genannt: Sie können einfach nicht wissen, wie gut oder wie schlecht ein einzelner Patient der Gruppe entspricht, auf deren Information Sie sich beziehen. Das „Mittlere Überleben" bezieht sich nur auf die Gruppe; sie sagt nichts über ein Individuum aus. Der zweite Grund ist folgender: Sie können die Zukunft nicht kennen. Eine Heilbehandlung für Ruths Krankheit könnte zum Beispiel morgen oder innerhalb der nächsten zwei Jahre entdeckt werden. Das ist überhaupt nicht weit hergeholt, und diese Erfahrung habe ich sogar selbst gemacht.

Das Aufkommen der Immuntherapie

Bei meiner lieben Freundin Charlene – 68 Jahre alt, Raucherin – wurde vor Kurzem nicht-kleinzelliger Lungenkrebs mit Metastasen im Gehirn diagnostiziert. Das ist eine erschreckende Diagnose. Ihr Onkologe riet ihr: „Diese Metastasen sind wie tickende Zeitbomben. Wir müssen sie sofort bestrahlen, dann mit Chemotherapie dagegen vorgehen und anschließend chirurgisch entfernen, was davon noch im Gehirn verblieben ist."

Charlene bat mich um eine Meinung. Nicht lange vor ihrer Frage hatte ich die bemerkenswerten neuen Studien zu „Immuncheckpoint-Inhibitoren" gelesen. Bei einem erheblichen Anteil der Patientinnen und Patienten in den Auswahlpopulationen waren bei Teilnehmern mit Charlenes Tumorart der Tumor und seine Metastasen teilweise oder völlig verschwunden. Weil ich um die Gefahren von Bestrahlung und Chemotherapie weiß, sagte ich

Charlene, wenn ich in der Situation wäre, würde ich die Behandlung mit einem der beiden neuen immunologischen Medikamente beginnen – den Checkpoint-Inhibitoren. „Ich bin mir sicher, es ist nur eine Frage der Zeit, bis sie zur Erstlinientherapie für deine Tumorart werden.“

Charlene hielt sich an den Rat ihres Onkologen, den Sie als Autorität ansah – nämlich die Standardbehandlung. Mit Chemo und Bestrahlung ging der Tumor etwas zurück, aber schon bald begann er wieder zu wachsen. Glücklicherweise wurde dann Optivo *(ein Immuncheckpoint-Inhibitor) als Zweitlinienmedikament verfügbar. Nach Charlenes erster Dosis Optivo begann der Tumor zu verschwinden. Nach der dritten Dosis war nur noch eine einzige Metastase im Gehirn geblieben.*

Wunderbar!

Doch die Metastase im Gehirn schien zu wachsen. Die Metapher der „tickenden Zeitbombe“ hatte sich in Charlenes Bewusstsein festgesetzt. Als der Neurochirurg sagte: „Falls sie noch größer wird, wird sie schwieriger zu entfernen sein. Wir sollten jetzt reingehen und sie rausholen“, stimmte Charlene zu, und die Metastase wurde entfernt. Sowohl zu Charlenes als auch zur Überraschung des Chirurgen wies der Pathologiebericht auf eine Masse ohne lebende Tumorzellen hin, in der es vor aktivierten T-Killerzellen nur so wimmelte. Der Krebs war also tatsächlich zerstört worden.

Obwohl sich Charlene noch von einigen geringfügigen neurologischen Residuen erholt, ist sie bis heute am Leben und aktiv. Das ist jetzt mehr als drei Jahre her.

Neue Behandlungs- und Heilmethoden tauchen ständig auf. Für wie gering auch immer Sie die Möglichkeit halten – warum sollten Sie eine Patientin dieser Hoffnung berauben?

Doch über die Möglichkeit einer neuen Behandlungs- oder Heilmethode hinaus gibt es noch einen anderen Grund zur Hoffnung. Und der ist, wie ich bereits erklärt habe: Wunder geschehen. In Kapitel 8 werde ich im Detail auf die Beziehung zwischen Patienten und Behandlern eingehen, hier nur so viel:

Wunder geschehen

Althea ist eine vergnügte 33-jährige Frau mit einem 24 Zentimeter großen, durch Biopsie nachgewiesenen Lymphom im Becken. Weil sie die Gelegenheit hatte, einem indischen Guru zu begegnen, der ihr sagte, „Du wirst geheilt werden", ist sie ungewöhnlich optimistisch. Aber es ist das Jahr 1998, und der Tumor ist riesig. Die „Prognose" ist düster.

Sie kommt zu mir zur Hypnose, während ihre Biopsiewunde noch verheilt, kurz vor Beginn ihrer Chemotherapie. „Ich glaube wirklich, dass Sie mir helfen können", sagt sie. Und obwohl ich insgeheim weit weniger optimistisch bin als sie, ist ihr Tumor nach sechs Sitzungen weg.

Ihre Onkologin, eine Freundin von mir, ruft mich an: „Was hast du mit Althea gemacht?", will sie wissen.

„Nur ein paar positive Suggestionen", sage ich etwas abwehrend, weil ich noch nicht weiß, wie es weitergeht.

„Naja", fährt sie fort, „wir haben CAT-Scans und PET-Scans durchgeführt … und dieser Tumor ist weg. Ich stelle Althea nächsten Dienstag bei der Tumorkonferenz vor – wunderbar!"

Sie mögen einwenden, das sei ein seltener Fall einer Spontanremission. Vielleicht. Allerdings habe ich das gleiche Ergebnis bei einem Patienten mit Lungenkrebs in Stadium IV erlebt. Und ich hatte mehrere Patienten mit verschiedenen Krebsarten, die die Vorhersagen ihrer Ärzte um fünf, zehn und sogar zwölf Jahre überlebt haben. Wie dem auch sei, einen Patienten darüber zu informieren, dass Wunder geschehen und neue Heilbehandlungen zugelassen werden können, ist wie ein Schacht, den man zu einem eingeschlossenen Bergmann bohrt, um ihm den Sauerstoff der Hoffnung und das Licht der Möglichkeit zu bringen.

Es wird niemals eine randomisierte, kontrollierte Studie über Wunder geben, und doch sind diese so real wie es Charlene und Althea sind.

Demut

Unbeabsichtigte Verwünschungen zu vermeiden, erfordert, wie wir gesehen haben, sich stets der Natur und Grenzen statistischer Informationen und der Unvorhersagbarkeit der Zukunft bewusst zu sein. Dieses Wissen und diese Weisheit hält uns von den **Trugschlüssen von Hochrechnung und Übertragung sowie von Prophezeiung** ab und gestattet uns, richtige Informationen und positive Suggestionen zu übermitteln, ohne das Bedürfnis unserer Patienten nach Hoffnung und Verbindung aufs Spiel zu setzen.

Das scheint wirklich einfach zu sein. Warum ist es dann so selten?

Die Antwort liegt in der beängstigenden Herausforderung, vor der alle Angehörige von Heilberufen stehen. Unsere Aufgabe ist unmöglich. Und das wissen wir.

Bertrand Russell sah vor langer Zeit vorher: Wenn die Gesamtheit des menschlichen Wissens weiterhin zunimmt und die geistigen Fähigkeiten des Einzelnen begrenzt bleiben, wird Spezialisierung unausweichlich. Heute haben wir Spezialistinnen und Mikrospezialisten: Kardiologinnen, Elektrophysiologen, Neurologinnen, Hepatologen, Onkologinnen, Immunologen und viele weitere. Doch vor uns sitzt weder ein Herz noch ein Gehirn, keine Leber und auch keine Zelle, sondern vielmehr ein ganzer Mensch: ein Patient oder eine Patientin, reichlich ausgestattet mit Wünschen und Weh, Besorgnissen und Bedürfnissen. Wie können wir mit unserem begrenzten Fachwissen angesichts einer solch überwältigenden Komplexität jemals erfolgreich sein?

Eine der anspruchsvollsten Aufgaben in der modernen Medizin ist das Auswerten eines einfachen Thoraxröntgenbildes. Der Schatten einer feinen dreidimensionalen Struktur (der menschliche Brustkorb) wird in einen monotonen zweidimensionalen Film umgewandelt, wobei sich Objekte und Artefakte überlappen und verzerren. Morgen früh wird sich ein ausgeruhter Radiologe den Film in einem ruhigen Zimmer fern vom Lärm und Chaos der Notaufnahme mit einer Tasse Kaffee in der Hand anschauen und seine durchdachte Interpretation abgeben. Aber das ist morgen früh. Jetzt muss der Notarzt – während sieben weitere Patienten dringend nach seiner Aufmerksamkeit verlangen – entscheiden: Ist das mittlere Drittel (das Mediastinum) dieses Röntgenbildes verbreitert oder nicht? Davon hängt jemandes Leben ab. Es ist das

> *Röntgenbild eines 60-jährigen Mannes mit Bluthochdruck, der plötzlich entsetzliche Schmerzen unter dem Brustbein verspürt. Sein Kardiogramm weist auf einen Verschluss der Koronararterien hin (das ist ein Herzinfarkt), doch die notwendige Medikation, um den Verschluss zu verringern (also ein Thrombolytikum), könnte ihn töten, falls sich statt eines Herzinfarkts seine Aorta aufspaltet (Aortendissektion). Ein verbeitertes Mediastinum, in dem sich die Aorta befindet, würde auf Letzteres hindeuten.*
>
> *Es ist ein kleines Gemeindekrankenhaus, meilenweit entfernt von einer fortschrittlicheren Einrichtung. Die Zeit drängt. Es sind keine weiteren Untersuchungen möglich, um die Diagnose festzustellen.*
>
> *Aber hier ist die leise Wahrheit: Kein Notarzt kann ein einfaches Thoraxröntgenbild so gut interpretieren wie ein Radiologe. Und kein Notarzt kann ein verbreitertes Mediastinum mit hundertprozentiger Sicherheit erkennen. Dieser Fehler ist unvermeidlich. Irgendwo und irgendwann wird sich ein Notarzt unter akuten Bedingungen bei einem sich zusammenkrümmenden Menschen und Angst in der Luft entscheiden, einem Patienten mit Aortendissektion ein blutverdünnendes thrombolytisches Medikament zu verabreichen. Und dieser Patient wird an inneren Blutungen sterben.*

Wie stehen Notärzte mit diesem Wissen jeden Tag auf und fahren zur Arbeit – hin zu der unausweichlichen Kollision ihrer hehren Absicht und der hoffnungslosen Fehlbarkeit? Und wie operieren Chirurgen eigentlich, wenn sie doch wissen, dass sie höchstwahrscheinlich ein Wirrwarr unbekannter Anomalien erwartet? Oder Psychiater trotz ihrer Liste an Bezeichnungen und ihrer Palette an Pillen: Wie simulieren sie jeden Tag Souveränität vor dem unlösbaren Wahnsinn, der sie von der Couch her überschüttet? Oder Qi-Gong-Meister, bevor die dichte Masse unvermittelt aus der Brust des Patienten austritt? Oder Chiropraktiker vor den widerspenstigen Gliedmaßen? Oder die mächtigen Schamanen vor dem unausweichlichen Tod selbst?

Scheitern sucht alle Heilenden heim.

Und deshalb plustern wir uns auf. Wir blasen uns auf. Nicht bewusst, aber wie bei den meisten Abwehrmechanismen, läuft es unbewusst ab. Unser Ego bläst sich wie ein Ballon mit der heißen Luft der Selbstüberschätzung auf und erhebt sich dann nur, um uns über den Abgrund der Selbstzweifel zu tragen.

„Er hält sich für einen Gott", murmeln seine Assistenten. In der Tat. Wie anders soll man den sich abzeichnenden Fehlern sonst begegnen?

Und dann stellen Patientinnen und Patienten Fragen: „Wie lange habe ich noch?", „Was passiert als Nächstes?", „Wie stehen meine Chancen?", „Warum ich?"

Und die Antworten: „Sie haben bestenfalls zwei Jahre." „Wahrscheinlich wird Ihnen übel und Sie müssen erbrechen." „Sie haben eine Überlebenschance von 20 Prozent." „Warum Sie? Weil Sie eine Genmutation haben." Vielleicht sind das nicht die Antworten, die sich unsere Patienten gewünscht hätten. Aber dennoch sind es Antworten, Antworten, die, so wird erwartet, eine Autorität weiß – und die nichts von dem Zweifel und der Unsicherheit darunter verraten.

Nichts Exquisites, Hohes hier. Sicher keine Kunst. Nur einfache menschliche Schwäche.

Abwehrende Marktschreierei ist zwar verständlich, aber keine akzeptable Strategie für Menschen, die in Heilberufen tätig sind. In den oben genannten Antworten sehen wir, wie sie falsche Gewissheiten erzeugt, die den besten Hoffnungen unserer Patienten einen Dämpfer versetzen und sie zunichtemachen. Wir erkennen auch, wie sie Unaufrichtigkeit und Distanz erzwingt. Die Illusion der Unfehlbarkeit ist ein bequemes Gegenmittel zu potenzieller Lähmung durch Selbstzweifel, aber ein giftiges.

Denken Sie daran, Autorität wird instinktiv auf **Den Einen am wenigsten unsicheren** übertragen – das heißt aber nicht zwangsläufig, auf jene oder jenen ohne einen Anflug von Zweifel. Das Wissen, wo die Unsicherheit liegt, schützt uns davor, uns selbst und unsere Patienten zu täuschen. Noch einmal, niemand kann den Heilungsverlauf oder das Fortschreiten einer Krankheit bei einem anderen Menschen vorhersehen – obwohl wir ihn positiv oder negativ mit heilsamen oder abträglichen Suggestionen beeinflussen können. Und niemand kann die Zukunft vorhersagen, insbesondere nicht in Bezug auf mögliche neue

Entdeckungen und Behandlungen. Zu wissen, was wir nicht wissen – gepaart mit der Erkenntnis, dass Sie in jedem Moment immer nur Ihr Bestes geben können, dass Fehler unvermeidlich sind und dass das Vergeben dieser Fehler schon im Voraus das beste Heilmittel ist –, inspiriert zu einer konstruktiven Demut, mit der Angehörige von Heilberufen Ruth und Charlene und all den anderen Patientinnen und Patienten, deren Vertrauen in uns unsere heiligste Aufgabe ist, wahrheitsgemäß Hoffnung vermitteln können.

Werden wir aufgefordert, das Ergebnis eines Patienten mit einer düsteren Prognose vorherzusagen, dann lautet die einzig richtige Antwort: „Ich weiß es nicht. Aber was ich weiß, ist dies:

> *„Wunder geschehen jeden Tag … [führen Sie eine Anekdote an].“*
>
> *„Das ist zwar vielleicht nicht die Diagnose, die wir uns erhofft hatten, aber Menschen wie Sie überleben diese Krankheit durchaus … [bieten Sie statistische Informationen – und vermitteln Sie sie richtig].“*
>
> *„Das ist die Richtung, die ich empfehle, auf der Grundlage meines besten Wissens zu diesem Zeitpunkt … [Änderungen vorbehalten, weil ich weiterhin die sich entwickelnde Forschung verfolge].“*
>
> *„Und ich werde die ganze Zeit bei Ihnen sein. Lassen Sie uns schauen, wie gut es Ihnen geht.“*

Demut, nicht Selbstüberschätzung – das ist die Brücke über den Abgrund des Selbstzweifels.

Fazit

Ausgestattet mit Autorität müssen Behandelnde lernen, negative Suggestionen zu vermeiden. Dafür müssen wir uns der *Trugschlüsse von Hochrechnung und Übertragung und der Prophezeiung* bewusst sein, die viele der verbreiteten Verwünschungen enthalten, die so häufig verkündet werden. Die Natur statistischer Informationen und die Unvorhersagbarkeit der Zukunft eines Menschen im Hinterkopf zu behalten, kann uns helfen, unachtsamen falschen Behauptungen vorzubauen.

Zusätzlich müssen wir dem beängstigenden Charakter unserer Aufgabe offen ins Gesicht sehen und ebenso den angsterfüllten Abwehrmechanismen, die wir reflexartig aufzubauen neigen. In dieser Hinsicht wird uns die Weisheit gute Dienste leisten, indem wir die Demut über die Selbstüberschätzung erheben.

„Die gesamte Wissenschaft ist nicht mehr als eine Verfeinerung des Alltagsdenkens."

– Albert Einstein –

Kapitel 4

Eine Verfeinerung der Alltagskommunikation

Wenden wir uns nun der Aufgabe zu, es richtig zu sagen. **Die Hohe Kunst der Behandlung** erfordert, dass das Klinikpersonal gewandt und sparsam kommuniziert, was die Wahrscheinlichkeit erhöht, dass sie die beabsichtigten Ergebnisse erreichen. Es ist nicht von Bedeutung, ob diese beabsichtigten Ergebnisse psychisch oder physisch sind. Erstere könnten aus Reaktionen bestehen wie der Befolgung eines Behandlungsschemas, der Einwilligung, sich einem Eingriff zu unterziehen, oder Schmerz- und Angstlinderung. Zu Letzteren könnten gehören: Blutstillung, Gelenkreposition, beschleunigte Wundheilung, Tumorschrumpfung oder abklingende Autoimmunreaktionen. Die Aufgabe der Behandelnden ist es, sowohl Geist als auch Körper zu überzeugen.

Von Bedeutung ist jedoch, dass unsere Worte und Gesten unsere Absicht übermitteln und unseren Vorstellungen die Kraft verliehen wird, umgesetzt zu werden. Wie wir aus Kapitel 2 wissen, lenkt unsere Autorität als Behandelnde zumindest einige unserer Suggestionen in die Umsetzung. In placebokontrollierten klinischen Studien reagieren im Allgemeinen ungefähr 25-35 Prozent der Patientinnen und Patienten auf unsere ausgesprochenen oder unausgesprochenen Vorstellungen. Diese Vorstellungen können, wie wir auch erfahren haben, entweder heilsam oder abträglich sein. Einige Betroffene werden eine Besserung ihres körperlichen Zustands erfahren; einige werden unter Übelkeit und Kopfschmerzen leiden; andere werden beide Reaktionen erleben. Aber eine 25- bis 35-prozentige Wahrscheinlichkeit ist alles andere als „exquisit“ oder „hoch“. Wir müssen also lernen, unsere Überzeugungskraft zu steigern, um die Wahrscheinlichkeit zu erhöhen, dass unsere Suggestionen auch Wirklichkeit werden.

Vieles, was ich im Folgenden ausführe, kommt aus der Welt der Hypnose und insbesondere aus dem Neurolinguistischen Programmieren (NLP). Und wie ich in der Notaufnahme gelernt habe – wo es oftmals keine Zeit für Tranceinduktion oder für strukturierte Sitzungen gab –, lassen sich diese Fertigkeiten und Kenntnisse auch gut in normalen Behandlungsgesprächen einsetzen. Sehen Sie das Folgende als eine Verfeinerung der Alltagskommunikation an, als eine Methode, eindeutige und präzise Vorstellungen auf eine Art zu präsentieren, die die Wahrscheinlichkeit ihrer Verwirklichung erhöht. Eine Warnung vorneweg: Wie bei jeder neuen Fertigkeit – 10-Finger-System beim Tippen, Radfahren, eine neue Sprache – erfordert die erste Lernphase bewusste Anstrengung und Konzentration. Es kostet auch ein wenig Mühe. Die folgenden Lektionen verlangen Ihr aktives Engagement. Doch wie bei diesen anderen Fertigkeiten bilden sich auch hier rasch Gewohnheiten, und die Phase fokussierter Konzentration weicht schon bald unbewusster Geschmeidigkeit. Gewandte und wirkungsvolle Kommunikation geht rasch in Fleisch und Blut über.

Mein Rat lautet, im eigenen Tempo vorzugehen. Beginnen Sie damit, ein Element nach dem anderen, wie sie im Folgenden beschrieben werden, hinzuzunehmen. Sehr bald werden Sie alle Bestandteile in Ihr Repertoire integriert haben und Ihre Bemühungen werden erstaunliche Ergebnisse zeitigen.

Der rote Ball

Lassen Sie uns mit einem einfachen Gedankenexperiment beginnen. Ihre Aufgabe ist es, möglichst viele Freiwillige dazu zu bringen, sich einen roten Ball vorzustellen. Trivial? Nicht wirklich. Erinnern Sie sich an die in Kapitel 1 kurz dargestellte schmerzfreie Injektionstechnik? Jemandem zu sagen, er solle, „nur schauen" oder „nur zuhören", genügt häufig schon, um eine kurzfristige Empfindungslosigkeit herbeizuführen. Und von schmerzlosen Injektionen sind es nur wenige kleine Schritte bis zu schmerzlosen Eingriffen und anderen heilsamen Ergebnissen.

Und, was noch wichtiger ist: Wie Sie im nächsten Kapitel sehen werden, werden sich die Lektionen, die Sie aus dieser simplen „Roter-Ball"-Übung mitnehmen, in praktisch jedes weitere Arzt-Patienten-Gespräch in Ihrer Laufbahn mitnehmen lassen. Wie man eine Botschaft formuliert und dafür sorgt, dass sie auch empfangen und darauf reagiert wird – das ist die Essenz der **Hohen Kunst der Behandlung**. Hier beginnt die Magie.

Direkte Suggestionen

Stellen wir uns einen großen Raum vor mit gesunden Studierenden, die sich freiwillig für ein Experiment gemeldet haben. Ohne irgendwelche einleitenden Worte betreten Sie den Raum und verlangen:

> *„Stellen Sie sich einen roten Ball vor!"*

Das ist eine schlichte direkte Suggestion. Eine Anweisung.

Es ist möglich, vor allem, wenn Sie als eine Autorität wahrgenommen werden (vielleicht sind Sie ein Professor), dass ungefähr 25-35 Prozent der Teilnehmer der Aufforderung nachkommen und sich einen roten Ball vorstellen. Im Kern ähnelt dies einem Placeboeffekt. Doch die übrigen 65-75 Prozent werden nicht reagieren, entweder weil sie: (1) gedankenverloren oder durch andere Gedanken und Aktivitäten abgelenkt sind, (2) im Widerstand gegen Ihre fragwürdige Autorität sind (etwa „Wer glaubt er, dass er ist?") oder (3) beides.

Interessanterweise hat uns dieses einfache Gedankenexperiment bereits eine wertvolle Lektion geliefert. Um weitgehend überzeugend zu sein, müssen wir nämlich:

1. die Aufmerksamkeit unseres Gegenübers auf uns fokussieren,
2. seinen Widerstand umgehen.

Die Aufmerksamkeit fokussieren

Lassen Sie uns für unsere Zwecke das Bewusstsein oder die Aufmerksamkeit (ich werde diese Begriffe synonym verwenden) gleichsam als eine Taschenlampe ansehen, deren Licht sich streuen, mehrere Strahlenkegel bilden und sich bündeln kann. Worauf auch immer das Licht scheint, dessen sind wir uns bewusst – ob es nun äußerlich ist, wie die Worte auf dieser Seite, oder innerlich, wie Gedanken oder Träume. Kontrolle über die Taschenlampe hat derjenige, der Bewusstsein erfährt, oder jemand anderes. Und dieser andere Mensch kann einen Heilberuf praktizieren, ein Weiser sein, ein Geschichtenerzähler usw.

Jetzt stellt sich die Frage: Wie bündeln – also fokussieren – wir die unterschiedlichen Strahlen des Bewusstseins unserer Teilnehmer zu einem einzigen Strahl und weisen das Bewusstsein dann entsprechend an?

Verwirrung sorgt für fokussierte Aufmerksamkeit

Genau wie die Natur ein Vakuum verabscheut, so verabscheut der Geist Verwirrung. In dem Moment, in dem Verwirrung entsteht, vereinigen sich die divergierenden Strahlen des Bewusstseins zu einem einzigen fokussierten Strahl, der nach einer Lösung sucht. Sie ruhen sich vielleicht friedlich in einer Strandbar aus, lauschen der Brandung, spüren die frische Meeresbrise und sind sich des Meergeruches und des Anblicks in der Luft kreisender Möwen bewusst. Plötzlich ertönt hinter Ihnen ein lautes Krachen! Weg ist die Brandung, die Brise, die Gerüche und Anblicke. Jetzt hat sich Ihre Aufmerksamkeit fokussiert und sucht nach der Quelle des Lärms. „Was ist da passiert?" Das vormals friedlich zerstreute Bewusstsein kommt eilig zusammen, um die Verwirrung aufzulösen.

Dieses Phänomen können wir in unserem Experiment „Roter Ball" gut nutzen, indem wir erkennen: **Jedes Mal, wenn eine Frage gestellt wird, ruft sie eine momentane Verwirrung hervor.** Stellen Sie eine Frage und der Strahl des Bewusstseins wird gebündelt, bis die Antwort gefunden ist. Mit diesem Wissen könnten Sie also, statt mit einer direkten Suggestion an eine unaufmerksame Menge zu beginnen, stattdessen so anfangen: „Wie vielen von Ihnen ist schon klar, wie Sie in diesem Experiment gewinnen können, und kennen Sie auch schon den möglichen

Nutzen dieses Gewinns?“ Jetzt ist ihre Aufmerksamkeit auf Sie gerichtet. Und um sicherzugehen, könnten Sie noch hinzufügen: „Und wäre es nicht toll, wenn Sie alle Gewinner sein könnten?“ Natürlich müssen Sie ihre Aufmerksamkeit halten. Oft wird das dadurch erreicht, dass man das Gespräch mit wiederholten Fragen anreichert, wie es in jedem britischen Alltagsgespräch Sitte ist: „Nicht wahr?“

Musterunterbrechung

Die Unterbrechung von Mustern ist eine weitere zuverlässige Art und Weise, um Verwirrung zu stiften und dadurch die Aufmerksamkeit zu fokussieren und zu halten. Hier stelle ich Ihnen zwei einfache Methoden vor, die Sie bequem in Ihre täglichen Gespräche mit Patientinnen und Patienten einfließen lassen können, um deren Aufmerksamkeit zu bündeln und aufrechtzuerhalten.

1. Ungewöhnlich lange ... Pausen

Oftmals atme ich während solch einer Pause lang und nachdenklich ein, zum Beispiel:

*„**Befolgen Sie**, das möchte ich jetzt gerne ... [tiefer, bedächtiger Atemzug] **diese Anweisungen.**“*

2. Ungewöhnliche Syntax

Es gibt zwar viele Möglichkeiten, Sätze so aufzubauen und zu gliedern, dass die Syntax, also die Reihenfolge der einzelnen Satzglieder, ungewöhnlich ist, doch hier sind die zwei, die ich am häufigsten anwende.

A. Den Satz so formulieren oder gliedern, dass die Anweisung enthalten ist, auf die der Patient unbewusst reagieren soll, zum Beispiel:

*„**Befolgen Sie**, das möchte ich jetzt gerne, **diese Anweisungen.***

B. Den Hauptsatz mehrfach unterbrechen und den Namen der Person einfügen, damit die Anweisung nicht auf den ersten Blick als solche erkennbar ist, zum Beispiel:

*„Jetzt, **John**, **befolgen Sie**, das möchte ich gerne, **diese Anweisungen**.“*

Diese Strukturen erfüllen häufig, wie hier, die doppelte Funktion, dass sie die Aufmerksamkeit fokussieren und eine Anordnung verschleiern (fett gedruckt).

Als Arzt oder Ärztin haben Sie häufig die Aufmerksamkeit Ihrer Schützlinge oder Patienten bereits kraft Ihrer Autorität. Dennoch gibt es Situationen, in denen diese abgelenkt sind oder Sie Ihre Worte vielleicht besonders betonen wollen. In solchen Momenten können diese einfachen Maßnahmen hilfreich sein. Ein Beispiel:

Ich frage mich ... [tiefer Atemzug], ***den Rat des Arztes befolgen, John****, warum gelingt das manchen Patienten nicht?* ***Gesund werden****, wie leicht das ist, das begreifen diese Patienten vielleicht nicht.*

Indem Sie Fragen stellen und kurze Musterunterbrechungen nutzen – es ist tatsächlich so einfach, wie es erscheint – gewinnen Sie die Aufmerksamkeit Ihrer Patienten und können diese fokussieren. Danach müssen Sie nur noch ihren Widerstand umgehen, um erfolgreich zu sein.

* * *

Zurück zu unserem Gedankenexperiment mit dem roten Ball. Stellen Sie sich vor, Sie fangen so an:

„Wer hier möchte in diesem potenziell bereichernden Experiment erfolgreich sein? Gut. Und nun STELLEN SIE SICH ... wie vielen von Ihnen mag das wohl ganz leicht gelingen ... [tiefer Atemzug] ... EINEN ROTEN BALL VOR. Ich bin nur neugierig."

Ich garantiere Ihnen, diese Konstruktion wird weit mehr Aufmerksamkeit anziehen als die vorherige Anordnung von S. 70.

Widerstand umgehen

Wenden wir uns nun unserer zweiten Aufgabe zu: Widerstand umgehen. Sobald jemand Widerstand zu leisten beginnt, setzt das unproduktive Muster des Widerspruchs ein. Und, **Muster bleiben bestehen.** Ein Moment der Skepsis kann zu dauerhaftem Misstrauen werden. Die **Hohe Kunst** verlangt, dass wir Widerstand umgehen, um ein anderes, produktiveres Muster zu starten.

In dieser Hinsicht war die sogenannte permissive Sprache eines der größten Geschenke von Dr. Milton Erickson an die Behandelnden.

Milton Erickson entdeckte, wie sich sogar der sturste Patient beteiligen lässt, indem man geschickt sowohl bewusstem als auch unbewusstem Widerstand ausweicht. Auf diesen bemerkenswerten Therapeuten und seine Methoden gehen wir später noch eingehender ein. Jetzt ist entscheidend, zu verstehen, dass sich Dr. Ericksons permissive Sprache trotz ihrer Gewandtheit und Nuancen auf eine einzige einfache Regel reduzieren lässt – nämlich unanfechtbar zu sprechen: das heißt, auf eine Art, die sich nicht verneinen oder bestreiten lässt. Das ist weitaus besser als die oft strittigen Kontroversen, die in autoritär geführten Dialogen entstehen. Denn wenn ein Patient Ihnen nicht widersprechen kann, setzt das Muster der Zustimmung ein.

Hier sind einige wesentliche Regeln für **Permissive Sprache**:

1. Vermeiden Sie offensichtliche Anweisungen

Patienten keine direkten Anweisungen mehr zu geben, klingt fast schon ironisch, in der Praxis ist es aber tatsächlich hilfreich und lässt sich auch leicht umsetzen. Im Gespräch mit Patientinnen und Patienten ist es am besten, sich die Verwendung der sehr nachdrücklichen Wörter „werden/wird" oder „müssen" zu verkneifen. Ich hörte beispielsweise einmal einen Chirurgen sagen: „Wenn Sie aufwachen, WIRD der Schmerz unerträglich sein." „Einen Sch … wird er", dachte der Patient, wie ich später erfuhr, als er tröstlichere Suggestionen durch präoperative Hypnose suchte.

Statt „werden/wird" oder „müssen", ist es sinnvoll, Wörter zu verwenden, die andere Möglichkeiten offenlassen: Wörter wie „können, könnte/n, mag, dürfte". Diese Wörter schließen auch ihr Gegenteil mit ein („kann nicht, könnte nicht, mag nicht, dürfte nicht"), deshalb lässt sich gegen sie viel schwerer Widerstand entwickeln. Die Formulierung „Manche Patienten KÖNNTEN Unbehagen empfinden beim Aufwachen" ist weitaus besser als „Sie werden unerträgliche Schmerzen empfinden." Ersteres übermittelt immer noch ehrlich die Möglichkeit von Schmerzen, ohne jedoch eine negative Suggestion weiterzugeben.

Das ist die Art subtiler sprachlicher Wendungen, die sich relativ leicht umsetzen lässt und gleichzeitig die **Hohe Kunst** von einer potenziell schädlichen, unüberlegten Sprechweise unterscheidet.

Das andere Wort, das es zu vermeiden gilt, ist „nicht". Warum? Erstens weil es leicht Widerstand provoziert, wie jeder Elternteil eines Teenagers Ihnen bestätigen wird. Zweitens: Damit die Aussage „machen Sie das nicht" einen Sinn ergibt, müssen Sie zuerst das Tun verstehen und es dann verneinen. Stellen Sie sich ein Kind vor, das unsicher ein etwas zu volles Glas Milch quer über einen wunderschönen neuen Teppich trägt. Sie können entweder rufen: „Verschütte die Milch nicht!" Oder Sie können ruhig beobachten: „Tommy, das ist eine gute Art, dein Glas FEST und gerade zu HALTEN. Statt den Fokus darauf zu legen, was „nicht zu tun" ist, lässt sich fast immer das Gegenteil, also die erwünschte Handlung, positiv formulieren.

2. Indirekte Suggestionen

Eine viel wirksamere Herangehensweise als offensichtliche Anweisungen (außer in seltenen Fällen) ist die Verwendung indirekter Suggestionen. Hier folgen drei umfassend praxistaugliche Beispiele, die sich leicht umsetzen lassen. Schauen wir, wie sie in unserem Experiment mit dem roten Ball funktionieren könnten:

A. „Ich frage mich …"
„STELLEN SIE SICH VOR, und ich frage mich, ob das Gewinnen in diesem Experiment irgendetwas mit Ihrer Fähigkeit zu tun haben wird, EINEN ROTEN BALL ZU SEHEN."

Merken Sie, dass es viel schwieriger ist, meiner Frage Widerstand zu leisten als einer ganz offensichtlichen Anweisung?

B. „Ich brauche Ihnen nicht zu sagen …"
„Ich brauche Ihnen nicht zu sagen, wie nützlich ein imaginäres Bild sein kann. STELLEN SIE SICH VOR, und schließlich könnten die, denen es gelingt, EINEN ROTEN BALL ZU SEHEN, einen echten Vorteil haben. Nicht wahr?"

Und falls jemand sich entscheidet, Widerstand zu leisten, dann muss er sagen: „Doch, Sie müssen mir sagen …“

C. Zitate: Ebenso schwierig ist es, der bloßen Erinnerung an die Worte eines anderen Menschen Widerstand zu leisten.
„Soweit ich weiß, soll ein Professor heute Morgen gesagt haben: „STELLEN SIE SICH EINEN ROTEN BALL VOR, dann können Sie gewinnen.“

Den Umweg über ein Zitat zu nehmen, ist eine geschickte Art, eine Vorstellung zu übermitteln, ohne Widerstand oder Groll hervorzurufen. Lassen Sie uns diese drei Methoden des indirekten Vorgehens in einem häufig vorkommenden klinischen Szenario kombinieren und schauen, wie sie sich von der üblichen Art der Informationsdarstellung unterscheiden:

> *„Ich bin sicher, ich brauche Ihnen nicht zu sagen, dass die Gesundheitsrisiken von Fettleibigkeit erheblich sind. Trotzdem frage ich mich, leben Sie gesünder, sobald die richtige Inspiration dafür genannt wird? Die meisten meiner Patienten denken: ‚Wenn mein eigenes Kind mir sagen würde, „Sei bei der Abschlussfeier dabei!“, dann wäre das die richtige Inspiration.‘ Oder etwas in dieser Art. Und trotzdem ist jeder anders. Manche Menschen warten eine Woche oder zwei, bevor … [Pause] … Sie erkennen, dass es 5 vor 12 ist.“*

Wir alle wissen, was eine direkte Suggestion, gesünder zu leben oder mit dem Rauchen aufzuhören, wahrscheinlich erreicht hätte – bewussten Widerstand und möglicherweise Groll. Das erinnert mich an Hermann Hesses berühmten Ausspruch: „Gebote aber haben leider stets eine fatale Wirkung auf mich gehabt.“ Er ist nicht der Einzige.

Das folgende Beispiel illustriert gut, wie wirkungsvoll solch ein indirektes Vorgehen sein kann:

Der Zwei-Schachteln-Mann

Er ist ein Zwei-Schachteln-am-Tag-Mann. „Verdammter Husten“, ist seine Hauptbeschwerde. Ich habe seine Krankengeschichte aufgenommen, ihn untersucht und sein Röntgenbild angeschaut.

Die Diagnose lautet Bronchitis. Wie üblich ist in der Notaufnahme viel zu tun. Andere warten. Ich erkläre kurz die Diagnose und die Behandlung, gebe ihm ein Rezept und gehe zur Tür hinaus – fast.

Ich bin schon mit einem Schritt durch die Tür und drehe mich dann um, als hätte ich etwas vergessen und sage: „Übrigens, Sir, Sie wissen, dass Sie heute … nicht mit dem Rauchen aufzuhören brauchen?"

Er nickt fragend und ich bin weg. Die Folgerung ist selbstverständlich, Sie müssen SEHR WOHL *mit dem Rauchen aufhören, vielleicht nicht heute, aber irgendwann schon.*

Einige Monate später, ich bin gerade auf dem Weg von der Intensivstation zur Notaufnahme, da hält mich der Zwei-Schachteln-Mann an. „Doktor, Doktor … Erinnern Sie sich an mich?", fragt er, und erklärt, dass er da ist, um einen Freund auf der Intensivstation zu besuchen. „Sie haben irgendetwas mit mir gemacht. Ich bin mir ganz sicher. Was war das?" Er erklärt, dass er, kurz nachdem ich ihn behandelt hatte, plötzlich das Rauchen aufgab. Er weiß allerdings nicht, warum. Alles, was er weiß, ist, dass es irgendetwas war, was ich getan hatte.

„Erstaunlich, manche Dinge haben langfristige Auswirkungen, finden Sie nicht auch?", sage ich (ich lasse niemals eine Gelegenheit aus, eine indirekte Suggestion einzubetten). „Jetzt, Sir, wenn Sie mich entschuldigen", fahre ich fort, „muss ich zurück in die Notaufnahme."

Beeindruckend. Und trotzdem funktioniert diese indirekte Vorgehensweise nicht immer. Gelegentlich müssen Sie noch subtiler vorgehen. Vorhang auf für die Metapher!

Hinweis: Für unsere Zwecke ist die Unterscheidung zwischen Metapher und Gleichnis oder Allegorie und Parabel semantische Haarspalterei. So oder so erzählen wir eine Geschichte, welcher der Patient oder die Patientin – bewusst und oder unbewusst – eine Bedeutung beimisst.

3. Metaphorische Suggestionen

Ist Ihnen jemals aufgefallen, wie nahezu alle Weisen, Meister und Gelehrten, wenn ihnen eine Frage gestellt wird, mit einer Geschichte antworten? Ich hatte das Glück, mit Share K. Lew, einem taoistischen Priester und Großmeister, fast dreißig Jahre lang eng befreundet gewesen zu sein. Wenn ich ihn nach seinen Gedanken zu manchen herausfordernden Aspekten in meinem Leben fragte, antwortete er meist mit einer Geschichte. Und weil die Geschichte als Metapher gemeint war, war ihr Wahrheitsgehalt (im nicht-fiktiven Sinn) weniger wichtig als ihre Bedeutung. Hier übertrumpft Weisheit Wahrhaftigkeit. Außerdem hat eine gute Geschichte, wie ein hervorragender Roman, zu unterschiedlichen Zeiten für unterschiedliche Zuhörer auch unterschiedliche Bedeutungen, zum Beispiel:

> *Als Surfer quälte mich in meinen Dreißigern der Konflikt zwischen meinem Verlangen einerseits, die besten Wellen der Welt für mich zu haben, und meinem Wunsch andererseits, die Friedlichkeit und Ruhe des Meeres zu erleben. „Was soll ich machen, Sifu [das bedeutet Lehrer]?“, fragte ich.*
>
> *Er erzählte er mir: „Ein junger Priester, den ich kannte, geübt in Kampfkünsten, begegnete einmal einem buckligen, alten Mann auf einem schmalen Weg durch die Reisfelder. ‚Geh beiseite, Alter‘, befahl der arrogante Junge. Der alte Mann wich nicht. ‚Ich sagte, geh beiseite!‘*
>
> *Immer noch behauptete der alte Mann seine Stellung. Ärgerlich schubste der junge Priester den alten Mann. Doch dieser ließ sich, einem Granitblock gleich, nicht bewegen. Immer wieder schubste der aufgebrachte junge Priester den Alten in diese und in jene Richtung – immer vergeblich. Die Bemühungen des jungen Priesters glichen einer sanften Brise an einem mächtigen Berg. Schließlich rollte der frustrierte junge Mann seine Hose hinauf und stapfte um den alten Mann herum durch den Schlamm.“*
>
> *Sifu erklärte, in jener Zeit hätten – wie der alte Mann – noch einige wenige Praktizierende der altehrwürdigen Qi-Gong-Kunst gelebt. Sifu, selbst alt und dünn, schloss mit den Worten: „Man weiß nie, wer was kann.“*

Ich bin mir sicher, diese Geschichte hat für jede und jeden von Ihnen eine andere Bedeutung. Und morgen mag sie noch einmal eine andere Bedeutung bekommen. Ich selbst kam, als die Geschichte langsam tiefer in mich sank, zu der Erkenntnis: Da ich die anderen Surfer nicht aus den Surfparadiesen vertreiben konnte, würde ich mich selbst in Bewegung setzen, indem ich nach Süden paddelte, um die Wellen, die dort zwar weniger attraktiv waren, wenigstens für mich alleine haben zu können. Mir ist klar, dass das für Menschen, die nicht surfen, offensichtlich oder trivial erscheinen mag, doch damals war es in meinem Leben weder das eine noch das andere. Die Geschichte brachte Frieden, wo Aufruhr gewesen war. Hätte Sifu gesagt: „Doktor Steve, sei nicht dumm … paddele einfach nach Süden", hätte sich wohl Widerstand in mir geregt und ich hätte den Schluss gezogen, ein taoistischer Priester könne die Abgründe dieses Dilemmas für einen Surfer gar nicht verstehen.

Kommen wir jetzt zurück zu unserem Experiment mit dem roten Ball. Nach unseren Eröffnungsfragen und indirekten Suggestionen fügen wir nun noch eine Metapher ein:

> *„Ich weiß nicht, ob Sie es wissen oder nicht, aber die letztjährige Gewinnerin bekam eine Fahrt in einem Heißluftballon – die sie liebte. Wir schauten ihr alle zu, wie sie einstieg und abhob. Es war ein wunderbarer Abend. Können Sie sich das vorstellen? Während der ROTE BALLON immer höher stieg, verloren wir sie und den Ballonkorb aus den Augen. Beim Hinaufschauen konnte man nur noch etwas sehen, was wie ein wunderschöner ROTER BALL aussah. Können Sie sich das vorstellen? EIN ROTER BALL, der hoch am Abendhimmel schwebt …"*

Das ist eine erfundene Geschichte über eine imaginäre Versuchsperson (deshalb können die Zuhörer eine Beziehung herstellen). Ich beginne meine Metaphern häufig mit „Ich hatte einmal einen Patienten, der …" oder „Ich kannte einmal eine Frau, die …". Erickson war der Meister dieses Ansatzes – und kleidete eine heilende Suggestion gerne in die Geschichte „eines Patienten", der ein Ergebnis erreichte, das sich mit dem

Ziel seines aktuellen Patienten vergleichen ließ. Sidney Rosen, M. D., hat eine umfassende Sammlung solcher Geschichten in seinem Buch *Die Lehrgeschichten von Milton H. Erickson* (Iskopress 2009) zusammengestellt. Manchmal wandle ich eine dieser Erzählungen ab, damit sie zu „meiner" Situation passt. Bei anderen Gelegenheiten erfinde ich einfach eine Geschichte (sie beginnt mit „Jemand sagte einmal, ...") und webe die geeigneten Suggestionen ein.

Das Kommunikationskontinuum

Wie Sie sehen, bewegen wir uns entlang eines Kommunikationskontinuums – weit entfernt von einer unüberlegten Ausdrucksweise – und steuern auf maximale Überzeugungskraft zu. Sobald Sie die Aufmerksamkeit Ihrer Zuhörer haben, ist die Verwendung von permissiver Sprache eine meisterhafte Möglichkeit, Ihre Vorstellungen zu transportieren.

Tatsächlich machen diese Verfeinerungen Sie nicht nur als Behandelnder überzeugender, sondern auch in Ihrer gesamten Alltagskommunikation. Deshalb ist es sinnvoll, das in jeder Situation zu üben, bis Ihnen diese Grundelemente in Fleisch und Blut übergehen. Ich versichere Ihnen, Sie werden ebenso sehr Nutznießer dieser Bemühungen sein wie Ihre Patientinnen und Patienten.

* * *

Kommen wir noch einmal zurück zu unserem Experiment mit dem roten Ball.

Wenn Sie vor einem Publikum stehen, das Sie als Autorität ansieht, und Sie bereits die volle Aufmerksamkeit haben, dann reicht es zu sagen: „Stellen Sie sich einen roten Ball vor!" Haben Sie jedoch nicht die volle Aufmerksamkeit des Publikums, falls es Sie nicht als Autorität wahrnimmt, dann wird „Stellen Sie sich einen roten Ball vor!" mit ziemlicher Sicherheit nicht die gewünschte Reaktion hervorrufen – zumindest nicht bei den meisten Anwesenden.

Um maximale Kooperation zu erzeugen, müssen wir unsere Kommunikation verfeinern, indem wir zuerst die Aufmerksamkeit der Menschen erregen und dann Suggestionen anbieten, ohne dabei ihren Widerstand auszulösen. Stellen Sie sich die Reaktionen unserer Versuchsteilnehmer auf unsere neu entwickelten Fertigkeiten vor – Sie kommen herein und fragen:

> *„Wie vielen von Ihnen ... ist schon klar, wie man in diesem Experiment gewinnt? Aha. Wäre es nicht toll, wenn Sie alle gewinnen könnten, und zwar einen Hauptpreis?" (**Verwirrung** – erzeugt durch das Stellen von Fragen – sorgt für **fokussierte Aufmerksamkeit**.)*
>
> *„Lassen Sie mich Ihnen ein kleines Geheimnis verraten. Von einem Professor, den ich kenne, soll heute Morgen der Satz zu hören gewesen sein: ‚STELLEN SIE SICH EINEN ROTEN BALL VOR, dann gewinnen Sie.' Natürlich brauche ich Ihnen nicht zu sagen, wie nützlich ein imaginäres Bild sein kann." (**Zitate umgehen Widerstand.** „Ich brauche Ihnen nicht zu sagen ..." ist eine **indirekte Suggestion**.)*
>
> *„Ja, ich erinnere mich an eine Gewinnerin aus einer früheren Veranstaltung, die ihren Kollegen sagte, ‚Es geht um ein imaginäres Bild. Ihr schließt nur die Augen und STELLT EUCH EINEN ROTEN BALL VOR, wie ein Ballon, der am Himmel schwebt, und der Rest ist einfach." (Eine **Metapher** über „eine Gewinnerin".)*
>
> *„Darum frage ich mich, ob ich Sie alle bitten dürfte, nur für einen Moment die Augen zu schließen und dann STELLEN SIE SICH VOR, EINEN ROTEN BALL ZU SEHEN ... schauen Sie einfach hin. Wirklich hinschauen. Und dann SEHEN SIE DEN ROTEN BALL und heben Ihre Hand, um Ihren Erfolg mitzuteilen ..." („Ich frage mich ..." leitet eine **indirekte Suggestion** ein.)*

Im nächsten Kapitel geht es darum, wie wir diese neuen Verfeinerungen Tag für Tag bei unseren Behandlungen anwenden: heilende Suggestionen anbieten, Aufklärungsgespräche für eine Einwilligung führen, Diagnosen und Behandlungspläne erklären – alles ohne Widerstand hervorzurufen oder unbeabsichtigt negative Suggestionen einzuflößen. Ich verspreche Ihnen, dass diese einfachen Methoden die Art, wie Sie praktizieren, und die Reaktionen Ihrer Patientinnen und Patienten verändern werden.

Doch bevor wir zum praktischen Teil springen, stelle ich Ihnen zwei weitere Techniken vor, die zu lernen sich lohnt. Die erste betrifft unser

Tun, wie wir handeln und gestikulieren; die zweite betrifft unsere Worte, vor allem, was bestimmte Worte wirklich bedeuten. Zu unseren neu erworbenen Handwerkzeugen kommen jetzt also noch einige Elektrowerkzeuge dazu.

Markieren

Wie vermitteln Sie einem Patienten (auf eine Art, die Widerstand umgeht), dass das, was Sie als Nächstes sagen, außerordentlich wichtig ist? In unserem Experiment mit dem roten Ball habe ich die Hauptsuggestionen in GROSSBUCHSTABEN geschrieben: SEHEN SIE EINEN ROTEN BALL oder STELLEN SIE SICH EINEN ROTEN BALL VOR. Wie übermitteln wir nun die Eindringlichkeit dieser GROSSBUCHSTABEN, insbesondere wenn die Botschaft entscheidend ist? Die Antwort lautet, dass Sie sie betonen, im NLP spricht man von „analogem Markieren", entweder mit Ihren Augen oder mit Ihrer Stimme oder mit beiden.

Das ist eine ungemein wirkungsvolle Technik, die sich praktisch immer einsetzen lässt, wenn Sie eine Vorstellung hervorheben wollen. In der MARKIERTEN Kommunikation setze ich direkten Blickkontakt ein in Kombination mit einer kaum wahrnehmbaren Verstärkung meiner Stimme. In der restlichen Zeit lasse ich meine Augen leicht nach unten oder zur Seite schauen, spreche mit normaler Stimme oder vielleicht in einem etwas sanfteren Tonfall. Ein Beispiel:

> *Wir befinden uns im Jahr 1988, vor dem Aufblühen der interventionellen Kardiologie – Notfall-Angioplastie, selektive Thrombolyse usw. Ich stehe am Bett eines 56-jährigen Herrn und erkläre ihm, dass er einen Herzinfarkt hatte. Er wurde so behandelt, wie wir damals die meisten Patienten behandelten: Sauerstoff, Nitrate, niedrig dosiertes Morphium, Atropin bei vorübergehender Bradykardie (langsame Herzfrequenz). Er hat keine Schmerzen mehr, sein Herzrhythmus hat sich normalisiert, jetzt ist es Zeit, zu reden. Bald wird er auf die Intensivstation gebracht werden.*
>
> *„Was Ihre Prognose angeht", mein Blick trifft seinen nur in den mit Großbuchstaben dargestellten Momenten, während meine Stimme in denselben Momenten geringfügig kräftiger wird,*

> *„denken Sie daran, das Herz ist ein Muskel. Und* ALLE MUSKELN WISSEN, WIE SIE HEILEN. *Ja, der geheilte Teil eines Gewebes ist oft* SOGAR STÄRKER ALS VORHER.*" In den „Momenten mit den Kleinbuchstaben" schaue ich seine Frau auf der anderen Seite des Bettes an oder lege meine Hand über sein Herz und blicke zu ihr. „Darum können Sie sich* EINFACH NUR ENTSPANNEN *und Ihren Körper tun lassen, was er schon so oft getan hat … und er weiß, wie das jetzt geht …* EINFACH NUR SICHER UND ANGENEHM HEILEN.*"*
>
> *Eine Stunde, nachdem der Patient auf die Intensivstation gebracht worden war, kam seine dankbare Frau zu mir. „Ich weiß nicht genau, was Sie da gemacht haben, Herr Doktor, oder wie Sie es gemacht haben", sagte sie. „Aber was immer es war, ich konnte sehen, wie er sich beruhigte, während Sie sprachen. Und sobald wir auf der Intensivstation richtig angekommen waren, wandte er sich zu mir und sagte: ‚Liebling, während dieser Arzt redete, … ich weiß nicht, … ich wusste einfach irgendwie, dass die ganze Sache gut ausgehen wird.' Darum, danke, Herr Doktor", sagte sie, „vielen Dank."*

Ist das befriedigend? Auf jeden Fall. Von diesem einen Fall werden wir nie wissen, ob es allein die Wirkung der markierten Worte war, die meinem Patienten zu einem Gefühl der Erleichterung in Bezug auf seine Genesung verhalfen. Heilte sein Herz schneller? War sein anschließender Krankenhausaufenthalt ohne weitere Zwischenfälle eine Folge davon? Was wir jedoch wissen, ist, dass das Anbieten von zusätzlicher Zuwendung jenseits von Monitoren und Medikamenten ausreichend war, um eine besorgte Ehefrau zu veranlassen, sich kurz vom Bett ihres Mannes zu entfernen und sich zu bedanken.

Ich setze das MARKIEREN in der klinischen Praxis ständig ein. Es verankert die Botschaft nachhaltig und lässt im Unbewussten der Patientinnen und Patienten keinen Zweifel daran, was wirklich wichtig ist. Als Sie jung waren, wurde Ihnen vielleicht Folgendes beigebracht: „Schauen Sie den Menschen direkt in die Augen und sagen Sie es geradeheraus." Jetzt verfeinern wir diese Lektion: „Schauen Sie den Menschen direkt in die Augen, WENN ES AM WICHTIGSTEN IST, und FORMULIEREN SIE ES KLUG."

Sprachliche Virtuosität

Versiert Behandelnde erlernen zuerst die Regeln und brechen sie dann gezielt mit eleganter Kühnheit.

Eine solche „Regel", die mich verschiedene etablierte Koryphäen der klinischen Hypnose lehrten, war: „Verwenden Sie niemals das Wort ‚versuchen', wenn Sie eine Reaktion hervorrufen möchten – etwa: *Versuchen Sie, sich zu entspannen.*" Während meiner Zusatzausbildung durch das American Board of Medical Hypnosis (US-amerikanischer Ärzteverband für medizinische Hypnose; Anm. d. Übers.) bläuten mir etliche Mentoren diese Maxime immer wieder ein. Und da ist auch etwas dran, das spüren wir instinktiv, stimmt's? Als Eltern verzweifeln wir zum Beispiel, wenn wir unsere Kinder daran erinnern, ihr Zimmer in Ordnung zu halten, und sie genervt mit „Ich versuch's" antworten. Wie sich herausstellt, liegen wir mit unserer Intuition ganz richtig, aber die Regel wird falsch verstanden. Brechen wir diese Regel, führt sie uns tatsächlich direkt in das Reich sprachlicher Virtuosität und zu einer Tranceinduktion für Kinder, die aus nur einem Satz besteht.

Lassen Sie mich zuerst erklären, wie es zu dieser Entdeckung kam. Eines Tages las ich einen Bericht, in dem Dr. Erickson einer Gruppe von Studierenden eine Psychotherapiesitzung erklärte, die er durchgeführt hatte. „Sie sehen", sagte er über die Patientin, „sie gebrauchte das Wort ‚versuchen' und ‚versuchen' impliziert ein Hindernis." Plötzlich war es, als würde der Nagel, den meine Mentoren eingeschlagen hatten, endlich das Brett durchbohren und ein Loch hinterlassen, durch welches das helle Licht des Verständnisses drang. **Es geht nicht darum, bestimmte Wörter zu vermeiden, erkannte ich. Es geht darum, ihre Bedeutung zu kennen – ihre vollständige Bedeutung – und dieses Wissen mit Bedacht anzuwenden**. Fast im selben Augenblick überlegte ich, was geschehen würde, wenn ich zu einem verängstigten Kind sagte: „Ich möchte, dass du versuchst … nur versuchst … wach zu bleiben für eine – nein, zwei – Entschuldigung, eine weitere Minute. Nur versuchen." Das implizierte Hindernis müsste einen überwältigenden Drang auslösen, zu schlafen! Das „eine … zwei … eine" wäre verwirrend genug, um die Aufmerksamkeit des Kindes zu erlangen und zu halten, während man gleichzeitig dem Widerstand eine sehr enge Grenze setzt. Ich konnte es kaum erwarten, es in der Notaufnahme auszuprobieren.

Ein-Satz-Induktion

Sie ist neun Jahre alt. Sie war schon verängstigt, bevor sie ankam, und ist es jetzt noch mehr bei all dem Lärm und Leid ringsum. Sie hat eine tiefe Schnittwunde am Finger. Ihre Mutter ist an ihrer Seite und tut ihr Bestes, um das Kind zu beruhigen.

„Und wer ist Alice?", frage ich in gespielter Unwissenheit, nachdem ich ihren Namen auf der Patientenakte gesehen habe. (Zumindest ist sie nicht völlig hilflos; sie weiß etwas, was der Arzt nicht weiß.) Alice hebt ihre gesunde Hand, zaghaft.

Jetzt halte ich einen, dann zwei, dann wieder einen Finger in die Luft (und wechsle weiter langsam ab) und sage: „Jetzt, Alice, frage ich mich, könntest du es … VERSUCHEN … wirklich nur ein VERSUCH, WACH ZU BLEIBEN … eine [während ich zwei Finger oben habe] … ähm, ich meine zwei [während ich einen Finger zeige] … eine Minute länger. Nur ein VERSUCH, WACH ZU BLEIBEN." Dabei gebe ich der Mutter einen dezenten Hinweis, ruhig zu bleiben. (Da Eltern die überragende Autorität sind, ist es immer hilfreich, sie von der Mitarbeit zu überzeugen.)

Innerhalb von Sekunden tauchte Alice sozusagen ins Wunderland ab. Ihre Augen starrten fest in die Ferne, sie zuckte oder wimmerte nicht, ja, sie wusste nicht einmal, was geschah, als ich ihre Schnittwunde versorgte. An einem Punkt währenddessen ergänzte ich: „… und wo auch immer du bist, geh einfach von einem angenehmen, glücklichen Ort an einen anderen. Einfach glücklich und angenehm."

Ihre Mutter war erleichtert. Alice auch. Aber ich triumphierte. Ich habe diese aus einem einzigen Satz bestehende Induktion mittlerweile an Hunderten von Kindern angewandt. Immer mit Erfolg, außer wenn ich versäumt habe, die Eltern zum Schweigen zu bringen, damit sie nicht fragen: „Liebling, tut der Arzt dir weh?"

Nochmals, die Regel lautet nicht: „Vermeiden Sie das Wort ‚versuchen'." Vielmehr lautet sie: Kennen Sie die Bedeutung Ihrer Wörter, auch die Nuancen, und wählen Sie sie mit Bedacht.

Perlen

Neben „**versuchen**" stelle ich Ihnen hier noch einige „Perlen" und ihre Bedeutungen vor. Ich verwende sie alle, und zwar häufig; sie sind kostbare Werkzeuge in der **Hohen Kunst**. Natürlich gibt es noch viel mehr. Die folgende Liste beinhaltet die wirkungsvollsten Worte:

1. Nur

„Nur" bedeutet – wie bereits besprochen – „und nichts darüber hinaus". Wenn ein Patient NUR zuhört oder NUR zuschaut oder NUR denkt … dann fühlt er nicht; seine Aufmerksamkeit ist vollständig im auditiven, visuellen oder kognitiven Modus konzentriert. In der **Hohen Kunst der Behandlung** ist NICHT FÜHLEN häufig eine gute Sache.

2. Wirklich

„Wissen Sie, was dieses Wort bedeutet?", frage ich. „Ja, weiß ich", lautet die Antwort. „Wissen Sie **wirklich**, was es bedeutet?" „Wirklich" sät Zweifel am Bezugswort. Dies ist ein äußerst wichtiges Wort, wenn die Aufgabe des Behandlers darin besteht, etwas herauszufinden. Hier ein klassisches Beispiel:

> *Ich habe mir eine Stunde lang die Geschichte des Patienten angehört, gewissenhaft Notizen gemacht, zustimmend genickt und Fragen gestellt. Wann haben Sie angefangen zu rauchen, wer in Ihrer Familie raucht, wie fühlen Sie sich beim Rauchen, was hat Sie veranlasst, zu mir zu kommen?*
>
> *Jetzt kommt der Moment der Wahrheit, der einzige Moment, der in der ersten Sitzung tatsächlich von Bedeutung ist:*
>
> *„Sehr gut, ich glaube, ich verstehe, und ich möchte mich bedanken, dass Sie so offen und ehrlich über Ihre Probleme mit dem Rauchen reden. Aber jetzt muss ich Sie etwas fragen, das könnte tatsächlich die wichtigste Frage sein. Und verzeihen Sie mir, wenn sie etwas seltsam erscheint. Aber ich muss WIRKLICH wissen …"*
>
> *Die Art, wie ich das frage, hat zwei Gründe: Erstens erzeuge ich eine gewisse vorbereitende Verwirrung, um die Aufmerksamkeit*

zu fokussieren; zweitens verursache ich durch mein Zaudern etwas, was Erickson als „Reaktionspotenzial aufbauen“ bezeichnete.

Das bedeutet, ich provoziere meinen Gesprächspartner, locke ihn an und mache ihn wirklich neugierig darauf, was ich direkt im Anschluss fragen werde; dadurch bringe ich ihn dazu, ungeduldig antworten zu wollen.

„Hier ist also meine Frage ... Wollen Sie WIRKLICH mit dem Rauchen aufhören ... jetzt gleich?“ Wie Sie sehen, kommen so Zweifel auf an der bisherigen Geschichte und ich frage nach der „echten“ Wahrheit.

An diesem Punkt müssen Sie als Behandler etwas sehr Schwieriges machen. Erinnern Sie sich an unsere Besprechung von „Warum heute? Raten Sie einfach.“ In dieser Situation ist es wichtig, dass Sie aufhören zu reden; warten Sie das Ende des Schweigens ab in dem Wissen, dass die Antwort kommen wird. Jetzt, nach dem „Wollen Sie WIRKLICH aufhören ... jetzt gleich“, dürfen Sie nicht mehr zuhören. Wie auch immer die Antwort lautet, hören Sie nicht darauf. Beobachten Sie stattdessen nur. Beobachten Sie den Patienten wirklich ganz genau, besonders die Kopfbewegungen.

Wenn Sie sehr genau hinschauen und ehrlich sind, werden Sie eine von zwei Reaktionen sehen. Entweder wird der Patient zustimmend mit dem Kopf in einer Auf-und-Ab-Bewegung nicken oder er wird seinen Kopf ablehnend in einer Hin-und-Her-Bewegung schütteln – ein nonverbales „Ja“ oder „Nein“.

John Grinder nennt das Kongruenz-Test. Ist die unbewusste Absicht des Patienten stimmig, also kongruent mit seinen ausgesprochenen Wünschen? Malen Sie sich aus, wie vielseitig einsetzbar Überprüfungen auf Kongruenz in der Heilkunst sind: „Verstehen Sie? Ich meine, verstehen Sie WIRKLICH?“

Wenn der Patient im oben angeführten Beispiel zustimmend nickt, dann setzen Sie die Therapie natürlich fort. Falls das nonverbale Signal jedoch „Nein“ ist, dann würden Sie Ihre Zeit und er sein Geld verschwenden, wenn Sie weitermachten. An dieser Stelle fühlen sich Menschen, die erst anfangen, die **Hohe Kunst** zu praktizieren, oftmals besonders unbehaglich: Sie haben zugehört und eine Beziehung hergestellt, ihre Zeit und Aufmerksamkeit investiert. Sie wollen helfen und glauben sehr wahrscheinlich auch, helfen zu können. Ich möchte Sie hier nachdrücklich zur Zurückhaltung auffordern. Vertrauen Sie mir dieses eine Mal und danach wird Ihre eigene Erfahrung immer wieder Folgendes bestätigen:

> *„Ich höre Sie, aber lassen Sie mich Ihnen zeigen, was Sie wirklich gemacht haben, als Sie ‚Ja' sagten." Dann demonstrieren Sie die negative nonverbale Antwort. „Aus Erfahrung weiß ich, dass ein tieferer Anteil in Ihnen einfach noch nicht ganz bereit ist, damit aufzuhören. Jetzt ist nur nicht der richtige Zeitpunkt, stimmt's? Doch Sie sollten wissen, wenn sich die Dinge ändern, steht Ihnen meine Tür immer offen."*
>
> *An diesem Punkt wird der Patient fast ausnahmslos einen Seufzer der Erleichterung von sich geben: „Ach, Herr Doktor, Sie haben ja recht. Ehrlich gesagt, drängt mich meine Frau unermüdlich dazu. Um die Wahrheit zu sagen, ich brauche meine Zigaretten jetzt noch … zumindest bis sich meine berufliche Situation etwas entspannt hat." Oder so etwas ähnliches …* WIRKLICH.

3. Sogar

„Sogar" impliziert das Gegenteil von „wirklich": Es bestätigt das Vorhergesagte (statt es in Zweifel zu ziehen). Ein Beispiel: Beim Lesen haben Sie wahrscheinlich schon erkannt, welchen Wert es hat, Ihre Alltagskommunikation zu verfeinern. Wozu ich Sie jetzt auffordere, ist sogar noch mehr zu lernen.

Wann immer Sie versuchen, eine Reaktion bei einem Patienten hervorzurufen, wie Entspannung, ist es hilfreich, sich an das Muster beobachten → bestätigen → verstärken zu halten. Im Grunde verwandelt dies Sie, den Behandler, in ein Biofeedbackgerät, das erwünschte Reaktionen verstärkt.

> *„Ich frage mich, ob Sie Ihren Augen erlauben könnten, sich zu schließen … und sanft zu entspannen." Sie beobachten, wie die*

> *Augen langsam zu fallen, die Schultern senken sich. „Mm-mmh [BEOBACHTEN] → ganz genau [BESTÄTIGEN] → **sogar** noch mehr [VERSTÄRKEN].“*

Einfach, und doch, wenn es von einem **Versiert Behandelnden** eingesetzt wird, wirkungsvoll. „Mm-mmh … ganz genau … **sogar** noch mehr.“

4. Versuchen

„Versuchen“ impliziert, wie in der Einführung bereits angemerkt, ein Hindernis. Diese Erkenntnis hat mich zu einer aus einem Satz bestehenden Tranceinduktion für Kinder gebracht. Lassen Sie mich nun ein weiteres Beispiel für die vielseitige Anwendbarkeit von „versuchen“ anführen, und Sie dann dazu auffordern, weitere raffinierte Anwendungsmöglichkeiten zu finden. Hier kommt die **Hohe Kunst** ins Spiel.

Für ein besseres Verständnis finden Sie hier zwei Informationen: (a) „*Oh say can you see, by the dawn's early light …*“ sind die ersten Worte der US-amerikanischen Nationalhymne (O sagt, könnt ihr sehen / in der Morgendämmerung frühem Licht). Diese Worte kennen praktische alle gebürtigen US-Staatsbürger seit ihrer Kindheit. **Muster bleiben bestehen.** (b) Das Ziel besteht nun darin, die Patientin oder den Patienten dazu zu bringen, die Wörter „sehen“ und „Licht“ zu denken. Wenn diese vollständig fokussiert sind (Sie erinnern Sie, Verwirrung fokussiert die Aufmerksamkeit) auf den inneren Klang oder den Gedanken an diese Wörter, dann achten sie nicht auf ihre Gefühle.

> *„Versuchen Sie, nicht zu sagen, was ich nicht sage. Ich weiß, das ist ein wenig verwirrend, lassen Sie es mich deshalb noch einmal sagen, weil es wichtig ist: Versuchen Sie, nicht zu sagen, was ich nicht sage.“*

Sie wissen mittlerweile genügend über die **Hohe Kunst**, um zu verstehen, dass die vollständige Aufmerksamkeit der Patienten jetzt bei mir weilt. Im nächsten Schritt kann die schmerzlose Injektion vorgenommen werden:

> *„O sagt, könnt ihr _ [in diesem Moment führe ich die Nadel ein], in der Morgendämmerung frühem _ [jetzt injiziere ich das Medikament, schmerzlos].“*

Hier bedeutet das Wort „versuchen“ also ein Hindernis, „nicht zu sagen, was ich nicht sage.“ Dieses Hindernis steht zufällig der Tendenz entgegen, dass Muster erhalten bleiben (in diesem Fall das akustische Muster der Nationalhymne). Der Patient kann nicht anders als – zumeist innerlich – die Wörter „sehen“ und „Licht“ zu sagen. Und während sich seine ganze Aufmerksamkeit auf das Versuchen konzentriert, diese Wörter nicht zu sagen, wird die Injektion verabreicht – wieder schmerzlos.

5. „Sie“ versus „es“

Wir haben bereits über die wichtige Unterscheidung gesprochen zwischen dem spezifischen Referenzindex „Sie“ und dem allgemeinen Referenzindex „manche Menschen, einige Patientinnen und Patienten, andere“. Jetzt müssen wir eine weitere Unterscheidung verstehen – diesmal zwischen „Sie/Ihnen“, wie es sich auf das komplexe eigene Selbstkonzept bezieht, und „es“, wie es sich auf die übrige Nicht-Selbst-Welt bezieht. Dieses Wissen kommt zum großen Teil aus dem Bereich der Hypnose, doch wie Sie sehen werden, spielt es auch eine entscheidende Rolle bei vielen unserer häufigeren „Nicht-Trance“-Gespräche, zum Beispiel:

> *„Ich habe mit Meditation und Affirmationen gearbeitet, um* ***meinen*** *Krebs loszuwerden, aber das funktioniert anscheinend nicht“, erklärte Claire bei unserer ersten Begegnung.*
>
> *„Naja, ich bin mir sicher, Sie würden zustimmen, dass es leichter ist, einen Plagegeist loszuwerden, wenn Sie ihn sehen können als das, was er ist – ohne Tarnung“, sagte ich.*
>
> *Clair legte skeptisch den Kopf zur Seite: „Wie jetzt?“*
>
> *„Lassen Sie uns den Krebs als das bezeichnen, was er ist, damit wir Ihr Unbewusstes nicht verwirren. Nennen wir ihn DEN KREBS, nicht ‚meinen Krebs‘. Das ist ein kleiner, aber wichtiger Unterschied. So können wir, wenn wir über Sie sprechen, über IHR Heilsystem reden und über IHRE Zellen und IHRE Organe und IHRE Hoffnungen und Träume.“*

„Ah, ich verstehe", sagte sie lächelnd. „Ja, so machen wir das. Ich hasse diesen Krebs; er ist ein Plagegeist und ich möchte ihn aus MEINEM Körper vertreiben."

„Genau, ich auch, Clair", erwiderte ich. „Sollen wir anfangen, IHN zu vertreiben?"

„Aber sicher doch!", sagte sie begeistert.

Seit der frühesten Kindheit setzen wir zusammen, was irgendwann eine gewaltige Ansammlung von Handlungen und Erfahrungen wird, die wir Selbst nennen und die wir mit Wörtern wie „ich", „mir", „mein" usw. zusammenfassen. Andere Menschen beziehen sich auf unser Selbst natürlich mit Wörtern wie „du/Sie" und „dein/Ihr". Innerhalb dieser gewaltigen Ansammlung existieren alle Elemente von Körper und Geist, die wir mit unserem Willen beherrschen, bewusst erleben und konzeptuell in unserem physischen und psychischen Selbst umschließen können.

Wenn ich in der Trancearbeit jemandes Hand als „Ihre Hand" bezeichne, dann schließe ich sie in seine Selbstvorstellung mit ein und damit unterliegt sie seiner willensmäßigen Kontrolle. Wenn ich hingegen von seiner Hand als „sie" oder „der Hand" spreche, habe ich sie subtil vom Selbst dissoziiert, und mache sie fähig zu nicht-willensmäßigem/nicht-alltäglichem Verhalten – das Kennzeichen der sogenannten Tieftrance-Phänomene. Ich kann zum Beispiel suggerieren, dass **das** „Unbewusste" **die** Hand hebt – und rufe so eine Handlevitation hervor. Dann kann ich diese gehobene Hand nutzen als: „… ein Beispiel, wie das Unbewusste Tausende von Zellen, Milliarden von Molekülen, Quadrilliarden von Atomen bewegen kann als Reaktion auf eine einzige Vorstellung … eine Hand heben, um zu helfen. Und wenn das Unbewusste dies tun kann, dann kann es sicherlich auch einige wenige Millionen T-Zellen dazu bringen, diesen Tumor zu zerstören …"

Wir befassen uns hier nicht mit Trancearbeit (zumindest noch nicht), aber wir können dennoch einige Lektionen daraus lernen. Diesen bedeutsamen Unterschied zwischen Worten zu erfassen, die das „Selbst" miteinschließen, und Worten, die auf das „Nicht-Selbst" Bezug nehmen, trägt enorm dazu bei, negative Suggestionen wie Folgende zu vermeiden:

> ***Ihre*** *Infektion ist hartnäckig …*
> ***Ihr*** *Tumor ist ein aggressiver Zelltyp …*
> ***Ihre*** *Krankheit ist eine, die wir nur … müssen.*
> ***Ihre*** *Schmerzen werden wahrscheinlich nicht …*

Diese „Verwünschungen" bringen die Erkrankung in das Selbstkonzept Ihres Patienten oder Ihrer Patientin hinein, wie ein Moskito Malaria in den Blutstrom seines Opfers überträgt. Ist man in einem Heilberuf tätig, lautet der Auftrag in der Regel, Leiden oder Krankheit gänzlich zu beseitigen, warum also beginnen wir nicht mit einer einfachen sprachlichen Entfernung: **die** Infektion, **der** Tumor, **die** Krankheit, **der** Schmerz – „**Es/Das** ist ein Problem, das sich lösen lässt." Damit ist die Krankheit nicht ein Teil des Patienten und beeinflusst seine oder ihre Fähigkeit, Widerstand zu leisten. Vielmehr ist sie etwas Fremdes und deshalb erheblich leichter durch Suggestionen von außen zu beeinflussen.

> *„**Der Schmerz** könnte für kurze Zeit anhalten, und ich werde Ihnen ein Medikament dagegen geben, doch ich habe ihn bei Patienten, ganz ähnlich wie Sie, verschwinden sehen – häufig überraschend schnell. Sträuben Sie sich nicht dagegen, sich selbst zu überraschen. Sie könnten aufwachen und SIE FÜHLEN SICH 80 PROZENT ODER 60 PROZENT ODER SOGAR 90 PROZENT BESSER [MARKIEREN]. Rufen Sie mich morgen an und sagen Sie mir, wie gut es Ihnen geht. Und, **John**, falls **Sie vergessen, die Tablette zu nehmen** …, das ist in Ordnung. Sie wissen, Sie können sie nehmen, falls **der Schmerz** noch nicht ganz weg ist."*

Es lohnt sich wahrscheinlich, diesen Absatz nochmals zu lesen. Viele Behandelnde hätten ohne die **Hohe Kunst** die Botschaft folgendermaßen mitgeteilt:

> *„Ihre Schmerzen werden wahrscheinlich ein paar Tage oder auch länger anhalten, deshalb verschreibe ich Ihnen ein Schmerzmittel. Falls es nicht hilft, lassen Sie es mich wissen, dann kann ich Ihnen etwas Stärkeres geben. Rufen Sie mich in der Zwischenzeit an, falls Ihre Schmerzen nicht innerhalb von einer oder zwei Wochen weg sind."*

Von einer Autorität angebotene Suggestionen haben eine Wirkung. Das ist die Lektion des Placebos. Darum wird der Patient, der die zweite Aussage zu hören bekommt, unbeabsichtigt mit einer Verwünschung belegt sein, wahrscheinlich von einem wohlmeinenden Behandelnden. Und wahrscheinlich werden auch seine Schmerzen anhalten. Jener Patient hingegen, der die erste Aussage zu hören bekommt, wird ziemlich wahrscheinlich schon am nächsten Tag Linderung verspüren.

Wenn Sie diese Erfahrung noch nicht gemacht haben, mag das kaum zu glauben sein. Doch während Sie an dem Kommunikationskontinuum entlang gehen, werden auch Sie zweifellos erleben, was ich wieder und wieder erlebt habe. Patienten können, sei es als Reaktion auf Wachsuggestionen oder auf Suggestionen in Trance, wirklich angenehm überraschendes Wohlbefinden in allerlei potenziell schmerzhaften Situationen empfinden, unter anderem bei Geburten, Operationen, Knochenbrüchen, Injektionen, Nahtversorgung, Wundreinigung und mehr. Ich lege Ihnen nahe, diese neuen Methoden in diesen und anderen Situationen anzuwenden.

Und auch auf die Gefahr hin, mich zu wiederholen: Sträuben Sie sich nicht, sich selbst angenehm zu überraschen.

Fazit

Wir verfügen mittlerweile über eine fundierte Wertschätzung für die Macht, die alle Behandelnden als Autorität ausüben, und einen immer tieferen Respekt vor den möglichen Konsequenzen – positiv oder negativ – unserer Worte und Gesten. Wir haben gelernt, wann wir direkte Suggestionen benutzen und wann subtilere Herangehensweisen, wie permissive Sprache – einschließlich indirekter Vorgehensweise, Umweg über ein Zitat und Metaphern – mit höherer Wahrscheinlichkeit die gewünschte Reaktion hervorrufen. Und wir haben die Wirkung gestischen MARKIERENS mit einer verfeinerten Wertschätzung für die Nebenbedeutungen einiger Sprachperlen kombiniert. Das ist ein hochwertiger Werkzeugkasten.

Lassen Sie uns jetzt beginnen, mithilfe dieser Werkzeuge ein imposantes Gebäude zu errichten – die **Hohe Kunst der Behandlung**.

„Sprache auf einer versilberten Zunge gewährt Entzücken genug.“
– Salman Rushdie, *Die bezaubernde Florentinerin* –

Kapitel 5

Blaupausen für die Hohe Kunst der Behandlung

Informationsübermittlung ist die immer wiederkehrende Aufgabe aller Behandelnden. Doch trotz der Tatsache, dass Patienten häufig an jedem unserer Worte hängen, vertrauen die meisten Behandelnden auf ihre gute Absicht und übermitteln diese Worte unüberlegt. Es spielt keine Rolle, ob die Aussage eine Ernährungsempfehlung ist, eine Erklärung zu einer Behandlung, eine Diagnose oder eine Prognose – ein beiläufiges Gespräch ist die Norm.

Es folgen nun Beispiele häufiger Situationen zwischen Patienten und Behandelnden, in die ich die verschiedenen Techniken integriert habe, die in den vorhergehenden Kapiteln vorgestellt wurden. Nach meiner Erfahrung sind die Ergebnisse dieser „Zaubergespräche“ häufig fantastisch. Nicht selten durfte ich mit ansehen, wie „unvermeidbaren“ Nebenwirkungen entgegengewirkt wurde, wie Panik nachließ, Schmerz abgewendet, Asthma gelindert und Nierenkoliken aufgelöst wurden. Mit der Zeit, daran habe ich keinen Zweifel, werden auch Sie diese bemerkenswerten Ergebnisse wiederholen können und vielleicht noch erfolgreicher sein. Aber denken Sie daran, die folgenden Beispiele stammen aus langen Jahren der Praxis, aus Zeiten von Versuch und Irrtum. Seien Sie nachsichtig mit sich selbst, wenn Sie damit anfangen. Fehler und Ungeschicklichkeiten stellen unvermeidliche Gelegenheiten dar, etwas zu lernen und sich zu verbessern. Wenn Sie Voltaires Ermahnung befolgen und nicht das Bessere den Feind des Guten sein lassen, werden Sie reich belohnt werden. Und natürlich auch Ihre Patientinnen und Patienten.

Aufklärungsgespräch

Fangen wir mit dem **Aufklärungsgespräch** an – einem Archetyp für die zahlreichen und vielfältigen Situationen, in denen Behandelnde sich dabei wiederfinden, einen Eingriff oder eine Therapie erklären, ihre begründete Meinung äußern oder mögliche Risiken und Vorteile mitteilen zu müssen. Im Kern bietet das im Folgenden beschriebene Aufklärungsgespräch eine Blaupause für Informationsweitergabe zu jeder empfohlenen Behandlung, jedem Eingriff oder jeder Vorgehensweise.

> *Patient:* ein gesunder 60-jähriger Mann, Walter
> *Behandlung:* Darmspiegelung als Vorsorgeuntersuchung
> *Vorteile:* Früherkennung von krankhaften Veränderungen und Ausschluss von Darmkrebs
> *Risiken:* Darmdurchbruch, Blutungen, Infektionen, Anästhesiezwischenfälle, unangenehme Vorbereitung des Eingriffs

In diesem Szenario werde ich, wie Sie gleich merken werden, die verschiedenen Werkzeuge einsetzen, die ich im letzten Kapitel vorgestellt habe, einschließlich des Markierens mit Augenkontakt und der behutsamen Verstärkung der Stimme (gekennzeichnet durch GROSSBUCHSTABEN). Ich stelle außerdem eine abwandelbare Reihe von Handgriffen vor. Insbesondere wenn ich mit dem Patienten die Risiken bespreche, sage ich: „Einerseits …“ (engl. *on the one hand*, also „auf/in der einen Hand“) und strecke meine rechte Hand mit der Handfläche nach oben aus und weg vom Patienten. Zum Beispiel: „Einerseits“, dabei strecke ich meine rechte Hand aus und weg vom Patienten, „gibt es seltene Risiken, die **manche Menschen** erleben **könnten**.“ Dadurch werden diese Risiken sozusagen an diese eine Stelle dort drüben, entfernt vom Patienten verwiesen. Wenn ich hingegen über die Vorteile spreche, sage ich: „Andererseits …“ (engl. *on the other hand*, also „auf/in der anderen Hand“) und strecke meine linke Hand mit der Handfläche nach oben in Richtung des Patienten. Also: „Andererseits", dabei strecke ich meine linke Hand in Richtung des Patienten, „vielleicht ganz ähnlich wie andere Patienten, ERLEBEN SIE EINE ANGENEHME UND SICHERE UNTERSUCHUNG." Beim ersten Lesen mag dies ein wenig kompliziert erscheinen, doch sobald Sie das ein- oder zweimal gemacht haben, wird es leicht und läuft automatisch ab.

Schauen wir jetzt, wie diese Technik sich mit dem verbindet, was wir bisher kennengelernt haben.

> *„Also, Walter, ich bin froh, Ihnen sagen zu können, dass die körperliche Untersuchung und die Laboruntersuchungen alle unauffällig sind."*
>
> *„Wunderbar. Ich schätze, … das ist es dann."*
>
> *„Ja, und trotzdem gibt es noch eine vorbeugende Maßnahme, zu der ich Sie gern ermutigen würde."*
>
> *„Was für eine, Herr Doktor?"*
>
> *„Eine Darmspiegelung; dabei schaut ein Spezialist direkt in das Innere des Darms, um sicherzustellen, dass das Gewebe ganz normal ist und es keine auffälligen Verletzungen gibt, die* **ein** *Krebsrisiko erhöhen* ***könnten****."*
>
> *„Aber ich habe gehört, dass die Untersuchung gefährlich ist."*
>
> *„Nun, lassen Sie uns die Risiken und die Vorteile anschauen, ja?" (Um es kurz zu halten, verzichte ich hier auf das Besprechen der Vorbereitung des Darms.)*
>
> *„Bitte."*
>
> *„Das wissen Sie vielleicht, Walter, einerseits* ***[rechte Hand streckt sich aus und zeigt weg vom Patienten]*** *birgt alles, was wir in der Medizin machen, gewisse Risiken, wie selten sie auch sind; während es andererseits* ***[linke Hand streckt sich in Richtung Patient]*** *eindeutige Vorteile hat. Lassen Sie uns zuerst über die Vorteile reden."*
>
> *„In Ordnung."*
>
> *„Der Vorteil einer Darmspiegelung* ***[linke Hand streckt sich in Richtung Patient]*** *ist, dass der Spezialist nach der Darmreinigung am Vorabend sich direkt ein Bild vom Darm machen kann,*

um sicherzugehen, dass er gesund ist. Wir verwenden dafür eine leichte Narkose und SIE KÖNNEN SICH DABEI ENTSPANNEN … [GROSSBUCHSTABEN zeigen, was mit dem Blick und der Stimme betont werden soll] und der Schlauch wird behutsam durch den After in den Darm eingeführt."

„Und was ist, wenn der Arzt etwas Ungesundes sieht?"

„Falls etwas Auffälliges festgestellt wird, kann der Arzt es entweder entfernen – falls es sich zum Beispiel um einen Polypen handelt – oder es biopsieren, das heißt, ein kleines Stück für eine mikroskopische Analyse entnehmen, um sicherzugehen, dass es normales, gesundes Gewebe ist. PATIENTEN SPÜREN NICHTS wegen der Narkose. Und vorausgesetzt, sie nehmen keine Medikamente [an dieser Stelle aufzählen], die die Blutgerinnung beeinträchtigen, BEHALTEN SIE IHR BLUT, wo es hingehört – es gibt KEINE BLUTUNG. Dadurch lässt sich jedes etwaige Problem frühzeitig ausmachen und angehen."

Machen wir hier eine kurze Pause. Bislang haben wir mit sehr wenig zusätzlichem Aufwand:

1. Die Risiken subtil an eine andere Stelle versetzt und die Vorteile hin zum Patienten (Walter) gebracht (mit Handgesten).
2. Häufige Verwünschungen vermieden wie: „Damit wir sehen können, ob Sie Krebs haben …" und stattdessen gesagt: „… um sicherzugehen, dass er [der Darm] gesund ist." Wir haben außerdem vermieden: „Sie könnten Schmerzen empfinden oder Sie könnten bluten", indem wir diese etwaigen Risiken stattdessen „Patienten" und „ihnen (ihr Blut)" zuwiesen.
3. Mittels Markieren Suggestionen eingefügt für Wohlbefinden, Schmerzfreiheit und Blutstillung.

Aus placebokontrollierten Studien wissen wir, dass unsere Autorität diese Suggestionen bei etwa 25-35 Prozent der Patienten in die Umsetzung lenken kann. Aber die Raffinesse der Technik gestattet uns, potenziellen Widerstand zu umgehen und so die Wahrscheinlichkeit positiver Ergebnisse vermutlich noch zu erhöhen.

Weiter geht es:

> *„Ich erwähnte, dass es Risiken gibt; lassen Sie mich deshalb, bevor ich diese nenne, betonen, wie es der Mehrheit aller Patienten, Walter, ergeht: SIE ERLEBEN EINE VÖLLIG UNKOMPLIZIERTE UNTERSUCHUNG. Wie ich sagte, gibt es einerseits [rechte Hand streckt sich weg vom Patienten]* ***manche Patienten****, die* ***vielleicht*** *Komplikationen erleben, das* ***kann*** *Unbehagen, eine Infektion, Blutung oder, in sehr seltenen Fällen, ein Darmdurchbruch sein. Noch einmal, all das ist sehr selten, aber es* ***kann*** *auftreten.*
>
> *Andererseits [linke Hand zum Patienten hin], WALTER, ES GIBT VORTEILE, wie wir bereits besprochen haben. Und weil die Vorteile aus meiner Sicht die Risiken überwiegen, empfehle ich Ihnen, dies zu machen. Ich bin zuversichtlich – SIE WERDEN EINE REIBUNGSLOSE UND EINFACHE UNTERSUCHUNG ERLEBEN."*

Beachten Sie, wie permissive Sprache („kann/können" oder „vielleicht/könnte") subtil die entgegengesetzten Möglichkeiten zulässt (etwa „kann nicht, könnte nicht"), und so die beunruhigende Belastung reduziert, etwaige Komplikationen auszuschließen – Komplikationen, die mittels unserer Handgesten als „dort drüben" gekennzeichnet sind und durch den verbalen Bezug auf **„manche Patienten"**. Es läuft auf Folgendes hinaus: Dort drüben sind **manche Patienten**, bei denen bestimmte Komplikationen auftreten können; hier hingegen sind nur Walter und die „REIBUNGSLOSE UND EINFACHE UNTERSUCHUNG, bei der er SICH WOHLFÜHLEN kann und bei der gilt, BEHALTEN SIE IHR EIGENES BLUT.

Menschen fragen häufig: „Ist das ehrlich? Ist das fair?" Um die Antwort zu verstehen, müssen wir erkennen, was Tag für Tag im Rahmen von Behandlungen stattfindet. Worte und Gesten beeinflussen Ergebnisse, ob wir sie nun absichtlich oder unüberlegt verwenden. Die gängige Praxis unüberlegter Sprache lässt Patienten oftmals verängstigt und „verwünscht" zurück mit negativen Suggestionen, die ihr endgültiges Ziel ungünstig beeinflussen können: „**Sie** könnten bluten, **Sie** könnten einen Darmdurchbruch erleiden …, doch wann immer das geschieht, haben wir Möglichkeiten, uns darum zu kümmern, deshalb sollte Ihnen nichts passieren." Negative Botschaften wie diese sind gang und gäbe.

Wenn wir die notwendigen Informationen ehrlich mitteilen, so würde ich argumentieren, dass nur Gutes daraus entstehen kann, wenn wir die Risiken „manchen Leuten“ und die möglichen Vorteile „unseren Patienten“ zuweisen. Würden Sie sich das als Patient nicht auch wünschen?

Kommen wir nun zu unserer Übung zurück: Wenn Sie sich häufige Situationen aus Ihrem Berufsalltag vorstellen und dann die Anwendung dieser gestischen und sprachlichen Fertigkeiten üben, werden sich ein flüssiger Ablauf sowie Erfolge rasch einstellen und ebenso die tiefe Befriedigung, zu der es kommt, wenn man es richtig macht und erleben darf, wie die Patientinnen und Patienten davon profitieren.

Das Symptom erklären

Als das Medikament Imitrex (Sumatriptan) zur Migränebehandlung zugelassen wurde, war ich begeistert, es in der Notaufnahme einzusetzen. Doch ich stellte rasch fest, dass Imitrex die Kopfschmerzen zwar erstaunlich wirksam linderte, jedoch eine häufige und bedauerliche Nebenwirkung hatte – vorübergehende Schmerzen und Enge in der Brust. Häufig trat diese Nebenwirkung fünf oder zehn Minuten nach der Injektion auf, wenn keine Fachkraft mehr am Bett des Patienten war. Obwohl die Patienten vorgewarnt wurden, hatten sie oftmals Angst, wenn sie, alleine in ihrem Zimmer, Symptome erlebten, die denen eines Herzinfarkts ähnelten.

Damals hatte ich als Teil der Hypnosemethode gelernt, alle Reize, die der Patient zufällig wahrnimmt, zu „utilisieren“. Ein Beispiel: Wenn ein Patient in Trance allem Anschein nach vom Zuschlagen einer Tür abgelenkt erscheint, dann sagte ich etwas wie: „Und das Geräusch einer sich schließenden Tür kann ein angenehmes Anzeichen dafür sein, dass sich andere tiefere Türen öffnen.“ Glücklicherweise hatten mich die Anforderungen der Notaufnahme gelehrt, dass dieselbe „Utilisierungstechnik“ auch bei Wachsuggestionen funktioniert.

Darum beschloss ich, wenn ich das nächste Mal Imitrex verabreichen würde, die beängstigende Nebenwirkung zu „utilisieren“ und sie mit einem positiven klinischen Ergebnis zu verbinden.

> *„Dieses neue Medikament Imitrex ist oft sehr wirksam und viele Patienten, wie* SIE, ERLEBEN EINE RASCHE LINDERUNG *[*MARKIEREN*]. Nun habe ich die Erfahrung gemacht, wenn ein Patient*

das Glück hat, eine MOMENTANE *Enge oder einen Druck im Brustkorb zu spüren, was manchmal vorkommt, dann erleben* **Sie** *meist eine* SICHERE LINDERUNG, *sobald auch das Symptom in der Brust nachlässt. Es scheint, als würden, sobald dieses eine Symptom vergeht, auch die Kopfschmerzen vergehen."*

An diesem Punkt musste ich häufig das Zimmer verlassen und die Schwester verabreichte die Injektion. Als ich dann zwanzig oder dreißig Minuten später wiederkam, berichteten die Patienten häufig Folgendes:

„So, wie geht es Ihnen?", fragte ich.

„Zum Glück war es genauso, wie Sie gesagt haben. Ein paar Minuten lang war nichts. Dann spürte ich eine leichte Enge in der Brust und wusste, die Linderung tritt ein. Ich hätte nie gedacht, dass ich so froh sein würde, leichte Schmerzen in der Brust zu haben. Aber tatsächlich, als diese vergingen, vergingen auch meine Kopfschmerzen. Danke, das ist ein tolles Medikament."

Natürlich haben viele Behandlungen vorübergehende Nebenwirkungen: manche sind wirklich unangenehm, aber viele sind relativ neutral. Bleiben diese neutralen Nebenwirkungen unerklärt, reagieren Patientinnen und Patienten darauf häufig mit Angst oder Benommenheit oder anderen unklaren und furchtbaren Symptomen. **Versiert Behandelnde** erklären die Nebenwirkungen proaktiv als einen Vorboten des Therapieerfolgs. Wie das Imitrex-Beispiel zeigt, ist das besonders nützlich, wenn die Nebenwirkungen bekanntermaßen vorübergehend und mild sind.

Hier kommt ein weiteres Beispiel:

Weil ich weiß, dass die intravenöse Verabreichung von Morphium häufig mit einem leichten „Schwindelgefühl" einhergeht, bot ich den Patienten routinemäßig die folgende Suggestion an, während ich das Mittel langsam spritzte:

„Wenn Sie jetzt spüren, wie ein leichtes ‚Schwindelgefühl' einsetzt, können Sie sich mit dem Wissen trösten, dass dies das erste Anzeichen dafür ist, dass … MORPHIUM HILFT.*"*

Damit würden die Patienten nicht mehr über Benommenheit oder gar Übelkeit klagen, sondern vielmehr das „Schwindelgefühl" und die prompte Erwartung von Wohlbefinden mit einem sanften Lächeln begrüßen.

Die Praxis des Loslassens

Ein weiser alter Mann sagte einmal: „Wenn Sie einen Teil einer Erfahrung haben können, können Sie sie auch ganz haben." Ich liebe diese Suggestion, und wie Sie sehen werden, nutze ich sie, um die Vorstellung zu „säen", dass eine winzige Veränderung hier zu einer großen Veränderung überall führen kann. Ich will dies am Beispiel von Asthma demonstrieren; aber Sie können sich leicht vorstellen, dass sich mit dieser Technik auch Besserungen bei vielen anderen Erkrankungen erzielen lassen, etwa bei Arthritis, Migräne, Bluthochdruck, Dermatitis usw.

Der Patient, ein Mann Mitte zwanzig mit chronischem Asthma, hat Atemnot und hörbare pfeifende Atemgeräusche. Um die Lippen ist er zyanotisch. Die Schwester in der Notaufnahme hat Sauerstoff verabreicht und einen Atmungstherapeuten gerufen, um Beta-2-Sympathomimethika zum Inhalieren bereitzustellen. Nachdem ich mich vorgestellt und kurz die Krankengeschichte aufgenommen habe, gehe ich zum Rücken des Patienten, um seine Atemgeräusche abzuhören.

„Ich merke, Sie haben Schwierigkeiten mit dem Atmen", sage ich, „daher mag Ihnen, wenn ich abhöre, das Wissen helfen, dass wir uns in der Medizin die Lunge oft so vorstellen, als hätte sie vier Quadranten, zwei obere und zwei untere."

„Aha."

„Und ich muss jeden Quadranten für sich abhören, … das ist sehr wichtig." In diesem Moment setze ich mein Stethoskop auf seinen Rücken und beginne im oberen rechten Quadranten. „Darf ich Sie bitten, Ihren Mund zu öffnen und kräftig ein- und auszuatmen, und sich dabei ***nur*** *auf diesen rechten oberen Quadranten zu konzentrieren."*

Ich höre aufmerksam auf die Atemgeräusche und sage dann:

„Genau. Wirklich erschwertes Atmen, Pfeifen ***nur hier****.*
Gut. Jetzt lassen Sie diesen Teil sich entspannen … ***wirklich***

entspannen *… ganz genau,* ***sogar*** *noch mehr [BEOBACHTEN → BESTÄTIGEN → VERSTÄRKEN]. Denken Sie daran, Sie können einen Teil einer Erfahrung haben und, … SIE KÖNNEN SIE AUCH GANZ HABEN. Konzentrieren wir uns jetzt hierauf."*

Jetzt höre ich den linken oberen Quadranten ab.

„Aktuell erschwertes Atmen. Gut. Lassen Sie mich dieses Pfeifen wirklich ***nur hier*** *hören. Gut. In Ordnung, lassen Sie diesen Quadranten sich jetzt auch entspannen …* ***sogar*** *noch mehr … ganz genau.* ***Entspannen Sie ihn richtig.*** *Und jetzt konzentrieren wir uns auf die unteren Quadranten."*

Dann wiederhole ich die Übung im rechten und linken unteren Quadranten und sage zum Schluss:

„Okay, Sie können jetzt alles haben – Sie entspannen ***einfach*** *alle vier Quadranten und atmen leicht." Während ich mein Stethoskop wegnehme, sage ich: „Ich konnte hören, dass Sie sich wirklich anstrengen mussten, stimmt's?" [Dabei formuliere ich es so, dass die Anstrengung des Atmens in der Vergangenheit liegt.]*

„Ja", seufzt er.

„Nun, Ihre Lunge kann uns das gut mitteilen. Ruhen Sie sich jetzt einfach aus. Wir haben die Botschaft verstanden; weitere Erleichterung kommt. Und ich sehe, der Sauerstoff hilft Ihnen wirklich, SIE ATMEN LEICHT, nicht wahr?"

Hinweis: Erinnern Sie sich, Anordnungen zu vermeiden, das verhindert Widerstand? Nun, dieser letzte Satz ist eine getarnte Anordnung. Das kleine Frageanhängsel „nicht wahr?" am Ende ist die Tarnung. Achten Sie im Weiteren auf diese Frageanhängsel; sie sind eine überaus nützliche Methode, eingebettete Befehle zu geben, ohne Widerstand zu erzeugen.

Nicht selten wird diese Technik irrtümlicherweise als „das Symptom verschreiben" bezeichnet. Doch lassen Sie uns ein wenig genauer anschauen, was wirklich passiert. Erstens, wann immer ich suggeriere, der Patient solle das Symptom zeigen, umschreibe ich es: „Nur hier." Das impliziert „… und nirgendwo anders". Zweitens, bevor ich zur nächsten

Stelle weitergehe, weise ich den Patienten an, loszulassen: „Jetzt entspannen Sie … wirklich entspannen … ganz genau … sogar noch mehr.“ Drittens verbinde ich diese einzelnen Entspannungen mit einer Gesamtsuggestion: „Sehr gut. Jetzt können Sie auch alles haben. Alle vier Quadranten dürfen JETZT WIRKLICH ENTSPANNEN UND LOSLASSEN.

Therapeutische Metaphern

Wir haben bereits über metaphorische Sprachmuster als eine Methode des indirekten Vorgehens gesprochen. Jetzt würde ich gerne auf Metaphern im größeren Zusammenhang mit Heilung eingehen. In dieser Anwendung konstruieren wir mit unserem Wissen um die Krankheitsursache eines Patienten eine Geschichte, die die Gesundung lenkt. Beim Erzählen der Geschichte lassen sich natürlich alle unsere sprachlichen Werkzeuge einsetzen.

Für den Moment will ich nur zwei Beispiele anführen – eines aus der Welt der sogenannten organischen Krankheiten, das andere ein nicht diagnostizierbares Syndrom (etwa Beckenschmerzen unbekannter Ursache). Ich habe Hunderte weitere auf Lager. Viele traten in meiner Zeit als Notarzt auf; aber viele sind alltägliche Erlebnisse.

Skeptiker werden diese Anekdoten lesen und mit herablassenden Erklärungen zu wissenschaftlichen Methoden von der Hand weisen. Und sie haben nicht ganz Unrecht. Es ist in der Tat an der Zeit, dass Wissenschaftler auf dem Gebiet der Noetik vortreten und eine breitere wissenschaftliche Basis für die noetische Medizin ausarbeiten. Doch jede Art von Wissenschaft beginnt mit einer Beschreibung und geht dann schrittweise über zu Untersuchung und Präzision. Diese Anekdoten beschreiben Phänomene, die niemandem von uns beigebracht wurden und die sehr wenige für möglich halten; doch ich bin fast jede Woche Zeuge von Fällen wie diesen. In Anhang II (Seite 297) werden kontrollierte klinische Studien vorgestellt, die darauf ausgelegt sind, die noetische Medizin auf einen festeren wissenschaftlichen Boden zu stellen. In der Zwischenzeit lade ich Sie ein, die folgende Technik (mit geringfügigen Variationen) zur Schmerzlinderung bei Gallensteinen, bei Entbindungen und bei Krämpfen der Herzkranzgefäße usw. zu erwägen.

Jack, unser Handwerker, arbeitet im Garten hinter dem Haus. Als ich nach Hause komme, schlendere ich nach hinten, um zu schauen, wie es ihm geht. Sofort fällt mir seine Blässe auf.

„Jack, ist alles in Ordnung?“

„Hallo Doktor, eigentlich nicht. Sie sagen, ich habe einen Nierenstein und er steckt ziemlich weit auf dem Weg nach unten fest, aber er kommt nicht in die Blase. Ich weiß nicht genau, was das bedeutet, aber es tut schon seit vier Tagen weh und es hilft auch nicht, Unmengen von Wasser zu trinken.“

„Ich sehe, dass es nicht hilft. Wie wäre es, wenn ich Ihnen erkläre, was da drinnen los ist. Wenn Sie ein klareres Verständnis davon haben, könnte das helfen, Jack, und SIE ERLEBEN EIN WENIG LINDERUNG.“

Hinweis: Ich säe die Vorstellung von LINDERUNG mittels MARKIEREN.

„Klar.“

„Also, stellen Sie sich vor, der ‚Stein‘ ist nicht wirklich ein Stein, sondern eher ein winziges Sandkörnchen …“

„Ja, sie sagten, es sind nur drei Millimeter.“

„Richtig. Jetzt versucht dieses Sandkorn durch den Harnleiter zu fallen, dessen Aussehen Sie sich recht ähnlich wie einen Strohhalm vorstellen können.“ Ich stelle den Strohhalm dar, indem ich mit den Fingerspitzen von Daumen und Zeigefinger ungefähr einen halben Zentimeter zeige und sie dabei von oben nach unten bewege.

„Okay.“

„Nur am unteren Ende dieses Strohhalms ist dieser Krampf, der verhindert, dass das Korn durchfällt.“ Jetzt habe ich am imaginären unteren Ende des Strohhalms eine feste Faust gebildet, die den Krampf andeutet. Während ich diese Faust halte, bewege ich sie fast unmerklich auf und ab im gleichen Rhythmus wie Jacks Atem. Meine Faust halte ich auf halbem Weg in der Mitte zwischen uns beiden, und ich bewege sie beim Einatmen nach oben und nach unten, wenn er ausatmet.

„Ich verstehe", sagt Jack und beobachtet meine Faust.

„Gut zu wissen ist jetzt: SIE KÖNNEN LINDERUNG ERFAHREN, JACK, denn dieser Krampf, und das ist das Einzige, was wirklich geschehen muss –" ich bewege meine Hand nach oben, während Jack einatmet, „kann LOSLASSEN und wirklich ENTSPANNEN." Dieser letzte Satzteil wird geäußert, während Jack ausatmet und dabei loslässt, und zusammen mit dieser Suggestion entspannt sich meine Faust vollständig, sodass sich meine offene Hand jetzt zu Jack ausstreckt.

„Aha …"

„Das braucht nicht in diesem Moment zu passieren, aber sobald ES PASSIERT, JACK, fällt das kleine Körnchen direkt durch und SIE FÜHLEN SICH WIEDER NORMAL."

Jack nickt, packt seine Sachen zusammen und geht nach Hause. Eine Stunde später ruft er meine Frau an: „Was hat es eigentlich mit Ihrem Mann auf sich?", fragt er.

„Was meinen Sie?"

„Naja, er hat etwas mit mir gemacht. Ich weiß nicht … er hat nur geredet. Aber kaum war ich von Ihnen weg, dann war dieser Nierensteinschmerz, den ich hatte, … ich weiß nicht … er war einfach weg. Was hat er gemacht?"

Sehen Sie, wie sich alles wunderbar zusammenfügt? Permissive Sprache, Markieren (also betonen), Metaphern (die Faust) – und die Synchronisierung mit Jacks Atmung (dazu mehr später). Denken Sie darüber nach. Vier Tage lang litt dieser Mann und war vor Schmerzen kreidebleich. Dann führen wir ein kurzes, scheinbar beiläufiges Gespräch, der schlichte Anblick einer Faust, die sich entspannt und loslässt und … Linderung. Das ist die Kunst der therapeutischen Metapher.

Das folgende Beispiel greift eine Situation auf, zu der es bei einem Seminar kam, das während der Arbeit an diesem Buch stattfand.

Sie ist kürzlich Mutter geworden, ihr Kind ist erst sieben Monate alt. Um an dem Seminar teilnehmen zu können, musste sie das Baby beim Vater lassen und mehrere Stunden mit dem Auto in die Stadt fahren. Nun, am Ende des zweiten Tages hat sie eine Frage.

„Ich habe ein gesundheitliches Problem", erzählt sie mir und der Kurskoordinatorin, „und aufgrund dessen, was heute besprochen wurde, glaube ich, dass Sie mir vielleicht helfen könnten. Hätten Sie ein paar Minuten Zeit für mich?" An jenem Tag hatten wir die noetischen Ursachen von Krankheiten besprochen.

„Sicher", antworte ich. „Können Sie mir Ihr Problem schildern?" Die junge Mutter beschreibt, dass ihr vor mehr als drei Monaten eine Spirale eingesetzt worden war. Anfangs war alles in Ordnung. Dann, ungefähr drei oder vier Wochen vor dem Seminar setzten entsetzliche Beckenschmerzen ein, ohne Fieber oder Ausfluss. In der Woche vor dem Seminar hatte sie drei Tage im Krankenhaus verbracht. Alle notwendigen Untersuchungen – einschließlich Ultraschall, MRT, Kulturen, Laborergebnisse usw. – waren durchgeführt worden. Doch die Ärzte konnten keine Ursache für ihre Schmerzen finden und entließen sie mit der Diagnose: Beckenschmerzen, Ursache unbekannt.

„Ich weiß, Sie werden die Antwort auf diese Frage nicht kennen", sage ich, überzeugt, dass sie aufgrund der besprochenen Themen des Seminartages genau weiß, was ich tue. „Aber wenn Sie raten müssten … Was meinen Sie, könnte das jetzt auslösen?" (Eine Version von „Warum heute?")

Sie hält inne. „Ich weiß nicht …"

„Nein, ich weiß, dass Sie es nicht wissen … aber nur raten … ***Warum jetzt?"****, dränge ich.*

Schweigen … und dann: „Ich weiß nicht … ich meine, ich vermute, es hat etwas damit zu tun, dass ich mich schuldig fühle, mein Baby zu verlassen."

Da ist es. Schuld. Ich werde später noch mehr ausführen über Schuld als eine Mitursache menschlicher Krankheit. Im Moment erfüllt es für uns den Zweck, einfach die Rolle der Metapher dabei zu verfolgen, das verwirrende Symptom dieser jungen Mutter aufzuklären.

„Aber Sie WISSEN, dass Sie Ihr Baby verlassen haben, stimmt's?"

„Ja …?"

„Und ist ***nur zu wissen*** *nicht häufig die schlimmste Strafe?"*

„Ähm … ich bin mir nicht sicher, was Sie meinen."

„Nun, stellen Sie sich ein kleines Mädchen oder einen kleinen Jungen vor, die oder der etwas falsch macht. Was meinen Sie, wäre ihnen als Strafe lieber: ein flinker leichter Klaps aufs Handgelenk und es ist vorbei, oder ein Jahr lang ein finsteres Gesicht und Kritik von ihren Eltern, die sie jeden Tag an das erinnern, was sie falsch gemacht haben?"

A. Dies ist eine Metapher im Wortsinn: eine Geschichte über die Bestrafungsoptionen eines Kindes.
B. Angedeutet ist in dieser Metapher, dass eine Strafe schlimmer ist als die andere, und dass das Erleiden beider Strafen KEINE Option ist.

„Der flinke Klaps und es ist vorbei", antwortet sie.

„Genau. Die Menschen vergessen oft, es NUR ZU WISSEN, IST DIE SCHLIMMSTE STRAFE. Sie wissen natürlich, dass Sie Ihr kleines Mädchen nur zeitweise verlassen haben, oder nicht?" (Das Frageanhängsel verbirgt den Befehl.)

„Das nehme ich an. Ja. Ich werde nie vergessen, dass ich sie verlassen musste", sagt sie.

„Und es reicht auch, es ***nur zu wissen****, und DIE BECKENSCHMERZEN SIND VORBEI, nicht wahr?"*

A. Ich markiere den eingebetteten Befehl, die GROSSBUCHSTABEN, mit meinen Augen und meiner Stimme.
B. Sie kann nicht „nur wissen" (also „WISSEN" und nichts anderes), während sie gleichzeitig den Schmerz SPÜRT. Es ist das eine *oder* das andere. Und da sie schon bejaht hat, dass sie immer wissen wird, muss sie aufhören zu spüren.

„Das nehme ich an", antwortet sie.

„Und können Sie sich vorstellen, was ein barmherziger Gott sagen würde, wenn Er wüsste, dass Sie sich für immer daran erinnern müssten, Ihr kleines Mädchen zu verlassen, damit Sie zu einem Seminar kommen können, um zu lernen, wie man besser behandelt?"

„Ähm …"

„Er würde sicherlich sagen: ‚Du hast genug gelitten … du hast genug gelitten.' Stimmt's?"

„Ich nehme es an."

„Ich nehme es auch an. Verzeihen Sie mir also, ich habe fast keine Zeit mehr. Ich hoffe, Sie sträuben sich nicht dagegen, sich selbst zu überraschen. Bitte lassen Sie mich morgen wissen, wie gut Sie sich fühlen." Ich rege sie zum Verzeihen an: erst mir und dann, so hoffe ich, sich selbst.

„Ja, natürlich. Danke."

Am folgenden Morgen berichtete die junge Mutter der Kurskoordinatorin, dass sie beim Aufwachen merkte, wie ihre Beckenschmerzen verschwunden waren. Sie hatte sich wochenlang gequält, sich einer gründlichen und teuren Abklärung unterzogen, inklusive Krankenhausaufenthalt, und trotzdem weiterhin gelitten. Dann dachte jemand daran, die Frage zu stellen, „Warum jetzt?" und eine therapeutische Metapher anzubieten (und andere wohlgeformte Suggestionen), die sich auf die gerade erst aufgetauchte Ursache ihres Leidens richteten.

So kommt alles zusammen. Das ist die **Hohe Kunst der Behandlung**.

Fazit

Wenn Worte und Gesten keine Rolle spielen würden, wenn sie keinen Einfluss auf Ergebnisse hätten, dann wären die hier dargestellten Techniken nichts weiter als verbale Eitelkeit. Doch Tatsache ist, dass Vorstellungen Reaktionen hervorrufen. Und insofern spielt es eine erhebliche Rolle, wie Vorstellungen zum Ausdruck gebracht werden.

Wenn ein **Aufklärungsgespräch** unbedacht geführt wird, ohne Sorgfalt und Aufmerksamkeit, werden Verwünschungen wie Wurfspeere auf eben die Menschen geschleudert, die den Behandlern zum Schutz anvertraut sind. Als Folge davon können Patientinnen und Patienten das Büro ihrer Behandler ängstlich, niedergeschlagen und allein verlassen – und ihre Ergebnisse wären negativ vorbelastet. Doch richtig ausgeführt kann ein Aufklärungsgespräch alle notwendigen Informationen mitteilen, während gleichzeitig positive Suggestionen mit einem Gefühl von Hoffnung und Verbindung vermittelt werden. Wenn wir gelernt haben, es richtig zu machen, können wir als **Versiert Behandelnde** jetzt das Aufklärungsgespräch nutzen, um Informationen zu praktisch jeder Behandlung oder zu jedem Eingriff zu geben.

Ähnlich können wir **das Symptom erklären**, wann immer unsere Patienten wahrscheinlich eine vorhersehbare, vorübergehende Wirkung erleben. Ich wiederhole es gerne, diese Methode lässt sich vielfältig nutzen, denn zahlreiche Behandlungen – pflanzliche, manipulative, pharmakologische usw. – rufen solch vorhersehbare Wirkungen hervor. So lässt sich zum Beispiel ein Schmerz nach einer Impfung als Auftakt zu einem gestärkten Immunsystem definieren, und eine flüchtige Übelkeit auf ein pflanzliches Arzneimittel kann als der Vorbote einer raschen Genesung bezeichnet werden.

Die **Praxis des Loslassens** verkörpert die Eleganz einer Heilung nach den Prinzipien von Milton Erickson, aber ohne die Trance. Ich empfinde diese Methode sowohl als schnell wirksam, wie auch als vielseitig anwendbar. Ich setze sie bei unzähligen Erkrankungen ein, besonders bei akut auftretenden Problemen. „Zeigen Sie mir, was Sie haben, **nur hier** [das bedeutet: ‚und nirgendwo anders']. Ganz genau. Jetzt **lassen Sie das los** und …"

Zum Schluss überlasse ich Ihnen die unzähligen Anwendungsmöglichkeiten **therapeutischer Metaphern** zur Erkundung und Erforschung. Diese Übung wird Ihr restliches Berufsleben bereichern. Und sträuben Sie sich nicht dagegen, sich selbst zu überraschen. Ich habe keinen Zweifel, dass Ihr versiertes und kunstfertiges Bemühen wunderbar belohnt werden wird.

TEIL II

DAS GANZE ÜBERDENKEN

So viel zur **Hohen Kunst**, soweit sie die verschiedenen einzelnen Tätigkeitsbereiche von Behandelnden betrifft. Im nächsten Teil werden wir auf das Behandeln als Ganzes eingehen und es umsichtig betrachten – vom Anfang bis zum Abschluss, von der Krankheit zur Behandlung und Heilung. Unser Erfolg wird zu großen Teilen vom Verständnis abhängen, was Gesundheit wirklich ist und wie Krankheit verursacht wird. In diesem Zusammenhang ist interessant festzustellen, dass die herkömmliche Ausbildung auf diese Themen nicht ausdrücklich eingeht. Stattdessen wird angenommen, wir wüssten alle, was Gesundheit ist. Und die Krankheitsursache ist zwar im reduktionistischen Unterbau der Wissenschaft mit enthalten, wird aber fast nie besprochen. Die Folge dieser Unterlassung ist oftmals eine arrogante Missachtung des dem menschlichen Organismus angeborenen Gleichgewichts und eine kategorische Ablehnung nicht-physischer Ursachen.

Nachdem wir hart daran gearbeitet haben, unsere Alltagskommunikation zu verfeinern, ist es jetzt an der Zeit, unser Alltagsdenken zu verfeinern.

„Jegliches Verständnis, sei es das der Welt oder sogar unserer selbst, hängt von der Wahl der richtigen Metapher ab. Die Metapher, die wir wählen, bestimmt, was wir sehen."

– Iain Mcgilchrist, *The Master and His Emissary* –

Kapitel 6

Die Weisheit von Körper und Geist

The Wisdom oft the Body ist der Titel eines fantastischen Buches, das der Physiologe Walter Cannon erstmals im Jahr 1932 veröffentlichte. Darin prägte er den Begriff „Homöostase" als Bezeichnung der dynamischen Fähigkeit des Körpers, sein inneres Gleichgewicht aufrechtzuerhalten – im Kern geht es um die selbstkorrigierenden Mechanismen des Körpers. Wie beim Thema Bewusstsein finde ich es hilfreich, beim Nachdenken über Gesundheit und Krankheit die Homöostase metaphorisch zu sehen:

> *„Es dauerte Generationen, das perfekte Gyroskop zu entwickeln. Diese triumphale Kostbarkeit kann jetzt Störungen aller Art standhalten und ihre eigene aufrechte Position beibehalten. Schlagen Sie mit irgendetwas auf den äußeren Rahmen eines Gyroskops, ist es dadurch doch nicht zu Fall zu bringen. Solange sich der Mittelpunkt dreht, kehrt das Gyroskop, auch wenn es sich einen Moment lang neigt, einen Augenblick später wieder in seine Mitte zurück. Es ist etwas Wunderbares."*

Aus meiner Sicht spiegelt der sich drehende Mittelpunkt, der dieses Kreiselinstrument antreibt und schützt, genau das wider, was allgemein als „Abwehrkräfte" bezeichnet wird, die Homöostase-Mechanismen, über die Dr. Cannon schrieb. Viele Komponenten dieser Mechanismen sind mittlerweile bekannt: komplexe physiologische Systeme, die molekularen Details humoraler und zellulärer Immunität, Wachstums- und Nekrosefaktoren, neuronale Netze usw. Doch viele Komponenten der Abwehrkräfte harren noch der Entdeckung. Ich vermute, in den kommenden Jahrzehnten wird über sie in der Sprache der Informatik und der Energetik sowie auf andere derzeit unergründliche Arten gesprochen werden. Das Wirbeln, die Drehbewegung, dieser – bekannten und unbekannten – Komponenten symbolisieren die Überlebenskräfte, die sich entwickelt haben.

> *„In einem Vakuum wird sich das Rotationszentrum eines Wirbelsturms unendlich drehen. Doch wenn wir den Reibungskräften des Lebens ausgesetzt wird – Verletzung, Infektion, toxischem Stress und schädlichen Vorstellungen – wird auch unsere kreiselnde Mitte schwächer und langsamer. Eine einzige Verletzung bringt uns im Allgemeinen nicht zu Fall. Doch mit der Zeit werden vielfältige gemeinsam wirkende Kräfte uns ermüden, bis schließlich ein einziger Schlag von außen alles ins Straucheln und schlussendlich zu Fall bringen kann.“*

Was ist Gesundheit? Metaphorisch gesprochen ist es die Fähigkeit des Kreisels, in seine Mitte zurückzukehren, sein dynamisches Gleichgewicht wiederzuerlangen. Sie ist die Fähigkeit, die Schläge hinzunehmen und dennoch stehen zu bleiben – manchmal scheint sie sogar durch die Schläge gestärkt zu werden. Es ist nicht so, dass es keine Momente des Leidens, kein aus dem Lot geratenes Abgleiten mehr geben wird – die wird es natürlich geben. Aber die Weisheit des Organismus – des gesamten Organismus mit seinen Atomen und Molekülen, Vorstellungen und Absichten – besteht darin, sich wieder aufzurichten.

Was ist Krankheit? Wenn wir bei unserer Metapher bleiben, ist es nicht die ins Wanken gebrachte Spitze, ebenso wenig ist es der Schlag, der letzte Schubs, der das Gyroskop zu Fall bringt. Krankheit besteht in einer beeinträchtigten Mitte, geschwächten Abwehrkräften – und sehr häufig ist die Ursache nicht eine einzelne Gegenkraft, sondern mehrere. Vor allem können diese Gegenkräfte selbst auferlegt sein (beispielsweise durch eine ungesunde Ernährung oder ungesunde Wünsche) und/oder sie können von außen kommen (beispielweise über Keime oder negative Suggestionen).

Gesundheit und Homöostase

Die Metapher veranschaulicht, wie unvollkommen sie auch immer sein mag, zwei entscheidende Punkte. Statt uns erstens nur auf die vorgestellte Krankheit zu konzentrieren (also auf die Schiefstellung des Gyroskops), sollten wir vielmehr unseren Blickwinkel erweitern, um die allgemeine Homöostase-Fähigkeit unserer Patienten miteinzubeziehen (das heißt, die Intensität der Drehbewegung). In eingeschränktem Maß tun wir dies bereits mit unseren körperlichen Routineuntersuchungen (wie Bluttests, EKG, Röntgen usw.). Aber sind wir in unseren Auswertungen umfassend genug? Da wir jetzt wissen, dass der Geist Einfluss auf die Materie nimmt, sollten wir da zusätzlich zur Feststellung des körperlichen Gesamtzustandes unserer Patienten nicht auch ihre allgemeine seelische Gesundheit prüfen?

Ein befreundeter Chirurg erzählte mir kürzlich, er habe vor langer Zeit gelernt, jegliche Operation zu verschieben, bei der seinen Patienten nichts Gutes schwante. „Warum?", fragte ich. Seine Antwort: „Der einzige Patient, der jemals auf meinem Tisch starb, sagte vor der Operation: ‚Doktor, ich glaube, ich schaffe es dieses Mal nicht, aber egal, was passiert, … danke.'" Der Chirurg fuhr fort: „Das war mir eine Lehre." Irgendwie hatte dieser Patient intuitiv eine tiefsitzende „Drehmoment-Beeinträchtigung" geahnt. Vielleicht war es ein unentdeckter körperlicher Faktor – eine blockierte Arterie oder eine verborgene Neigung zu Herzrhythmusstörungen. Oder vielleicht spürte er einen unbewussten noetischen Faktor – einen ungesunden Wunsch. In den folgenden Kapiteln werden wir eingehend untersuchen, wie sich noetische Faktoren, die die Abwehrkräfte beeinflussen, feststellen und behandeln lassen.

Für den Moment ist wichtig zu verstehen: Herkömmliche allopathische Interventionen zielen oftmals auf einen einzelnen Störfaktor ab – einen Keim, eine Blockade, einen Tumor –, und diese Interventionen mögen zwar diesen Störfaktor erfolgreich reduzieren oder beseitigen, dennoch sind sie auf die Homöostase-Mechanismen von Körper und

Geist angewiesen. Wie vollkommen beispielsweise eine Operation auch durchgeführt wird, sie kann nicht gelingen ohne die eindrucksvollen Vorgänge innerhalb der Heilungssysteme von Patienten. Ohne diese Vorgänge würde das Herausschneiden eines Tumors an dessen Stelle nur eine nässende Wunde hinterlassen. Wie der außerordentliche Chirurg Ambroise Paré vor 400 Jahren beobachtete: „Ich verband seine Wunden, und Gott heilte sie." Und wie vollkommen auch immer eine psychiatrische Intervention sein mag, sie kann nicht gelingen ohne Systeme, die lernen, integrieren und sich entwickeln können. Kommen wir nun zu unserer Metapher zurück: Auch wenn unsere Heilmittel und Therapien einen fatalen Schlag verhindern können, so sind sie doch auf eine starke zentrale Drehbewegung angewiesen, um das Gyroskop wieder in die Mitte zu bringen. Keines von beiden darf außer Acht gelassen werden: weder der verletzende Schlag noch die sich drehende Mitte. Unsere Sichtweise von Gesundheit muss beide umfassen.

Therapeutische Zurückhaltung

Der zweite Punkt, den unsere Metapher veranschaulicht, ist folgender: Der menschliche Organismus ist eine evolutionäre Kostbarkeit, dessen Weisheit in seinen komplexen und ausbalancierten Homöostase-Systemen ruht. Unser erster Impuls sollte deshalb immer in Richtung einer **Therapeutischen Zurückhaltung** gehen: Das heißt, bevor wir irgendeine Intervention durchführen – sei es ein einfacher Tee oder ein ausgeklügeltes Arzneimittel, eine hypnotische Suggestion oder eine komplexe Operation –, sollten wir zuerst überlegen, ob wir *überhaupt* intervenieren. Das gilt für sowohl materielle als auch für mentale Eingriffe. Überwiegen die bekannten Vorteile die unumgänglichen Risiken? Und darüber hinaus: Überwiegen die bekannten Vorteile die unklaren Risiken – die unbekannten und unbeabsichtigten Folgen unserer Dienste?

Hier dient uns ein Quäntchen Demut, denn der Bereich des „unbekannten Bekannten" erweitert sich ständig (das bedeutet, das „draußen" existierende Wissen, dessen wir uns aber nicht bewusst sind). Nehmen Sie als Beispiel Antibiotika. Wir haben alle gelernt, dass wir jedes Mal, wenn wir ein Antibiotikum verschreiben, zum Selektionsdruck auf resistente Mikroorganismen beitragen. Das ist ein „bekanntes Bekanntes", das uns zu Recht nachdenklich stimmt. Doch die meisten von uns kennen nicht das ganze Wirkspektrum eines Antibiotikums, das eben über seine antibiotische Wirkung hinausgeht. Tetracycline etwa wirken nicht nur gegen bestimmte Mikroorganismen; sie wirken erwiesenermaßen auch bei Entzündungen, beeinflussen Proteolyse, Angiogenese, Apoptose, Chelatierungsprozesse, unterstützen die Iontophorese und haben einen Einfluss auf den Knochenstoffwechsel. Die meisten Behandlerinnen und Behandler sind sich dieser „bekannten" Wirkungen jedoch gar nicht bewusst.

Sogar Vitamine können unbeabsichtigte und schädliche Auswirkungen haben. Zwar werden B-Vitamine für Patienten mit „wenig Energie" und anderen unspezifischen Beschwerden durch die Bank weg gerne empfohlen. Doch wie viele dieser Behandler wissen, dass Vitamin B_9 (Folat) das Wachstum bestimmter solider Tumore beschleunigen kann, und zwar noch bevor sie klinisch erkennbar werden? (*Nutr Rev.* 2009 Apr; 67(4): 206–212.)

Und es sind nicht nur unsere körperlichen Interventionen, die ungewisse Risiken bergen und unbeabsichtigte Konsequenzen nach sich ziehen. Welche Meilensteine in der Entwicklung enthalten wir unseren Patienten vor, wenn wir in ihre Sorgen intervenieren oder uns in ihre Trauer einmischen? Natürlich muss man unter bestimmten Umständen einschreiten, darum geht es nicht. Aber auch in diesen Fällen sollte uns die **Therapeutische Zurückhaltung** leiten, damit unsere Interventionen die Patienten nicht ihrer Selbstorganisation, ihrer Fähigkeit zur Selbstheilung berauben. Die meisten von uns haben beispielsweise die Trennung von der ersten großen Liebe gut überstanden – obwohl sie schmerzlich und verwirrend war. Doch haben wir uns dadurch nicht weiterentwickelt? Sind wir nicht sicherer geworden darin, wer wir sind und was wir künftig aushalten können? Wurde unsere zentrale Drehbewegung durch die Erfahrung nicht letztlich gestärkt?

Fazit

Als Behandelnde besteht unsere Hauptverantwortung darin, die dynamische Fähigkeit unserer Patientinnen und Patienten zu stärken, ihr Gleichgewicht aufrechtzuerhalten. Gesundheit ist diese dynamische

Fähigkeit. Gelegentlich mag dies bedeuten, die materiellen und/oder mentalen Kräfte ausfindig machen und beseitigen zu müssen, die die Abwehrkräfte bedrängen. Ein anderes Mal mag es erforderlich sein, diese Abwehrkräfte zu stärken durch maßvolle **Therapeutische Zurückhaltung** in der Behandlung.

Damit sei nicht gesagt, **Versiert Behandelnde** sollten gänzlich davon absehen, Behandlungen oder Heilmittel anzubieten. Vielmehr geht es darum, Behandelnde zu ermuntern, sich eine gesunde Skepsis zu bewahren – eine auf Wissenschaft und kritischem Denken beruhende Vorgehensweise, die unser Zögern legitimiert. Als Behandelnde sind wir es unseren Patienten schuldig, immer um die heilige Weisheit und das komplexe Gleichgewicht zu wissen, das uns allen innewohnt, eine Weisheit und ein Gleichgewicht, was wir gerade erst zu verstehen beginnen.

„Die Menschheit in diesem unseren Universum gleicht einem Fremden in einer ihm noch unbekannten Stadt. Wir haben die Grundlagen erfasst, wie wir uns fortbewegen, doch da ist noch so viel mehr zu lernen."

– Carlos Rovelli, *Die Geburt der Wissenschaft* –

Kapitel 7

Die Natur der Symptomentstehung

Wir befinden uns in einer Sackgasse. Das herkömmliche „schulmedizinische" Modell von Gesundheit und Heilung lehrt uns reduktionistische Krankheitsursachen – und zwar ausschließlich. Tuberkulose beispielsweise wird von einem Bakterium verursacht. Die Ursache von Nierensteinen ist die Kristallisierung von im Urin gelösten Substanzen. Die Ursache eines Herzinfarkts sind atherosklerotische Plaques in den Herzkranzgefäßen. Jede einzelne Ursache, so besagt es die Lehre, bricht sich in der Linse von Körper und Geist und ruft mannigfaltige Anzeichen und Symptome hervor. Dementsprechend kann sich eine einzige blockierte Koronararterie manifestieren als Schmerz in der Brust, Kurzatmigkeit, Tachykardie, Angst usw. Doch wenn man durch diese Brechungslinse in die andere Richtung schaut, weisen all die unterschiedlichen Manifestationen auf eine einzige materielle Ursache hin – eine blockierte Koronararterie. Diese Analysemethode, durch die Brechungslinse von Körper und Geist rückwärtszuschauen, um eine einzelne materielle Ursache auszumachen, ist bekannt als „Ockhams Rasiermesser" oder **Sparsamkeitsprinzip**. Allen westlichen Ärzten wird beigebracht, auf diese Art zu denken.

Und doch hat jeder Patient mit Herzinfarkt, den ich behandelt und gefragt habe, „Warum heute?", einen oder mehrere plausible seelische

Gründe für sein Unglück angeführt. Am häufigsten drehten sich ihre Antworten um die Liebe, Finanzen oder (vielleicht überraschend) um Umzüge, wenngleich es auch noch viele andere Gründe gab. Wie stimmen diese noetischen „Ursachen" mit dem gängigen reduktionistischen Modell überein?

Die einfache Antwort lautet, sie tun es nicht.

Der Trugschluss unmittelbarer Anfänge

Lassen Sie mich ein Extrembeispiel heranziehen, um die Schwachstelle in unserem herkömmlichen Gedankengang zu veranschaulichen:

> *Ein verzweifelter Mann sitzt auf einem privaten Flugplatz, auf dem er einmal ein Flugzeug besaß, und grübelt über seine Notlage nach. Er ist finanziell ruiniert, seine Frau hat ihn verlassen, er steht kurz vor der Obdachlosigkeit. Etwa zehn Meter entfernt lässt ein anderer Pilot seine einmotorige Cessna an. Der verzweifelte Mann erträgt es nicht mehr; er steht auf, wendet sich dem rotierenden Propeller zu und läuft hinein.*
>
> *Was hat den Tod dieses Mannes verursacht?*
>
> *„Die unmittelbare Todesursache war eine schwere Verletzung im Schädelinneren durch einen rotierenden Flugzeugpropeller."*

Das nenne ich den **Trugschluss unmittelbarer Anfänge**. Weil der sich drehende Propeller all die feststellbaren körperlichen Verletzungen erklären kann, wird er als „der Anfang" der kausalen Abfolge bestimmt. Alle vorausgehenden Ereignisse, wie notwendig sie für das Endergebnis auch gewesen sein mögen, werden außer Acht gelassen. Dennoch gibt es eindeutig signifikante noetische Faktoren, die das Opfer veranlassten, in den rotierenden Propeller zu laufen: Der düstere Wunsch, zu sterben, ist einer davon. Sind dies nicht entscheidende Faktoren in der kausalen Abfolge, die zum Ableben dieses Mannes führten?

Ich vermute, man könnte auch argumentieren, alle „Anfänge" seien willkürlich. Wie ein Arzt und Nobelpreisträger einmal sagte: „Ich bin mir nicht so sicher, wo Sie anfangen und ich aufhöre." Doch selbst wenn das Bestimmen eines Anfangs willkürlich ist, würde ich behaupten, die

Wahl des Flugzeugpropellers als der direkte Anfang dieser kausalen Abfolge ist eine schlechte Wahl, denn sie schließt Einblicke aus, mit denen wir das tatsächliche Geschehen besser verstehen könnten – Einblicke, die uns helfen könnten, ähnliche Unglücksfälle künftig vorherzusagen und möglicherweise zu verhindern.

Das Gleiche gilt für die unmittelbaren Anfänge des Reduktionisten. Nach meiner Erfahrung ist die Ätiologie vieler – wenn nicht der meisten – menschlichen Krankheiten multifaktoriell, wobei noetische Faktoren häufig mit hineinspielen. Wie wir in Kapitel 2 besprochen haben, sind Vorstellungen bedeutsam. Warum also schließen unsere derzeitigen kausalen Krankheitsauffassungen noetische Faktoren so strikt aus?

Die Antwort ist einfach und aufschlussreich. Damit sich die Wissenschaft einen Reim auf die verwirrende Komplexität der Natur machen kann, müssen Forscher unter isolierenden und eingrenzenden Versuchsbedingungen arbeiten. Das heißt, Wissenschaftler, die die menschliche Gesundheit und Heilung untersuchen, lassen häufig selektiv Aspekte des ganzen Organismus außer Acht, um „Variablen zu kontrollieren" und sich darauf zu konzentrieren. Ergebnisse dieser „reduzierten" Bedingungen werden dann auf den gesamten Organismus übertragen – in der Regel nicht von den Wissenschaftlern im Labor – und meistens ohne Rücksicht auf die Eigenschaften (etwa physiologische Systeme, Bewegungen, mentale Aktivität usw.), die aus den komplexen Schichten des ganzen Organismus aufsteigen.

Das reduktionistische Kausalmodell

Nehmen Sie beispielsweise Warzen. Die reduktionistische Wissenschaft hat nachgewiesen, dass humane Papillomviren (HPV) unreife Hautzellen infizieren und ihren intrazellulären Mechanismus in Beschlag nehmen, um Warzen zu bilden. Damit besagt das Paradigma des **unmittelbaren Anfangs** für Warzen:

HPV → Zellinvasion → Intrazelluläre Störung → Warzen

Das bezeichnet man als Kausaldiagramm. Wie wir gleich noch sehen werden, erschließt der Einsatz dieses einfachen Modellierwerkzeugs eine ganz neue Welt der Behandlung – eine, die mit unserer tiefsten Intuition übereinstimmt – und bietet einen Rahmen für Therapie, Forschung und Vorhersage, der weit über das „zusammengestutzte" Modell der Reduktionisten hinausreicht. Wie der herausragende (Informatiker) Judea Pearl in seinem Buch *The Book of Why* schreibt: „Sehr häufig ermöglicht uns die Struktur des Diagramms selbst, alle möglichen kausalen und kontrafaktischen Beziehungen einzuschätzen: einfache oder komplizierte, deterministische oder probabilistische, lineare oder nichtlineare."

Doch lassen Sie uns zuerst die Errungenschaften des reduktionistischen Modells anerkennen. Daran erkennen wir deutlich: Der beste Weg, um Warzen zu vermeiden, besteht darin, HPV von vornherein daran zu hindern, in die Zellen einzudringen. Diese Beobachtung hat bereits zu erfolgreichen Impfungen gegen viele HPV-Stämme geführt. Was aber ist, wenn sich die Warze bereits gebildet hat? Wieder erweist sich unser geradliniges Diagramm als erfolgreich, denn es legt nahe, den intrazellulären Schaden, den HPV angerichtet hat, irgendwie umzukehren – entweder indem man das Virus beim Eintreten tötet oder indem man seine räuberischen Fähigkeiten unterbindet. Dies sind beides wertvolle Wege für die Forschung, die wiederum nützliche Behandlungen liefern. Es kann also kein Zweifel am praktischen Wert des reduktionistischen Ansatzes bestehen.

Doch wie erklärt die eben geschilderte kausale Abfolge folgende Fallgeschichte?

Genes Geschichte

Er ist ein gynäkologischer Chirurg und ein ruppiger und griesgrämiger noch dazu. „Sie können es genauso gut gleich von Anfang an wissen – ich halte das für reinen Schwachsinn!", erklärt er, als er mein Büro für medizinische Hypnose betritt. „Meine Frau schickt mich zu Ihnen, und ich bin davon nicht gerade begeistert."

„Ich auch nicht", versichere ich ihm, nicht weil ich es so empfinde, sondern vielmehr um meine Gefühle als ein Rapport-Manöver an seine anzugleichen. „Ich denke, je früher wir erfolgreich sind und es hinter uns haben, desto froher werden wir beide sein."

„Genau!", sagt er und plumpst auf den Stuhl.

Ich kenne Gene (wie ich ihn nennen werde), wir arbeiten beide im selben Krankenhaus. Er ist nicht nur für sein verbittertes Temperament bekannt, sondern er ist auch ein bekannter Pfennigfuchser. Seine Frau hatte ihn zu mir geschickt, weil seine Hände von Hunderten nässender Warzen überzogen waren und das Krankenhaus schon drohte, ihm seine Privilegien als Chirurg zu streichen.

„Also, ich hasse es, Zeit und Geld zu verschwenden", sage ich, „Sie nicht auch?"

„Kann ich nicht ab."

„Deshalb bringt mich die Tatsache, dass Ihre Frau schon vier Termine ausgemacht hat, auf den Gedanken, dass ich dann wahrscheinlich hier sitze und meine Zeit verschwende, wenn Sie sowieso nicht kommen, vor allem, weil Sie es ja schon als ‚Schwachsinn' bezeichnet haben."

„Warum sollte Ihnen das etwas ausmachen – ich vermute, sie hat im Voraus bezahlt?"

„Sie sagte, Sie würden zahlen", antworte ich. Dann kläre ich ihn über die Kosten auf und bestehe darauf, dass er die vier Sitzungen im Voraus bezahlt. Ich versichere ihm, falls die Heilung schneller eintritt, gebe ich ihm sein Geld zurück.

Er zählt das Geld ab.

„Und was ist, wenn überhaupt keine Heilung stattfindet?", erkundigt er sich trotzig.

„Das hängt von unserem wahren Ziel ab", entgegne ich. „Wenn es unser Ziel ist, zu scheitern, dann werden wir Erfolg gehabt haben. Wenn es jedoch unser Ziel ist, diese lästigen Warzen loszuwerden, dann werden wir gescheitert sein."

Mit dieser verwirrenden Bemerkung hatte ich Genes Aufmerksamkeit erlangt. Der Geizkragen konnte sein Geld zurückbekommen und erfolgreich sein, wenn er die Warzen schnell loswerden würde; oder er konnte ein Scheitern anvisieren und er würde, indem er darin erfolgreich ist, Geld und Zeit verschwenden. Der sogenannte „Double Bind" ist ein weiteres nützliches Werkzeug in der **Hohen Kunst**. *Wir hatten einen guten Anfang hingelegt.*

Wie Genes Warzen verschwanden, war faszinierend. Nach unserer ersten Sitzung „vergingen" sie einfach, sie wurden flacher und trockneten aus. In der dritten Sitzung waren die Warzen weg – nicht aber in Genes Augen. Überraschenderweise bestand er darauf, sie seien unverändert, obwohl seine Frau und ich sie überhaupt nicht mehr sehen konnten. Wir werden nie sicher wissen, warum Gene sie „sah". Vielleicht wollte er unbewusst sicherstellen, dass die Warzen wirklich nie mehr wiederkommen würden, und ersann so einen Grund für alle vier Sitzungen. Vielleicht fand seine anfängliche Ambivalenz im Hinblick auf die Arbeit mit mir einen Ausdruck in dem unbewussten Bestreiten dessen, was offensichtlich eingetreten war. Wer weiß?

Was auch immer der Grund war, in unserer letzten Sitzung rief Gene: „Oha, haben Sie ein Glück. Ich weiß ja nicht, wie Sie das gemacht haben, aber diese Warzen schienen alle in den letzten zwei oder drei Tagen abgefallen zu sein. Schauen Sie sich das an", sagte er und zeigte mir stolz seine Hände, „sehen die nicht gut aus?"

Die Behandlung von Warzen mithilfe suggestiver Therapeutik ist seit Langem gut dokumentiert. Noch in den 1990er-Jahren führte sogar das MSD-Manual „Verzaubern" (was therapeutische Suggestionen umfasst) unter den empfohlenen Behandlungen für Warzen auf. In all den Jahren haben ausnahmslos alle meine Patienten mit Warzen gut darauf angesprochen. Doch viele Behandelnde stellen diesen Ansatz infrage und greifen routinemäßig auf schmerzhaftere und invasivere Methoden zurück. Warum ist das so?

Erinnern Sie sich an unser Kausaldiagramm:

HPV → Zellinvasion → Intrazelluläre Störung → Warzen

Wie Sie sehen, bietet dieses Modell keine Erklärung für das, was Gene oder zahlreichen anderen Patienten widerfuhr, die mittels therapeutischer Suggestion von ihren Warzen geheilt wurden. Das Modell sieht keine Option für noetische Ursachen vor; und deshalb werden diese von Ärzten und anderen Behandelnden entschieden als irrelevant abgetan. Warum sollte man sich die Mühe machen, zu fragen, „Warum heute?", wenn mentale Faktoren in der kausalen Abfolge, die zu der Krankheit führt, nicht einmal vorkommen?

Das ist die menschliche Natur, stimmt's? Die meisten Menschen neigen dazu, das anzuzweifeln oder nicht zu glauben, was eben jenseits unserer erlangten Weisheit liegt. Im späten 19. Jahrhundert war zum Beispiel Newtons Modell der Schwerkraft, die auf die Entfernung wirkt, so sakrosankt, wie es unser reduktionistisches Modell heute ist. Nur ein Häretiker hätte zu behaupten gewagt, die Schwerkraft könnte nach einem anderen Prinzip wirken. Nun, ein Häretiker und Sir Isaac Newton selbst:

> *„Dass die Schwerkraft immanent, inhärent und essenziell für die Materie sein sollte, sodass ein Körper aus einer Entfernung durch ein Vakuum auf einen anderen einwirken könnte ohne die Vermittlung von irgendetwas anderem … ist für mich solch eine Absurdität, dass meiner Meinung nach kein Mensch, der in philosophischen Fragen eine kompetente Denkfähigkeit besitzt, jemals auf sie kommen kann. Die Schwerkraft muss durch ein Agens verursacht werden …, doch ob dieses Agens materiell oder immateriell ist, das überlasse ich der Betrachtung meiner Leser.“*

In diesem Zusammenhang sollten wir anerkennen, dass der Reduktionist, wie Newton, von seinem einzelnen Experiment nicht sagt: „Das ist es, das ist die ganze Geschichte.“ Es sind nicht die sauber arbeitenden Wissenschaftler, die ihre eigenen Ergebnisse falsch ausgelegt haben, sondern vielmehr die ungestümen, allzu groben Verallgemeinerer, die vorbehaltlos die Auffassung akzeptieren, dass die Ergebnisse aus der Petrischale die ganze Geschichte erzählen: dass isolierte Zellen den gleichen Einflüssen ausgesetzt sind wie Zellen in einem lebenden Organismus – was nicht der Fall ist. Diese allzu groben Verallgemeinerer täten gut daran, sich an die alte Weisheit zu erinnern: Das Fehlen von Belegen belegt nicht, dass es keine gibt. Das heißt in diesem Fall, den Einfluss noetischer Faktoren nicht nachzuweisen, besagt nicht, dass noetische Faktoren keine Rolle spielen. Insbesondere, wenn wir aus guten Gründen glauben, dass sie es doch tun.

Und wieder befinden wir uns in einer Sackgasse. So scheint es zumindest.

Erweitertes Kausalmodell

Glücklicherweise verschafft uns unsere wahrgenommene Sackgasse eine Gelegenheit, unser Wissen und unsere Fähigkeiten zu erweitern. Um noch einmal aus Thomas Kuhns brillantem Buch *Die Struktur wissenschaftlicher Revolutionen* zu zitieren: „Entdeckung beginnt mit dem Wahrnehmen von Anomalie, das heißt, mit der Erkenntnis, dass die Natur irgendwie gegen die paradigmabedingten Erwartungen verstößt, die die normale Wissenschaft leiten."

Genes Geschichte ist eine solche Anomalie; und es gibt Tausende weitere. Darum müssen wir einen Weg finden, der die „paradigmabedingten Erwartungen" des Reduktionismus hinter sich lässt. Wir brauchen ein umfassenderes Modell von Krankheitsursachen – eines, das den Wert der reduktionistischen Wissenschaft bewahrt, aber unser Verständnis so erweitert, dass es sowohl materielle als auch mentale Ursachen beinhaltet. Idealerweise wird dieses umfassendere Modell nicht nur noetische Krankheitsursachen erklären, sondern auch neue Einblicke in die Natur der Symptomentstehung bieten und neue Präventions- und Behandlungsmethoden vorschlagen.

Wie Sie im Folgenden sehen werden, leistet das **Erweiterte Kausalmodell** genau dies (ein übersichtliches Diagramm finden Sie am Ende des Buches auf S. 306).

Auch wenn Sie dieses neue Modell anfangs vielleicht als ein wenig mühsam empfinden werden, versichere ich Ihnen jedoch, die Konsequenzen dieses neuen Denkansatzes zur Krankheitskausalität zu begreifen, wird den Nebel und die Unschärfen zum großen Teil lichten, die unsere heutigen Auffassungen von Gesundheit und Heilung enthalten. Außerdem wird das **Erweiterte Kausalmodell**, sobald Sie es verinnerlicht haben, buchstäblich jede Facette Ihrer Interaktionen beeinflussen, von der Krankengeschichte über die Behandlung bis zur Heilung.

Sieben Bereiche des Kausaldiagramms

Lassen Sie uns zuerst unser neues Kausaldiagramm in sieben einzelne Bereiche unterteilen, die von *Bereich I – Ursachen* bis *Bereich VII – Anzeichen und Symptome* reichen (siehe Abb. I). Wir werden jeden dieser

Bereiche einzeln untersuchen, als wären sie statische Speicher; aber uns sollte klar sein, dass dieser Ursachenkomplex in Wirklichkeit ein dynamisches Wogen von Ereignissen in stetem Wandel ist. Sobald wir die verschiedenen Elemente der Krankheitsursache untersucht haben, werden wir unser neues Schema auf Genes Fall (und andere Fälle in späteren Kapiteln) anwenden, um seinen Gesamtnutzen zu beurteilen.

Abbildung I: Erweitertes Kausaldiagramm

Bereiche: I (Ursachen)	II	III	IV (Krankheit)	V	VI	VII (Anzeichen und Symptome, AS)
Noetische Faktoren, mental						Organisch: Warzen
Extrinsische Faktoren	AK	+SP	HPV-Infektion	-SP	AK	Sozial: Rückzug
Intrinsische Faktoren						Psychisch: Depression

AK = Abwehrkräfte; +SP = Sparsamkeitsprinzip; -SP = Umgekehrtes Sparsamkeitsprinzip

Bereich I – Ursachen

Dieser Bereich umfasst alle ursächlichen Geschehnisse, die auf den Organismus Einfluss nehmen, unabhängig von der Art (mental vs. körperlich sowie innerlich vs. äußerlich). In dieser Hinsicht sind die Begriffe *noetisch*, *extrinsisch* und *intrinsisch* Ordnungsprinzipien, mittels derer sich die Geschehnisse bequem klassifizieren lassen; die Grenzen jeder dieser Kategorien sind nicht entscheidend. Wie Bertrand Russell feststellte: „… sowohl Geist als auch Körper sind nur bequeme Wege, Geschehnisse zu ordnen.“ Damit bezeichnet „noetisch“ mentale oder psychische Geschehnisse wie Wünsche und Absichten; „extrinsisch“ bezeichnet äußere Faktoren wie Ernährung, Krankheitserreger und toxische Belastungen; und „intrinsisch“ bezeichnet innere Faktoren wie Körpertemperatur, Blutdruck, endokrine und andere Körperfunktionen.

> Hinweis: Alle *Bereich I – Ursachen* wirken auf *Bereich II – Abwehrkräfte* ein und umgekehrt.

Bereich II – Abwehrkräfte

Die Abkürzung AK steht für Abwehrkräfte (also für die zentrale Drehbewegung unseres Gyroskops). Diese schließen alle Schutzmaßnahmen mit ein: materielle und mentale, bekannte und unbekannte. Aufgrund der Wissensexplosion in den letzten 50 Jahren vermute ich stark, dass die Wissenschaft unser Verständnis dieser verschiedenen Kräfte auch künftig erweitern wird. Überlegen Sie nur, wie wenig wir vor 50 Jahren noch über das Immunsystem wussten und wie viel wir derzeit von seiner detailreichen Komplexität verstehen. Wer weiß, welche neuen Signale, Zellen und Kräfte durch die Wunder der modernen Wissenschaft noch aufgedeckt werden? In der Zwischenzeit sollten wir davon ausgehen, dass alle Abwehrkräfte zusammengenommen das sind, was physische und psychische Störungen daran hindert, „den Kreisel zu Fall zu bringen".

Bereich III – Sparsamkeitsprinzip

Das ist die Linse, durch die möglichst viele Ursachenfaktoren mit möglichst wenigen Krankheiten erfüllt werden, idealerweise mit nur einer: Das ist das **Sparsamkeitsprinzip**, das herrschende Prinzip hinter vielen, wenn nicht den meisten menschlichen Krankheiten. Damit drücken die *Bereich I – Ursachen* durch *Bereich II – Abwehrkräfte* und führen aufgrund dieses *Bereich III – Sparsamkeitsprinzips* (meistens) zu einer einzigen Krankheit. Mit einem Verständnis dieses Wirkungsprinzips kann der **Versiert Behandelnde** begreifen, wie es kommt, dass vielfältige Ursachen so häufig eine rationelle Antwort in einer einzigen Krankheit finden, und wie es umgekehrt oftmals notwendig ist, diese vielfältigen Ursachen zu behandeln, um ein erneutes Auftreten der Krankheit oder eine sogenannte Symptomverschiebung zu verhindern.

Bereich IV – Krankheit

Krankheit ist die einzige Quelle (in der Regel), die die meisten, wenn nicht sogar alle der unterschiedlichen Manifestationen des Patienten erklärt. Es ist wichtig zu verstehen, dass das *Bereich III – Sparsamkeitsprinzip* in seiner Wirkweise aus einer immensen Vielzahl möglicher

Krankheitsoptionen auf eine Art „auswählt", die den meisten *Bereich I – Ursachen* entspricht. Damit wird eine Krankheit oftmals sowohl materielle als auch mentale Ursachen haben – die alle zu ihr beitragen.

Bereich V – Umgekehrtes Sparsamkeitsprinzip

Das ist die Linse, durch welche die Krankheit in ihr ganzes Spektrum möglicher Manifestationen gebrochen wird, von denen nur einige die *Bereich VI – Abwehrkräfte* durchdringen und tatsächlich zu Anzeichen und Symptomen werden. Hierbei handelt es sich um das **Umgekehrte Sparsamkeitsprinzip**. Schaut man durch diese Linse in die andere Richtung, führt sie uns zu „Ockhams Rasiermesser", dem **Sparsamkeitsprinzip** – wie oben angeführt ist es eines der diagnostischen Schlüsselprinzipien der herkömmlichen Schulmedizin.

Bereich VI – Abwehrkräfte

An diesem Punkt in der kausalen Abfolge filtern die Abwehrkräfte das Spektrum möglicher Manifestationen wirkungsvoll und lassen nur einige der potenziellen Anzeichen und Symptome der Krankheit durch, während sie andere abweisen. Infolge der Stärke der Bereich *VI – Abwehrkräfte* wird damit eine Virusinfektion, aus der auch eine „wild gewordene" ausgeprägte Virämie und Enzephalopathie werden könnte, auf einige lästige Erkältungssymptome heruntergebrochen.

Bereich VII – Anzeichen und Symptome

Anzeichen und Symptome können noetisch und/oder organisch sein, mental und/oder körperlich. Das Kind, das eine Erkältung produziert, damit es nicht in die Schule muss, mag beispielsweise unter Fieber und geröteten Mandeln leiden, während es gleichzeitig Freude und Erleichterung empfindet, der Bedrohung entgangen zu sein, die seinen Rückzug in die Krankheit ausgelöst hat.

> Hinweis: Ebenso wie bei *Bereich I – Ursachen* so wirken auch *Bereich VII – Anzeichen und Symptome* auf die Abwehrkräfte ein und umgekehrt.

Das Erweiterte Kausalmodell in der Praxis

In der Praxis denke ich zwar häufig in Form dieser sieben Bereiche und erstelle vielleicht sogar ein **Erweitertes Kausaldiagramm**, doch mit Patienten spreche ich nie darüber. Das wäre ungefähr so nützlich wie einem Patienten die Details des Zitronensäurezyklus oder die Funktionsweise der Alkoholdehydrogenase zu erklären. Stattdessen **spreche ich von *Bereich II* bis *Bereich VI* als „der Symptomerzeuger" oder „der Problemlöser" – eine funktionelle Instanz innerhalb des unbewussten Körper-Geist-Systems.** Daher gibt es „Ursachen", die den „Symptomerzeuger" bzw. „Problemlöser" zu einer Lösung drängen. Diese wiederum bietet für möglichst viele „Ursachen" eine einzige Lösung – nämlich eine Krankheit –, die sich dann als vielfältige „Anzeichen und Symptome" manifestiert (Abbildung 2).

Abbildung 2: Das zusammengefasste Kausaldiagramm

Bereich I (Ursachen) ← → Bereiche II-VI (Symptomerzeuger/Problemlöser) ← → Bereich VII (Anzeichen und Symptome)

Genes Geschichte neu betrachtet

Um die Kraft und die Tragweite zu verstehen, die dieses neue Paradigma Behandelnden bietet, lassen Sie uns nun Genes Fall neu aufrollen.

Gene hatte vielfältige *Bereich I – Ursachen*. Seine Geschichte machte deutlich, dass Gene zu viel Alkohol trank, schlecht schlief und übergewichtig war. Ganz bestimmt drückten diese „Ursachen" auf Genes Abwehrkräfte und „verlangsamten die Drehbewegung des Kreisels". Andererseits stemmten sich die Abwehrkräfte dagegen und hielten ein gefährliches Gleichgewicht aufrecht. Wir können zum Beispiel annehmen, dass Genes Leberenzyme erhöht waren, um seinen Alkoholkonsum zu verkraften, seine Schlafprobleme wurden durch eine Nebennierenreaktion ausbalanciert, und sein Übergewicht wurde, wenngleich es beeinträchtigend war, durch die Herzfunktion und andere Mechanismen kompensiert. Mit anderen Worten, seine *Bereich II – Abwehrkräfte* hielten stand. Die Drehbewegung hatte sich zwar verlangsamt, doch sie war nicht zum Stillstand gekommen.

Genes Emotionen in Bezug auf seine Arbeit kristallisierten sich in drei entschiedenen Wünsche, die zur Ursachengleichung beitrugen: (1) der Wunsch, mit der Arbeit aufzuhören, (2) der Wunsch, von der Berufsunfähigkeitsversicherung Geld zu erhalten, und (3) der Wunsch, „das gute Leben" beizubehalten. Natürlich gibt es Abwehrkräfte (etwa Bewältigungsmechanismen) im noetischen Bereich, genauso wie es sie in der physischen Welt gibt. Eine starke noetische Abwehrkraft könnte zum Beispiel allen drei Wünschen mit einer dominanten Direktive entgegengewirkt haben – nämlich der tief verwurzelten Entschlossenheit, Vorstellungen zu einem „Rückzug in die Krankheit" zu verwerfen und immer gesund zu bleiben. Wir alle kennen jemanden, dessen oder deren eiserner Wille fest darauf gerichtet ist, gesund zu bleiben, und er oder sie bleibt gesund. Aber viele Menschen haben keine so tief verwurzelte Direktive. In Genes Fall koppelte sich das Fehlen eines tief verwurzelten Prinzips für „Nur gesunde Lösungen" mit den bereits geschwächten Abwehrkräften aufgrund körperlicher Ursachen, dadurch konnten die Wünsche durchdringen.

Drei noetische Ursachen stehen jetzt dem *Bereich III – Sparsamkeitsprinzip* gegenüber (wie auch alle anderen *Bereich I – Ursachen*, die ebenfalls durchgekommen sein mögen, etwa HPV). Es stehen immer zahlreiche mögliche Lösungen zur Auswahl. Beispielsweise könnte sich eine Leberkrankheit entwickeln wegen Genes Alkoholkonsum, oder es könnte zu einem Herzinfarkt aus einem Herzkranzgefäß kommen, das jetzt stumm beeinträchtigt ist, oder es kann zu einer Gallenkolik kommen durch einen bislang nicht entdeckten Gallenstein. Das **Sparsamkeitsprinzip** wirkt dahingehend, die *eine* Lösung auszumachen, die der größten Anzahl von „Ursachen" am besten entspricht. In dieser Hinsicht ist die „Gallensteinoption" zu kurzlebig, um Genes Arbeitsende zu rechtfertigen und Leistungen aus der Berufsunfähigkeitsversicherung zu beziehen. Die anderen beiden Optionen sind hingegen zu einschränkend, um „das gute Leben" weiterhin zu ermöglichen. Wie wäre es also mit einer latenten HPV-Infektion … Könnte diese nicht als die *eine* Lösung fungieren, wenn sie auf Genes Händen um sich greifen würde? Genau auf den Händen, die er braucht, um seine Arbeit auszuführen.

Bereich IV – Krankheit: Die HPV-Infektion wird aktiviert. Jetzt breitet *Bereich V – Umgekehrtes Sparsamkeitsprinzip* die möglichen Manifestationen der Infektion aus; dazu gehören grassierende Hautläsionen am ganzen Körper, unkontrollierte Virämie, Enzephalopathie, Selbstverachtung, Schamgefühl usw.

Was die meisten dieser *möglichen* Symptome an der Manifestation hindert, ist das Wirken der *Bereich VI – Abwehrkräfte*: Diese Kräfte sind zwar etwas eingeschränkt, doch sie lassen die Manifestation von Genes Handwarzen – zusammen mit einigen psychischen Symptomen – zu; gleichzeitig halten sie jedoch alle anderen möglichen Manifestationen im Zaum. Denken Sie daran: Es ist ein dynamisches Gleichgewicht. Falls die Warzen infiziert würden, könnten sie rückwärts gerichteten Druck ausüben – die Abwehrkräfte schwächen und dadurch eine Anfälligkeit hervorrufen für eine weitere Ausbreitung und einen weiteren Ausdruck des Virus. Alternativ könnten aber auch genau die Abwehrkräfte, die jetzt einer Ausbreitung auf die Unterarme und darüber hinaus entgegenwirken, sich verstärken und die Warzen komplett von Genes Händen verschwinden lassen. Das Endergebnis ist das Syndrom, mit dem Gene kommt: schreckliche Handwarzen, sozialer Rückzug und Depression.

In der Praxis arbeiten wir nie in diese Richtung – also dahin, Ursachen zur Manifestation anzuregen. Vielmehr kommt der Patient mit Anzeichen und Symptomen und wir schlussfolgern unseren Weg zurück durch die Brille des *Bereich V – Umgekehrtes Sparsamkeitsprinzip* – das heißt, wir setzen „Ockhams Rasiermesser" an. Natürlich hören viele Behandelnde auf, wenn die *Bereich IV – Krankheit* festgestellt ist, und greifen zurück auf die Erreger-Medikament-Kochbuchrezepte der modernen Medizin. **Die Schönheit unseres neuen Ursachenparadigmas besteht darin, dass es uns auffordert, an dieser Stelle nicht stehen zu bleiben, sondern stattdessen weiter zu suchen (z. B. zu fragen, „Warum heute?"). Denn unzählige gemeinsam wirkende Mitursachen haben die Abwehrkräfte geschwächt und letztlich Ausdruck in dem präsentierten Syndrom gefunden. Diese Ursachen mögen sowohl körperlich als auch mental sein – organisch und psychisch.**

Somit schreibt das **Erweiterte Kausalmodell** den Behandlungsplan geradezu selbst:

1. Lösen Sie so viele Mitursachen wie möglich auf – mentale und körperliche. Eine Reduzierung der Anzahl von *Bereich I – Ursachen* wird sowohl die Abwehrkräfte steigern als auch die Zahl der aversiven Kräfte verringern, die sich Bahn brechen wollen.
2. Stärken Sie die Abwehrkräfte direkt mit allen bewährten Mitteln – mental und körperlich. Hier spielen komplementäre Maßnahmen (wie Ernährung, Bewegung, Selbsthilfe, Psychotherapie und Nahrungsergänzungsmittel usw.) eine Rolle.
3. Setzen Sie, sofern sie angezeigt sind, körperliche Heilmittel nach dem reduktionistischen Prinzip ein. Bedenken Sie, dass das reduktionistische Kausalmodell nicht ausgemustert ist – vielmehr bleibt es im **Erweiterten Kausaldiagramm** als *Bereich IV – VII* erhalten.

Auf diese Behandlungen kommen wir gleich noch einmal zurück.

Aber zuerst schauen wir, was passiert, wenn wir nur dem Weg der reduktionistischen Medizin folgen. Die Warzen mögen vergehen, aber die Mitursachen und die geschwächten Abwehrkräfte werden wahrscheinlich bestehen bleiben. Natürlich gibt es Situationen, in denen die Anzeichen und Symptome der Krankheit so quälend für die Betroffenen sind, dass er oder sie beschließen, eine gesündere Herangehensweise zu finden: im Wesentlichen die eigenen ungesunden Wünsche zu revidieren und mit eigenen Suggestionen eine Heilung zu bewirken. Doch diese Stufe der Selbstwahrnehmung und Willenskraft ist relativ selten. Häufiger bleiben die ursprünglichen *Bereich I - Ursachen* bestehen. Ist dies der Fall, wird entweder die Behandlung fehlschlagen oder es treten schon bald andere Krankheiten auf - sogenannte Symptomverschiebungen.

Kommen wir zurück zu Gene. Erkennen Sie, dass Genes „Symptomerzeuger/Problemlöser" ihm eine recht machbare Lösung zugeteilt hatte. So erschien es jedenfalls anfangs. Ihm würden seine Privilegien als

Chirurg gestrichen werden, danach könnte er seine Berufsunfähigkeitsversicherung in Anspruch nehmen. Doch wie sich herausstellt, war Gene hin- und hergerissen. Ein Teil von ihm wollte die Warzen, ein Teil von ihm wollte sie nicht. Warum?

> *„Ich war immer stolz darauf, hart zu arbeiten, ehrlich und sehr integer zu sein. Ich bin kein Weichei", sagt Gene. „Aus dem Ärzteteam geworfen zu werden und das Gnadenbrot zu erhalten, das bin nicht wirklich ich."*
>
> *„Was sind Sie?", frage ich.*
>
> *„Ich weiß es nicht."*
>
> *„Was würden Sie raten?"*
>
> *Schweigen. Dann, nach einiger Zeit: „Wissen Sie, ich schätze, einfach in den Ruhestand zu gehen ... kein Schwächling zu sein und irgendeine Unfähigkeit zu heucheln."*
>
> *„Weil Sie kein Schwächling sind, oder?" (Achten Sie auf das Frageanhängsel, das die Suggestion tarnt.)*

In unseren Sitzungen erklärte ich Gene, wie „der Symptomerzeuger/Problemlöser" aus einer Fülle von Möglichkeiten auswählt, um den drängenden Ursachen zu entsprechen. Wenn das herrschende Prinzip „Nur gesunde Lösungen" ist, dann ist Krankheit ausgeschlossen und es werden notgedrungen gesunde Optionen ausgewählt. Ich setzte Hypnose ein, um diese Vorstellung mit Genes Selbstkonzept zu verbinden: „... denn das ist, was ein hart arbeitender, sehr integrer Problemlöser tun sollte ... Nur gesunde Lösungen finden ... ein gesunder, ehrlicher Eintritt in den Ruhestand."

Während der Trance bot ich auch Suggestionen wie die folgenden an, um die Abwehrkräfte zu stärken:

> *„... und der Körper weiß, wie er Viren abwehrt. Wir sind alle jeden Tag Millionen davon ausgesetzt. Und trotzdem haben Sie jetzt keine Erkältung oder Grippe ... und Ihre Arme und Ihr Rücken und Ihre Schultern haben das Warzenvirus nicht ... und bald brauchen Ihre Hände die Viren auch nicht mehr zu haben."*

Beim Aufwachen gebe ich Gene ein Mantra als Aufgabe, das er in seiner Zeit außerhalb der Termine anwenden kann.

„Wann immer Sie an die Warzen denken, Gene, sagen Sie Folgendes zehnmal. Wohlgemerkt, es wird nicht funktionieren, wenn es neunmal oder elfmal sind. Sie müssen es zehnmal sagen: ‚Warzen, verschwindet … Warzen, verschwindet … Warzen, verschwindet.'"

Ihn sich auf die zehnmalige Wiederholung fokussieren zu lassen, erhöht die Schwierigkeitsstufe und zwingt ihn, sich zu konzentrieren und seinem „Symptomerzeuger/Problemlöser" zu bestätigen, dass die derzeitige Lösung unannehmbar ist.

Letztlich ging Gene stolz und würdevoll in den Ruhestand. Er nahm keine Berufsunfähigkeitsversicherung in Anspruch, doch er fand durchaus andere Möglichkeiten, seinen Lebensstil zu unterstützen, die mit seinem Selbstkonzept übereinstimmten. In der Zwischenzeit blieben seine Hände frei von Warzen, wodurch er Golf spielen und „das gute Leben genießen" konnte. Zwei von drei *Bereich I – (noetischen) Mitursachen* wurde dadurch entsprochen. Die dritte, nämlich der Wunsch, die Berufsunfähigkeitsversicherung in Anspruch zu nehmen, wurde aufgelöst, (1) durch das Aufzeigen, inwiefern das im Widerspruch zu Genes Selbstwert stand, (2) durch die Stärkung von Genes Abwehrkräften mithilfe der Einschärfung des von der Autorität aufgetragenen Mantras „Warzen, verschwindet" und (3) durch das Einfügen der Klausel „Nur gesunde Lösungen" in Genes *Bereich III – Sparsamkeitsprinzip*. Nebenbei bemerkt wurden Genes Abwehrkräfte weiter gestärkt durch eine klassische Beratung in Bezug auf Ernährung, Bewegung und Alkoholkonsum.

Von Ursachen und Heilungen

Es ist wichtig, festzustellen, dass das bloße Aufdecken noetischer beitragender Faktoren oder verworrener Emotionen („Ich hasse Arbeit") oder schlecht definierter „Stress" im Allgemeinen nicht zu einer Heilung führt. Das ist ein weit verbreitetes Missverständnis. Katharsis ist selten heilend – sie wirkt nur, wenn der Patient oder die Patientin eine außerordentlich starke Ich-Funktion hat (eine Komponente der Abwehrkräfte) und sich selbst erfolgreich suggerieren kann: „Das habe ich nicht gemeint! Warzen, verschwindet!“ Häufiger wird die Autorität eines Heilers als Hebel benötigt, um eine Heilung herbeizuführen.

Außerdem sollten wir beachten, dass unser neues Paradigma noetische Ursachen zwar berücksichtigt, doch in keiner Weise den Einfluss physischer Ursachen kleinredet. Tatsächlich erkennt unser **Erweitertes Kausalmodell** alle möglichen Abwandlungen an. Einige Krankheiten mögen ausschließlich von noetischen Faktoren verursacht werden, während andere rein aus körperlichen Ursachen entstehen. Unabhängig von der Mischung ist der Erfolg immer am besten sichergestellt, indem so viele *Bereich I – Ursachen* wie möglich aufgelöst werden, während man sich gleichzeitig darum kümmert, die Abwehrkräfte zu stärken, das **Sparsamkeitsprinzip** zu korrigieren („Nur gesunde Lösungen“) und die reduktionistischen Kausalabfolgen zu durchbrechen.

Fazit

Wir sind nicht mehr einschränkt durch die unterentwickelten und sich als unwirksam erweisenden kausalen Schlussfolgerungen der reduktionistischen Wissenschaft. Es ist, als hätten wir gerade unsere Pässe in die Hand gedrückt bekommen und erfahren, dass die winzige Stadt, in der wir leben, anders als versprochen, nicht die ganze Welt ist. Nicht einmal annähernd. Jetzt steht es uns frei, die Fülle der möglichen Krankheitsursachen, die den unmittelbaren Anfängen des Labors vorausgehen, zu erkunden, um etwas über die multifaktorielle Natur menschlicher Krankheit zu erfahren und um die Stärken und Grenzen der noetischen Medizin zu testen, wenn sie danach strebt, noetische Mitursachen zu menschlichem Leiden aufzulösen.

Es ist an der Zeit, alles zusammenzusetzen – unseren erweiterten Werkzeugkasten, unsere erhöhte Ehrfurcht vor der Weisheit des Körpers und unser erweitertes Konzept von Krankheitsursachen. Im nächsten Kapitel werden wir die Elemente der Begegnung zwischen Patientinnen und Patienten und Behandelnden analysieren und anfangen, zu lernen, wie die **Hohe Kunst** in jedem Aspekt unseres täglichen Bemühens die Ganzheit wiederherstellt.

„Was die Ursächlichkeit betrifft, sagt uns ein Körnchen weiser Subjektivität mehr über die reale Welt als jede Menge Objektivität."

– Judea Pearl, *The Book of Why* –

Kapitel 8

Die Beziehung zwischen Patienten und Behandelnden

Alle Begegnungen zwischen Patientinnen und Patienten sowie deren Behandelnden bestehen im Wesentlichen aus drei Teilen: (1) Informationseinholung, (2) Synthese und (3) Informationsübermittlung. Konventionell Behandelnden wird beigebracht, jeden dieser Teile mit der Wissenschaft und Vorgehensweise ihrer jeweiligen Schule zu durchtränken. Wir sind jetzt aufgefordert, jedem Teil zusätzlich die Nuancen und Einsichten der **Hohen Kunst** hinzuzufügen.

Wie Sie sehen werden, beeinflusst unser **Erweitertes Kausalmodell** grundlegend, nach welcher Art von Informationen wir fragen und auch, wie wir eine Diagnose und einen Behandlungsplan erstellen. Gleichzeitig zügelt und relativiert unser geschärftes Bewusstsein für die Natur statistischer Informationen und für den Trugschluss der Prophezeiung unsere Vorhersagen, während **Therapeutische Zurückhaltung** uns zu denken gibt, bevor wir etwas verschreiben. Das vielleicht Wichtigste aber ist: Wenn die Zeit für die Informationsübermittlung kommt, helfen uns unsere neuen und verbesserten Kommunikationsfertigkeiten, unsere Botschaften achtsam zu formulieren, um sie zum höchsten Nutzen unserer Patienten mitzuteilen.

Lassen Sie uns damit beginnen, wie all das rein theoretisch abläuft. Danach konzentrieren wir uns darauf, wie eine bestimmte Anwendung unseres Gedankengangs das Leben eines Mannes rettete, den die konventionelle Medizin, trotz der zahlreichen Wunder, die sie in Lage ist zu bewirken, nicht hätte retten können.

Teil I: Informationseinholung

Dieser erste Teil der Begegnung zwischen Patienten und Behandelnden umfasst die Krankengeschichte, eine körperliche Untersuchung, Labortests, bildgebende Untersuchungen und alle anderen für die Beschwerden des Patienten relevanten Daten. Welche Informationen zu erkunden sind und wie man an sie herankommt, sind wesentliche Teile der herkömmlichen Ausbildung.

Doch ein Großteil der Informationseinholung ist bedauerlicherweise unvollständig. Zum Beispiel wird die wichtigste Frage in der Krankengeschichte des Patienten (sobald die Primärdiagnose gesichert ist) selten gestellt, nämlich: „Warum heute?" Andere wichtige Fragen mit dem Ziel, verbreitete noetische Muster aufzuspüren, werden ebenfalls routinemäßig ausgelassen. Diese Faktoren enthalten oftmals ungesunde Wünsche, gefährliche Identifikationen, tiefsitzende Schuldgefühle usw. Außerdem werden auch Fragen, die feststellen sollen, welche negativen Suggestionen (das sind Verwünschungen) derzeit wirken könnten, nur selten – falls überhaupt jemals – gestellt.

Wie Sie im Folgenden sehen werden, definiert das **Erweiterte Kausalmodell** Informationseinholung neu als die Suche nach sowohl der bzw. den reduktionistische/n Ursache/n einer vorhandenen Krankheit als auch nach den noetischen Faktoren, die möglicherweise zu dieser Krankheit beitragen und sie aufrechterhalten. Darüber hinaus bietet unser neues Kausalmodell einen logisch aufgebauten Kontext, in dem sich die Stärken und Schwächen der Abwehrkräfte umfassend erkunden lassen.

Teil II: Synthese

Im zweiten Teil der Begegnung zwischen Patienten und Behandelnden erstellt der professionelle Behandler mithilfe der in Teil I gewonnenen Informationen eine Diagnose, einen Behandlungsplan und eine Prognose. Das beinhaltet die Anwendung bestimmter Problemlösungsstrategien, etwa anatomisch und physiologisch zu denken, eine Differentialdiagnose auszuarbeiten (ein Spektrum an Möglichkeiten) und systematisch diagnostische Möglichkeiten auszuschließen durch das Anwenden bestimmter logischer Prinzipien, darunter das erwähnte „Ockhams Rasiermesser", das nach einer einzelnen Krankheit sucht, um die gezeigten Anzeichen und Symptome zu erklären.

Wie Sie sich vielleicht vorstellen können, braucht die herkömmliche Synthese jetzt ein Upgrade. Das **Erweiterte Kausalmodell** enthüllt eine Ätiologie, die aus weit mehr Ursachen besteht als der direkte Anfang der herkömmlichen Lehren; auch begünstigt es, wie bereits angemerkt, eine umfassendere Bewertung der Abwehrkräfte. Sobald die Diagnose gesichert ist, muss unser Behandlungsplan daher auf die physischen und psychischen Ursachen abzielen sowie darauf, die Abwehrkräfte zu stärken. Wie Sie sehen werden, lautet die gute Nachricht: Sind die Grundursachen der Krankheit ausgemerzt, wird die Prognose für eine dauerhafte Heilung weitaus günstiger.

Teil III: Informationsübermittlung

Was Teil I und II angeht, so sollte uns klar sein: Unsere Patientinnen und Patienten erwarten von uns, dass wir perfekt sind. Das sind wir zwar nicht und können es auch gar nicht sein. Doch so geplagt, wie unsere Patienten von ihren eigenen Ängsten und Erkrankungen sind, bemerken sie nichts von den persönlichen Stärken und Schwächen ihrer Behandelnden. Sie gehen einfach davon aus, dass wir die passenden Informationen eingeholt haben und sie perfekt umsetzen.

Jetzt halten sie sich an jedem unserer Worte fest. Wie wir diese Worte gestalten und übermitteln, wird ihnen entweder helfen oder schaden. Hier wird unser neu erworbener Werkzeugkasten uns und unseren Patienten gute Dienste leisten. Und ebenso unsere neu gewonnenen Einsichten in die Natur von Gesundheit und Heilung.

Die Hohe Kunst anwenden

Auch auf die Gefahr hin, mich zu wiederholen, möchte ich betonen, wie wichtig es ist, dass Wissenschaft und traditionelle Lehre jeden Aspekt der Zusammenarbeit von Behandelnden und Patienten durchziehen. Aber auch die **Hohe Kunst** kann und sollte dem ganzen Prozess innewohnen. Ist das nicht der Fall, so wird die herkömmliche Informationseinholung die maßgeblichen Mitursachen der Krankheit gar nicht erst ans Licht bringen können; ohne die **Hohe Kunst** wird die Synthese auf unvollständigen Kausalmodellen und möglicherweise auf irrigen Gedankengängen beruhen und die Informationsübermittlung unüberlegt und unbeabsichtigt abträglich sein. Am wichtigsten aber ist, ohne die **Hohe Kunst** wird die Gelegenheit, eine wirkliche und nachhaltige Heilung zu bewirken, häufig verpasst werden.

Die folgende Fallgeschichte veranschaulicht vielleicht mehr als jede andere in meiner Berufslaufbahn die entscheidende Bedeutung der **Hohen Kunst**, wenn sie auf jeden einzelnen Abschnitt der Begegnung zwischen Patienten und Behandelnden angewandt wird.

Michaels Geschichte

Michael ist ein 55-jähriger hellhäutiger Akupunkteur, der Chinesische Medizin und chinesische Künste studiert. Auf einer Chinareise bemerkte er einen gummiartigen Knoten unter seinem Kinn. Kurz danach entdeckte er ähnliche Beulen in seiner Leiste. Sein Schlaf war durch Fieber und nächtliches Schwitzen beeinträchtigt.

Nach einer „gründlichen Erhebung der Krankengeschichte", körperlichen sowie bildgebenden Untersuchungen und einer Biopsie der Kinnläsion diagnostizierten die Ärzte ein Lymphom. Namentlich hatte Michael eine seltene und häufig hartnäckige Form von Lymphom, „verursacht durch" eine einzelne Genmutation.

Unmittelbar nachdem die Diagnose gesichert war, begann Michael mit der Chemotherapie. Seine Kenntnisse in Tai-Chi und anderen östlichen Künsten halfen ihm, die Nebenwirkungen besser zu tolerieren. Es war hart. Zuerst schrumpften die Tumoren, und Michael fühlte sich beflügelt und optimistisch. Dann kehrten sie mit voller Wucht zurück – groß wie Golfbälle – unter den Armen, in der Leiste und an anderen Stellen.

Die Ärzte probierten verschiedene andere Chemotherapie-Schemata aus, allesamt vergeblich. Als das Tumorwachstum fortschritt, wurden Michaels Aussichten düster.

Schließlich flog man einen speziellen Wirkstoff aus Deutschland ein. Das Chemotherapeutikum wurde in maximal aggressiver Dosierung verabreicht, um den Tumor lange genug auszuschalten, sodass Michael Gelegenheit für eine Knochenmarktransplantation hatte. (Wie sich herausstellte, war sein Bruder dafür geeignet.) Anfangs funktionierte das Transplantat. Michaels Knochenmark wurde mit den Zellen seines Bruders aufgefüllt, die normale, gesunde Zellen zu produzieren begannen.

Dann kam es zu einer Katastrophe. Die transplantierten Knochenmarkzellen begannen Michaels Körper als fremd zu identifizieren; sie griffen ihn an, indem sie kraftraubende Bauchkrämpfe, blutigen Stuhlgang und Gelbsucht hervorriefen. Ein Virus (CMV, Zytomegalievirus), das lange in seinen Geweben geschlummert hatte, wurde reaktiviert, was das Ganze noch verschlimmerte. Michael, der normalerweise 83 Kilo schwer war, wog bald darauf nur noch kümmerliche 58 Kilo. Der Tod saß ihm im Nacken.

Zu diesem Zeitpunkt waren die Wissenschaft und die traditionelle Lehre in eine fatale Sackgasse geraten. Chemische Stoffe waren eingesetzt worden, um Krebszellen abzutöten. Das Knochenmark von Michaels Bruder war transplantiert worden, um sein eigenes Knochenmark zu ersetzen. Andere chemische Stoffe waren eingesetzt worden, um Pathogene abzutöten und unerwünschte Reaktionen zu regulieren. Die gesamte großartige Maschinerie der reduktionistischen Medizin war aktiviert und aufgeboten worden. Obwohl unzählige andere durch diese Wundermaßnahmen gerettet werden konnten, gehörte Michael nicht dazu.

Unmittelbar bevor die sogenannte Transplant-gegen-Wirt-Krankheit (GvHD, Graft-versus-Host-Disease) einsetzte, hatte Michael einen Vortrag besucht, den ich zur Natur der Symptomentstehung gehalten hatte. Bei diesem Vortrag berichtete ich von einer Zeit in meiner Praxis für medizinische Hypnose, als nacheinander fünf Patientinnen und Patienten zu mir kamen, alle mit einer durch Schuld hervorgerufenen Krankheit. Die erste

Patientin war beispielsweise eine tiefreligiöse Frau mit einer sie stark behindernden Arthritis, die sechs Monate nach dem Tod ihrer zwei alkoholkranken Söhne begonnen hatte. Sie machte sich selbst Vorwürfe wegen deren Tod. Der zweite Fall betraf eine ebenso gläubige Frau mit neu aufgetretenem Lupus, der fünf Monate nach dem gewaltsamen Suizid ihres Vaters mit bipolarer Störung eingesetzt hatte. Sie bestand darauf, dass sie „mehr hätte tun sollen", obwohl er ihr den schönsten Brief eines Vaters an seine Tochter hinterlassen hatte, den ich jemals gelesen habe. Der dritte Patient war ein katholischer Mann, bei dem Arthritis diagnostiziert worden war; er machte sich selbst Vorwürfe wegen des Drogenmissbrauchs seines Sohnes, und er litt wegen seiner eigenen ehelichen Untreue unter Schuldgefühlen. Und so ging es weiter.

Kurz nach diesem Vortrag klopfte Michael an meine Tür: „Wissen Sie", sagte er blass und erschöpft, „etwas, was Sie in diesem Vortrag neulich gesagt haben, etwas über Schuld … ich habe einfach das Gefühl, Sie können mir helfen."

Folgendes erfuhr ich bei unserem ersten Termin:

I. Informationseinholung

Ich nahm die übliche Krankengeschichte auf, wie es jeder schulmedizinisch ausgebildete Arzt tun würde. Dann begann ich nach den Ursachen und negativen Suggestionen, nach „Verwünschungen", zu graben. Wenn ich mich damit abgefunden hätte, dass die einzige Ursache von Michaels Krankheit eine Genmutation wäre, hätte ich ihn vielleicht zur Familiengeschichte und einer möglichen Gefahrenexpositionen befragt, aber kaum zu anderen Dingen. Stattdessen begann ich nach noetischen Ursachen der Art zu suchen, wie wir sie in den vorangehenden Kapiteln besprochen haben – nach einem ungesunden Wunsch, einer unangemessenen Identifikation, tiefsitzender Schuld usw.

Folgendes kam zutage: Erstens war Michael – obwohl er als Erwachsener ein „gläubiger Atheist" war – katholisch erzogen worden. Er erinnerte sich, wie „die Nonnen uns Schuldgefühle schon in jungen Jahren beibrachten".

Hinweis: Die Vorstellung von Schuld wird häufig früh in der Erziehung eines Kindes geprägt. Auf der Suche nach verborgenen Ursachen hilft es wenig, etwas über den jetzigen Glauben des Patienten zu wissen, besser ist, sich nach dem Glauben und der Kultur, in dem er oder sie aufwuchs, zu erkundigen.

Michaels Vater war Veteran, der im Krieg eine traumatische Gehirnverletzung erlitten hatte und im Rollstuhl saß. „Er war die meiste Zeit seines Lebens ein Patient."

Hinweis: Meistens, jedoch nicht immer, identifiziert sich ein kleiner Junge mit dem Vater, ein kleines Mädchen mit der Mutter. Mehr als wir uns eingestehen mögen, bildet diese Identifikation einen Antriebsstrom im tiefen Fluss unseres Lebens.

Michaels Mutter war Krankenschwester; sie hatte seinen Vater im Feldlazarett versorgt. Sie hatten sich verliebt, geheiratet und vier Kinder bekommen. Michael war das dritte.

Hinweis: Schauen Sie immer nach beherrschenden Themen in der Dynamik der Vater-Mutter-Beziehung wie Fürsorge, Respekt, Dominanz und Geringschätzung.

Im Alter von 54 Jahren erlitt Michaels Vater einen zerebralen Krampfanfall und starb. Michael war damals 13 Jahre alt. Als er die Nachricht vom Tod seines Vaters erfuhr, weinte Michael nicht. Ja, er gab etwas verschämt zu, er habe „eine Art Erleichterung empfunden". Er erklärte, einen behinderten Vater zu haben, habe ihm immer das Gefühl gegeben, „irgendwie anders zu sein".

Hinweis: Verstehen Sie, dass dies eine normale und häufig vorkommende Reaktion für einen jungen Mann in Michaels Situation ist. Mit diesem Stückchen Weisheit können Sie Michaels Kindheitseindrücke mit einem Erwachsenenverständnis umdeuten.

Seine Mutter schimpfte ihn wegen seiner Kälte: „Wenn du nur wüsstest, wie dein Vater gelitten hat!“

Hinweis: Die Verwünschung, aufgedeckt.

Wenige Wochen nach dem Tod seines Vaters erinnerte sich Michael, spontan in Tränen ausgebrochen zu sein. „Es traf mich spät, aber hart.“

Außerdem hatte Michael kurz vor dem Einsetzen seiner Symptome eine Trennung von seiner langjährigen Freundin erlebt. Er fühlte sich verraten und wütend. Dennoch wünschte er sie sich verzweifelt zurück. „Ich hätte alles getan, um sie zurückzubekommen, komme was wolle.“

Hinweis: Daher die Ermahnung – seien Sie vorsichtig, was Sie sich wünschen!

In seinem Leid hatte er sich angewöhnt, tagsüber Marihuana zu „vapen“, und zwar täglich.

Hinweis: Eine möglicherweise beitragende Exposition.

Als ich Michael zum Schluss fragte, „Warum jetzt?“, da die Mutation sich auch zehn Jahre früher oder später hätte manifestieren können, sagte er nach dem erwarteten Schweigen: „Wissen Sie, ich habe keine Ahnung … Aber ich finde es erstaunlich, dass ich im gleichen Alter erkrankt bin, wie mein Vater starb – mit 54. Vielleicht eine genetische Verwünschung oder so etwas.“

Hinweis: Vielleicht, wenngleich der Vater nicht an einem Lymphom starb. Dennoch ist Michaels Antwort ein eindeutiger Hinweis darauf, dass seine Krankheit irgendwie mit dem Tod seines Vaters in Zusammenhang steht.

Die Lektion: Suchen Sie bei der Informationseinholung sehr genau nach inneren Ursachen und äußeren Verwünschungen. Beide Faktoren sind in Michaels Geschichte eindeutig vorhanden. Wie wir sehen werden, sind dies entscheidende Informationen und sie liefern den Schlüssel für Michaels Heilung.

II. Synthese

Michaels Primärdiagnose ist gestellt: „Lymphom, Zustand nach allogener Knochenmarktransplantation mit akuter Transplant-gegen-Wirt-Krankheit und CMV-Infektion." Doch ist Michaels komplexe Erkrankung gänzlich das Resultat einer einzelnen Genmutation oder deutet seine Antwort auf „Warum jetzt?" auf andere *Bereich I – Mitursachen* hin, die für sich genommen behandelbar sein könnten? Für eine Antwort müssen wir erst Schuld, Identifikation und die Macht eines Wunsches etwas besser verstehen.

Schuldgefühle

Pat, meine langjährige Assistentin, wurde in Singapur geboren und taoistisch erzogen. Spät in ihrem Leben heiratete sie einen wunderbaren Mann, einen gläubigen Baptisten aus den Südstaaten. Ihr Mann bat sie, seiner Kirche beizutreten, was sie freudig machte. Pat genoss die Kirchenlieder und das Gemeinschaftsgefühl. Über die Glaubenslehre huschte sie leicht hinweg.

Ungefähr ein Jahr nach ihrem Beitritt sagte Pat zu mir: „Dr. Steve, ich muss Sie etwas fragen. Es ist mir peinlich, meinen Mann oder Prediger zu fragen, weil das etwas ist, was ich meinem Gefühl nach schon wissen sollte."

Sie können mich alles fragen", sagte ich.

„Gut", sagte sie mit gerunzelter Stirn. „Es geht um Schuld. Ich höre die Leute in der Kirche darüber reden und, hm … was ist das? Was meinen sie mit ‚sich schuldig fühlen'?"

Meine Arbeit hatte mich gezwungen, mit genau dieser Frage zu ringen, deshalb war ich vorbereitet. „Schuld", erklärte ich, „hat zwei Komponenten. Die erste ist uns allen vertraut: sie ist das Schamgefühl oder Bedauern, das wir empfinden, wenn wir wissen, dass wir etwas falsch gemacht haben."

Pat nickte leicht.

„Die zweite Komponente besteht in der Bestrafung", sagte ich, „die Bestrafung, die man dem eigenen Empfinden nach für das Fehlverhalten verdient. Diese Strafe kann von der Welt kommen oder sie kann als göttliche Vergeltung kommen – von Gott."

Für einen kurzen Moment war Pats Gesicht ausdruckslos, dann leuchteten ihre Augen: „Ha!", rief sie, schlug mir auf die Schulter und fiel fast vom Stuhl vor Lachen. „Sehr lustig, Dr. Steve … sehr lustig!" Ich war verblüfft. „Und jetzt", sagte meine liebe taoistische Freundin, „sagen Sie mir bitte, was Schuld wirklich ist."

Genau das hatte ich getan.

Jeder Mensch trauert anders; es gibt keine richtige Art und Weise. Michaels Mutter, die in ihrem eigenen Kummer ertrank, konnte die teilnahmslose Reaktion ihres jungen Sohnes auf den Tod seines Vaters nicht verstehen. Fast aus einem Reflex heraus verwünschte sie ihn dafür, und er hegte jahrzehntelang die daraus folgenden Schuldgefühle. Etwas war verkehrt an ihm (Scham) und er muss bestraft werden (Vergeltung). Welche geeignetere Bestrafung als diese: „Warte nur, bis du so alt bist, wie es dein Vater war", tobt die Rächerin, „dann sollst auch du leiden, wie er gelitten hat – Schmerz, Hinfälligkeit und Tod!"

Zwar ist hier viel geschlussfolgert, doch meine Erfahrung legt mir nahe, dass Schuld wahrscheinlich eine Mitursache von Michaels Krankheit ist, insbesondere weil er bestätigt: „Die Nonnen brachten uns Schuldgefühle schon in jungen Jahren bei", und es war mein Vortrag über durch Schuldgefühle hervorgerufene Krankheiten, der ihn zu mir führte.

Identifikation

Was Freud als „Nachahmungstrieb" bezeichnete, ist bei allen Primaten stark ausgeprägt, auch bei Menschen. Affen schauen, Affen machen. Vielleicht hatte sich Michael so stark mit seinem Vater identifiziert, dass seine Krankheit als Reaktion auf einen Nachahmungsbefehl auftrat. Erinnern Sie sich, der Vater war die meiste Zeit seines Lebens „ein Patient gewesen".

Identifikation ist eine starke und häufig vernachlässigte Kraft im Hinblick auf Gesundheit und Verhalten des Menschen. Mehr zum Thema Identifikation findet sich in dem Kapitel über Hypnose, wenn es um *Rapport* geht. Für den Moment ist es zumindest vorstellbar, dass ein Nachahmungsbefehl irgendwie in die Ätiologie von Michaels Krankheit mit hineinspielt.

Wunscherfüllung

Der Wunsch: „Alles zu tun, um sie zurückzubekommen, komme was wolle." Die Erfüllung: Sich in Krankheit zurückzuziehen, ein Patient zu werden und den Fäden des Mitleids zu gestatten, sie zu sich zu ziehen. In seiner Kindheit hatte Michael dafür das perfekte Vorbild. Sein Vater war sein ganzes Leben lang „ein Patient gewesen" und seine Mutter war die stets treue Ehefrau und Krankenschwester geblieben.

Vielleicht zwei starke Kräfte – Identifikation mit seinem Patienten/Vater UND der Wunsch, „alles zu tun, um seine Freundin zurückzubekommen" – wirkten durch das **Sparsamkeitsprinzip** zusammen, um Michael krank zu machen und seine Genesung zu verhindern.

> Hinweis: Meiner Erfahrung nach können diese „Komme-was-wolle"-Wünsche äußerst mächtig sein und sie spielen häufig eine maßgebliche Rolle bei der Krankheitsursache. Es ist wahr, seien Sie vorsichtig, *was* Sie sich wünschen. Aber, vielleicht noch wichtiger, seien Sie vorsichtig, *wie* Sie es sich wünschen. Besser ist es, genau

anzugeben, wie die Wunscherfüllung aussehen soll, statt die Wahl blind den eigenen unbewussten Wirkkräften zu überlassen.

Wichtig ist, dass diese möglichen noetischen Ursachen von Michaels Krankheit (also unbewusste Schuld, gefährliche Identifikation, ein ungesunder Wunsch) die materiellen, reduktionistischen Ursachen nicht ausschließen. Vielmehr bestehen sie *zusätzlich* zu solchen Ursachen. In Anbetracht von Michaels genetischer Disposition kann Folgendes in Betracht gezogen werden.

Genetik

Konventionelle Reduktionisten könnten argumentieren, eine Genmutation habe Michaels Schicksal bestimmt. Punkt. Und doch räumen heutzutage zahlreiche Wissenschaftler ein, dass „Genetik kein Schicksal" ist. 53 Jahre lang konnte die Mutation ohne weitere Mitursachen Michaels Leben nicht aus dem Lot bringen. Sie schlummerte zusammengekauert und wartete. „Warum heute?" Ist es nicht absolut vorstellbar, dass zuerst andere („epigenetische") Mitursachen notwendig waren, um Michaels Abwehrkräfte zu schwächen, damit das mutierte Gen „angeschaltet" werden und somit Ausdruck finden konnte? Und könnten nicht einige dieser Ursachen noetischer Natur gewesen sein?

Kausale Inferenz

Lassen Sie uns auf der Grundlage dessen, was wir bisher herausgefunden und zusammengestellt haben, ein **Erweitertes Kausalmodell** konstruieren. Obwohl Michaels Krebserkrankung fürs Erste besiegt ist und er derzeit mit nachgelagerten Komplikationen zu tun hat, wird sich ein umfassender Blick auf seine anfängliche missliche Lage wahrscheinlich als erfolgreich erweisen (vgl. Abbildung 3).

Abbildung 3: Michaels Erweitertes Kausaldiagramm

Bereiche: I (Ursachen)	**II**	**III**	**IV (Krankheit)**	**V**	**VI**	**VII (Anzeichen und Symptome)**
Genmutation						Vergrößerung der Lymphknoten
Schuld: Todeswunsch			Krebs			Schwäche, Gewichtverlust
Wünsche: „Rückzug“	AK	SP	(GvHD)	-SP	AK	Ausschlag
Toxine: Vapen			CMV			Nachtschweiß
Identifikation: Vater						Angst, Schamgefühl, Rückzug

Hier sehen wir vielfältige *Bereich I – Ursachen*, die allesamt den *Bereich II – Abwehrkräften* gegenüberstehen, sie beeinträchtigen und durchdringen (das heißt, die Drehbewegung des Gyroskops verlangsamen). Diesen Faktoren wird anfangs durch das *Sparsamkeitsprinzip* mit einer einzigen Krankheit „entsprochen“ – das ist Krebs –, der durch das *Bereich V – Umgekehrte Sparsamkeitsprinzip* und die *Bereich VI – Abwehrkräfte* bricht und Michaels Syndrom manifestiert.

Die folgende Chemotherapie schwächt seine bereits beeinträchtigten Abwehrkräfte weiter, während die noetischen Ursachen aus *Bereich I* weiterbestehen. Daher drängen auch dann, als das Lymphom besiegt ist, mächtige Faktoren weiterhin auf Ausdruck. Das führt zur Transplant-gegen-Wirt-Krankheit (GvHD), die die Abwehrkräfte weiter schwächt und zu einem Wiederausbruch des Zytomegalievirus (CMV) führt.

Mit anderen Worten, vor uns liegt ein dynamisches und umfassendes Kausalmodell, das sowohl noetische als auch reduktionistische Ursachen und Auswirkungen umfasst und nicht nur für Michaels ursprüngliche Erkrankung (Krebs) verantwortlich ist, sondern auch für seine in der Folge auftretenden Krankheiten (GvHD, CMV).

Wie führt diese umfassendere Betrachtung der Ursachen und Auswirkungen zu einem wirkungsvollen Behandlungsplan und einer Prognose – und rettet letztlich Michaels Leben? Lassen Sie mich das Schritt für Schritt aufschlüsseln.

Diagnose

Beginnen wir mit den Gewissheiten, später folgen unsere begründeten Vermutungen.

Was wir wissen

Erstens wissen wir, dass Michael ein Lymphom hatte aufgrund – zumindest teilweise – einer Genmutation. Das Lymphom ist überwunden. Doch Michael ist jetzt dem Tod nahe wegen einer schlimmen Transplant-gegen-Wirt-Krankheit und einer opportunistischen Infektion.

Was wir vermuten

1. Wir vermuten, der Bestrafungsaspekt von Michaels latentem Schuldgefühl lebte wie gerufen in seinem 54. Lebensjahr wieder auf und regte das „im Voraus angeordnete" Leiden und den bevorstehenden Tod an. Jetzt wird er endlich wissen, was sein Vater ertragen hat.
2. Michaels Nachahmungstrieb – also die Identifikation mit seinem Patienten/Vater – könnte ebenfalls zur Verschlechterung seines Zustands beitragen.
3. Michaels Wunsch, „sie zurückzubekommen, komme was wolle" mag einen Rückzug in Krankheit angestoßen haben, in der Hoffnung, das Kindheitsmuster „Ich bin der Patient, sie ist die Pflegerin" wieder aufleben zu lassen.

Irgendeiner oder auch alle diese Faktoren könnten zu einem unterschiedlichen und nicht erkennbaren Grad am Werk sein. Wir können niemals wissen, welcher Faktor, falls einer eine Rolle spielt, am stärksten zu Michaels Krankheit beiträgt. Vielleicht ist es nur ein einziger, vielleicht sind es alle, vielleicht ist es keiner. Wie dem auch sei, ohne eine erfolgreiche Intervention wird Michael in wenigen Tagen tot sein. Er wiegt jetzt 58 Kilo.

Warum nicht auf sie alle eingehen?

Behandlungsplan

Der Behandlungsplan ergibt sich aus dem **Erweiterten Kausalmodell**. Beobachten Sie, wie sich unsere Herangehensweise jetzt vom konventionellen/reduktionistischen Ansatz unterscheidet. Wir meinen nicht mehr, dass Michaels verschiedene Anzeichen und Symptome von einer einzigen Krankheit hervorgerufen werden, die infolge einer rein körperlichen Ursache auftrat (d.h. der Mutation); stattdessen können wir mit dem **Erweiterten Kausalmodell** seine Krankheit als eine Folge von weiterbestehenden *Bereich I – Ursachen* und geschwächten Abwehrkräften verstehen.

Bis diese Ursachen überwunden sind, wird die reduktionistische Behandlung einer einzelnen Erkrankung (z. B. des Krebses) häufig zu einer weiteren Problematik führen (z. B. der Transplant-gegen-Wirt-Krankheit) und dann einer weiteren (CMV) und so weiter: „**unendliche Geschichten**“, bei denen die Krankheit nur der Kopf der Hydra ist – die einzig wirkliche Art, um dem vielköpfigen Ungeheuer den Garaus zu machen, besteht darin, es vernichtend zu treffen – in der Grundursache.

Unsere Behandlung muss sich jetzt auf diese vielfältigen Ursachen richten, auf die bekannten und die vermuteten. Zusätzlich sind allgemeine Maßnahmen zur Stärkung der Abwehrkräfte keine „netten Anhängsel“ mehr, sondern vielmehr unerlässliche Bausteine in Michaels überlebensnotwendigem Behandlungsprotokoll.

Schauen wir, wie sich dies gestaltet.

1. Setzen Sie die konventionelle Therapie fort (so lange wie nötig)

Dies ist eine wichtige Grundregel in der **Hohen Kunst der Behandlung**. Die herkömmliche schulmedizinische Herangehensweise hat schon unzählige Leben gerettet und wird das auch weiterhin tun; sie zielt darauf ab, einen häufigen ursächlichen Verlauf anzuhalten (z. B. Mutation → Krebs → Symptome) ungeachtet der vorausgehenden Faktoren. Im Wesentlichen sieht die Strategie derart aus: „Den Fluss an der Einmündung stauen, dann braucht man seine Zuflüsse nicht zu stauen.“

In Michaels derzeitiger misslicher Lage könnte es helfen, die Transplant-gegen-Wirt-Krankheit mit herkömmlichen Maßnahmen zu bekämpfen, um so zur Stärkung der Abwehrkräfte beizutragen, was die CMV-Infektion unterdrücken könnte. Also: Setzen Sie die konventionelle Therapie fort.

2. Nehmen Sie abträgliche Mitursachen ins Visier

In diesem Fall sollten wir annehmen, dass Michaels unbewusstes Schuldgefühl, die ungesunden Wünsche und die gefährliche Identifikation allesamt *Bereich I – Mitursachen* sind. Deshalb muss jede einzelne dieser Ursachen angegangen werden.

Ich werde in den folgenden Kapiteln genau darlegen, wie jede einzelne dieser Maßnahmen durchzuführen ist. Machen Sie sich für Erste klar, dass es einfache Protokolle gibt, mit deren Hilfe sich diese häufigen noetischen Krankheitsursachen angehen lassen. Daher:

C. Lösen Sie die „Schuld-Bombe“ auf.
D. Kappen Sie gefährliche Identifikationen.
E. Heben Sie ungesunde Wünsche auf, etwa Rückzug in Krankheit.
F. Gehen Sie auf unbekannte Ursachen ein.

3. Stärken Sie die Abwehrkräfte

Ich habe bei unzähligen Patientinnen und Patienten eine beschleunigte Wundheilung als Reaktion auf präoperative Suggestionen für „wirklich rasche Wundheilung“ miterlebt. Überlegen Sie einmal, was das bedeutet. Alle Heilkräfte, die Teil der Abwehrkräfte sind, reagieren auf eine einzige Vorstellung („wirklich rasche Wundheilung“) und arbeiten irgendwie zusammen, um die Prozesse zu beschleunigen, um Organe, Bindegewebe und Haut heilen zu lassen. Es ist fantastisch. All das als Reaktion auf eine einfache therapeutische Suggestion.

Warum bieten wir also nicht ähnliche Suggestionen in allen geeigneten Fällen an? „Wirklich rasche Heilung.“ Wie im oben genannten Fall gibt es dafür einfache Protokolle, auf die ich später noch genauer eingehen werde. Lassen Sie uns also für den Moment in unseren allgemeinen

Behandlungsplan Folgendes aufnehmen: allgemeine Suggestionen für Gesundheit und Heilung.

Darüber hinaus sollte die Stärkung der Abwehrkräfte wissenschaftlich gesicherte Hinweise zu den Themen Ernährung, Bewegung, Schlaf und Nahrungsergänzungsmittel beinhalten. Lassen Sie mich „wissenschaftlich gesichert" betonen. Erinnern Sie sich an meinen Hinweis, wonach eine Folat-Supplementierung unter bestimmten Umständen potenziell schädlich ist? Insofern bedeutet also „natürlich" nicht gleich „sicher" – Sokrates hätte mir in diesem Fall bestimmt zugestimmt im Hinblick auf sein „ganz natürliches" Schierlingsgetränk. Und genauso wenig bedeutet „Bio" unbedenklich. Darum ist es am besten, Patienten zu dem zu raten, was nach Ihrem besten Wissen und Gewissen als wahr und gesichert gilt, und dabei Modeerscheinungen und Volksglauben gegenüber skeptisch zu bleiben.

Berechtigt ist allerdings auch diese Frage: Was ist mit Placebos? Da ein Placebo in ungefähr 25-35 Prozent der Fälle wirkt, sollten wir Michael nicht irgendeine Form von Placebo anbieten? Die knappe Antwort lautet: Ja, und genau das machen wir jetzt auch. Sie erinnern sich, **jeder Intervention wohnt die Allgemeine Placebo-Suggestion inne** – „Falls Sie (X) sich diesem Verfahren unterziehen, werden Sie (Y) das vorgegebene Ergebnis erzielen." Michael nimmt momentan viele Medikamente ein, die diese implizite Suggestion in sich tragen. Darüber hinaus ist er bei mir in Behandlung, was ebenfalls implizite Placebo-Suggestionen mit sich bringt. In Hinblick auf das inhärente Heilpotenzial von Placebos ist Michael also versorgt.

> Hinweis: Die Gelegenheit, ein tatsächliches Placebo zu verabreichen – also eine wirkungslose Tablette, ein Verfahren, Injektion usw. –, bietet sich immer dann, wenn nichts anderes verordnet wird. Das kommt am häufigsten dann vor, wenn bei einem Patienten ein vorübergehendes virales Syndrom diagnostiziert wird. Stellen Sie nur sicher, dass das, was auch immer Sie anbieten (z. B. eine Tablette, eine Spritze, eine Manipulation oder Behandlung) selbst neutral oder zuträglich ist, in keiner Weise aber schädlich.

4. Vermitteln Sie Hoffnung und Verbindung

Diese beiden Dinge sollte jeder Behandlungsplan enthalten, denn Hoffnung und ein Gefühl der Verbindung mit dem Behandelnden sind das, was sich alle Patienten wünschen und was alle brauchen. Manchmal kann das so eine einfache Aussage sein: „Wunder geschehen jeden Tag. Lassen Sie uns zusammen an Ihrem arbeiten." Bei Michael kommt zusätzliche Hoffnung von der Erkenntnis: Es sind abträgliche Vorstellungen im Gange, diese könnten zu seiner Krankheit beitragen und diese Vorstellungen lassen sich auflösen oder deaktivieren. Es ist zwar unwahrscheinlich, dass ich zu Michael direkt mehr über die Einzelheiten dieser abträglichen Vorstellungen sagen werde, doch ich kann zumindest sagen: „Michael, nach all dem, was ich heute gehört habe, bin ich optimistisch, dass wir zusammenarbeiten können und schon sehr bald einige bemerkenswerte Ergebnisse sehen werden. Sind Sie auch meiner Meinung?"

Jetzt haben wir eine Diagnose und einen Behandlungsplan. Die abschließende Formulierung in dieser Synthese ist die Prognose. Hier werden häufig die schwerwiegendsten Fehler gemacht. Gehen wir also vorsichtig zu Werke.

Prognose

Die meisten Menschen mögen keine Ungewissheit. Aber die Zukunft ist immer ungewiss. Wenn ein Patient oder eine Patientin fragt: „Wie stehen meine Chancen?", müssen professionell Behandelnde erkennen, dass sie es wirklich nicht wissen und auch nicht wissen können. Außerdem sollten Behandelnde immer an die Tatsache denken, dass von einer Autorität geäußerte negative Suggestionen auch verheerende Konsequenzen haben können.

> *Ein verängstigter Krebspatient fragt: „Wie viel Zeit habe ich noch, Doktor?"*

Bevor Sie antworten, machen Sie sich klar: Professionell Behandelnde, alle von uns, leben in einer voreingenommenen einseitigen Welt. Wenn wir uns irren, kommen unsere Patienten selten zu uns zurück. Sie gehen anderswohin. Und wenn es ihnen anderswo gut geht, schreiben sie uns nicht, um uns über ihren Erfolg oder unseren Irrtum zu informieren. Wenn wir hingegen richtig liegen, können wir nicht unterscheiden, ob das vorhergesagte Ergebnis die Folge unserer Suggestionen oder unserer materiellen Interventionen ist. Deshalb wissen wir nie wirklich, ob unsere prognostische Richtigkeit daraus resultiert, „wie die Dinge sind", oder ob sie die Folge von sich selbst erfüllenden Prophezeiungen sind. Erinnern Sie sich, wie die Aussage „ein kleines Zwicken oder ein Bienenstich" eine schmerzhafte Injektion garantierte, während „da kommt ein seltsames Geräusch, hören Sie zu" genau zum gegenteiligen Ergebnis führte? **Unsere Erfahrung ist voreingenommen und tendiert zu erfüllten Prophezeiungen und vorhergesagten Ergebnissen, wenngleich die übrige Welt ein viel größeres Spektrum an Möglichkeiten aufweist.**

Lassen Sie uns deshalb noch einmal kurz auf die zwei großen in Kapitel 3 besprochenen Trugschlüsse der Prognose zurückkommen.

Der Trugschluss der Prophezeiung

Viele Behandelnde geben eine Prognose ab, vielleicht ohne es zu merken, um einfach ihre eigenen Ängste und Unsicherheiten zu beruhigen. Wenn ein Arzt ein düsteres Ergebnis vorhersagt, zum Beispiel: „Sie haben noch fünf Monate zu leben", dann wird weniger die „falsche Hoffnung" vermieden, sondern eher eine falsche Sicherheit vermittelt. Behandelnde können unmöglich wissen, was morgen ist, und noch viel weniger ist das möglich im Hinblick auf ihre Patienten. Außerdem ruht, wie ich erklärt habe, in dieser Unsicherheit auch Hoffnung. Gleichgültig, um welche Krankheit oder welchen Zustand es sich handelt, mindestens ein Betroffener wird die Oberhand behalten und wieder gesund werden. Vielleicht ist der Patient, der vor Ihnen sitzt, genau dieser Mensch. Das kann so sein oder eben auch nicht. Aber das pragmatische Ausströmen dieser Überzeugung ist das, was es Ihnen und Ihren Patienten ermöglicht, einen Blick auf die ewig lodernde Flamme der Hoffnung zu werfen – wie schwach oder zart auch immer sie scheinen mag.

Erinnern Sie sich an meine Patientin Althea?

Altheas Geschichte

Als ich Althea das erste Mal traf, konnte ich unmöglich wissen, dass ich ihre Geschichte eines Tages den Medizinstudierenden und Ärzten an der medizinischen Fakultät der örtlichen Universität erzählen würde, und noch viel weniger, dass ich über sie in einem für professionell Behandelnde bestimmten Buch schreiben würde. „Ich habe ein etwa 20 Zentimeter großes, durch eine Biopsie nachgewiesenes Lymphom im Becken, und ich glaube, Sie können mir helfen, es loszuwerden." Das waren ihre ersten Worte.

Es war das Jahr 1998. Althea war 33 Jahre alt und hatte eine unauffällige Vorgeschichte. Im Scripps Memorial Hospital im kalifornischen La Jolla war sie von Ärzten, die ich kenne und schätze, gründlich untersucht worden. Wenige Wochen vor unserem Termin hatte sie sich einer Biopsie unterzogen. Ihre histologische Diagnose lautete: „Non-Hodgkin-Lymphom mit mäßiger Aplasie." Sobald die Biopsiewunden verheilt waren, sagte sie, wollten die Ärzte mit der Chemotherapie beginnen.

In der Woche vor unserem Termin war Althea einem bekannten indischen Guru begegnet. Er hatte ihr die Hände aufgelegt und verkündet: „Du wirst geheilt werden." Damit suchte sie mich auf.

Unsere Hypnosesitzungen bestanden aus einer Tranceinduktion und -vertiefung mit sehr wenig anderen Suggestionen als „nur gesunde Zellen". Damals hatte ich mich in die Arbeit des großartigen australischen Arztes Dr. Ainslie Meares vertieft, und deshalb verbrachte Althea einen großen Teil der Sitzung gewissermaßen verweilend in „kristallklarer Stille" – an einem Ort, der definiert ist als „der Bereich, in dem wahre und dauerhafte Heilung geschieht". Sie blieb die ganze Zeit über lebensfroh und entschlossen.

Nach sechs Sitzungen war unsere Zeit um. Althea ging zu ihrer MRT-Untersuchung vor der Behandlung und hatte dann einen Termin bei ihrer Onkologin, um den Termin für die Chemotherapie festzulegen.

„Dr. Bierman, hier ist Dr. White."

> *Wir kannten uns schon seit unserer Ausbildung. „Was haben Sie mit meiner Patientin gemacht?“, erkundigte sie sich, ihr Tonfall war gleichzeitig scharf und fragend.*
>
> *Unsicher geriet ich ins Stocken, „Äh, was meinen Sie? Nur ein paar positive Suggestionen.“ Daraufhin wurde ihr Ton feierlich, „Der Tumor ist im MRT nicht mehr zu sehen. Keine Spur davon! Ich schicke Althea zu einer PET-Aufnahme, um sicherzugehen … und stelle sie am nächsten Dienstag in der Tumorkonferenz vor.“*
>
> *Das ist jetzt mehr als 20 Jahre her und zahlreiche PET-Aufnahmen sind gemacht worden seit Dr. Whites Anruf. Ein- oder zweimal ist mir Althea zufällig beim Einkaufen begegnet. Jedes Mal versichert sie mir: „Es ist alles gut. Ich bin vollständig geheilt.“*

Denken Sie darüber nach. Ein mittels Biopsie nachgewiesenes Non-Hodgkin-Lymphom mit mäßiger Aplasie von etwa 20 Zentimeter Durchmesser. Die einzige Intervention waren ein paar einfache Suggestionen, angeboten von jemandem, den die Patientin als Autorität wahrnahm.

Anekdoten erzählen, was möglich ist, und Möglichkeit weckt Hoffnung. Kein Patient sollte jemals seiner Hoffnung beraubt werden. Erinnern Sie sich deshalb an Althea. Erinnern Sie sich so an sie, als wäre sie Ihre Patientin. Erinnern Sie sich an sie, wie ich es tat, als ein ausgezehrter Mann mit 58 Kilo namens Michael mit akuter Transplant-gegen-Wirt-Krankheit in mein Büro schlich und um Hilfe bat.

Der Trugschluss der Übertragung

Ich kann es nur wiederholen: Statistiken befassen sich mit Gruppen, nicht mit Einzelpersonen. Stellen Sie sich beispielsweise vor, einer Studie zufolge beträgt die Überlebenschance bei einer bestimmten Diagnose und Behandlung 1 zu 10. Diese Schlussfolgerung stammt von Daten zur untersuchten Auswahl, nicht der Allgemeinbevölkerung oder irgendeiner anderen Untergruppe. Falls die Untersuchungsgruppe nur aus Männern besteht, dann seien Sie vorsichtig, sie auf Frauen zu übertragen. Wenn die Untersuchungsgruppe im Mittleren Westen lebende Weiße sind, dann seien Sie vorsichtig, das Ganze auf Ostasiaten zu übertragen.

Und was noch wichtiger ist: Sagen wir, die allgemeinen Merkmale der Gruppe entsprechen den allgemeinen Merkmalen (Geschlecht, Ethnie, Beruf, Gewicht, gleichzeitige Erkrankung usw.) Ihres Patienten oder Ihrer Patientin. Hüten Sie sich dennoch davor, auf Ihren Patienten zu schließen. Diese allgemeinen Merkmale bestimmen nicht zwangsläufig die individuellen Ergebnisse. Bei Ihrem Patienten könnte ein einzigartiger individueller Faktor eine Rolle spielen, eine Zell- oder Genvariante, ein Nahrungsergänzungsmittel, eine Aktivität, ein Heiler – und genau dieser Faktor könnte ausschlaggebend sein und bei den Probanden aus der „passenden“ Untersuchungsgruppe vielleicht gar nicht vorgelegen haben.

Außerdem: „In einer Gruppe von 100 *Patienten* werden 10 von *ihnen* im Allgemeinen überleben“, liefert keine Information über die Überlebensmöglichkeiten eines Individuums. Die Wörter „Patienten“ und „ihnen“ sind immer *andere* Menschen – nicht Ihr Patient oder Ihre Patientin – sie fungieren als Platzhalter, ohne die eine Auswertung von statistischen Daten gar nicht möglich wäre. Wir handhaben diese Information also falsch, wenn wir sie einem bestimmten Menschen zuordnen, indem wir Wörter wie „Sie“ und „Ihr“ verwenden. Zum Beispiel: „**Sie** haben noch zwei Jahre zu leben“ oder „**Ihre** Chancen liegen bei 10 Prozent.“ Diese Worte sind wie Dolche – hantiert eine Autorität damit herum, können sie eindringen und Schaden anrichten.

Das heißt nicht, dass Sie niemals spezifische Referenzindizes verwenden sollen: „Erst wenn *Sie* geheilt sind, wissen wir, dass *Ihre* Überlebenschancen 100 Prozent betrugen.“ Verwenden Sie diese Informationen einfach klug.

Wie sieht also Michaels Prognose aus? Wie Studien belegen, kann die Sterblichkeit bei Patienten mit Michaels Konstellation von Anzeichen und Symptomen bei 16-60 Prozent oder höher liegen. Macht irgendeiner dieser Patienten Qi Gong und praktiziert es regelmäßig? Hat irgendeiner von ihnen einen kompetenten medizinischen Hypnotherapeuten an der Seite? Wie viele dieser Patienten haben andererseits so viel schwächende Chemotherapie-Sitzungen hinter sich wie Michael? Fazit: Das weiß niemand und es kann auch niemand wissen.

„Einerseits (rechte Hand vom Patienten wegstrecken) wissen wir, dass **einige Menschen** in dieser schwierigen Situation ein erhebliches

Sterberisiko haben. Andererseits (linke Hand zu Michael hinstrecken) wissen wir auch, andere Patienten, manche vielleicht ganz ähnlich wie SIE, BESIEGEN DIESES DING UND FÜHREN EIN GESUNDES LEBEN. Lassen Sie uns zusammenarbeiten und hoffen, dass wir rückblickend sehen können: IHRE HEILUNGSCHANCEN LIEGEN BEI 100 PROZENT."

Und was ist, wenn Michael fragt: „Aber Herr Doktor, wie stehen die Chancen? Was belegen die Studien?"

„Die Untersuchungen zeigen, wie sich Patienten in den ausgewählten Gruppen verhalten. Für Sie ist wichtig zu verstehen, dass diese Patienten weder Ihre Qi-Gong-Fähigkeiten hatten, noch hatten sie einen kompetenten medizinischen Hypnotherapeuten an ihrer Seite. Und genauso wenig wissen wir, ob sie sich so viel bewegten und so gut ernährten wie Sie. Abgesehen davon, in einigen dieser Untersuchungsgruppen, MICHAEL, ÜBERLEBEN 48 Prozent oder mehr dieser Patienten. Ich vermute, SIE SEHEN EINE VIEL HÖHERE ÜBERLEBENSRATE, wenn Wissenschaftler eine Gruppe zusammenstellen könnten, die exakt Ihren Merkmalen entspricht.

* * *

Teil I – Informationseinholung und *Teil II – Synthese der Begegnung zwischen Patienten und Behandelnden* sind jetzt abgeschlossen. Wir haben die nötigen Informationen zusammengetragen und eine Synthese, einen Behandlungsplan und eine Prognose erarbeitet. Lassen Sie uns nun einen Moment innehalten und überlegen, wie unterschiedlich diese Resultate sind, jetzt, da wir vom Mikroskop weggetreten sind und unseren Patienten in seiner Ganzheit angesehen haben. Es war niemals NUR eine Mutation. Falls nur sie ursächlich wäre, hätte sich das Lymphom schon vor Jahrzehnten entwickeln können. Falls nur sie ursächlich wäre, hätte das Besiegen des Lymphoms bedeutet, dass Michaels Nöte beendet gewesen wären. Stattdessen sehen wir, was häufig passiert, wenn *Bereich I – Ursachen* weiterbestehen: eine Krankheit endet und eine andere beginnt; endet diese, beginnt wieder eine andere … und noch eine … und so weiter. Unendliche Geschichten.

Unser neues **Erweitertes Kausalmodell** verleiht uns Hoffnung. Wir haben über die reine Mutation hinaus Ursachen herausgefunden, die wir angehen können. Unser Bemühen, diese Ursachen auszulöschen, beginnt jetzt, mit unseren ersten Worten und Gesten, mit der Informationsübermittlung.

III. Informationsübermittlung

Michael hat sich meine Fragen angehört und sie so gründlich wie möglich beantwortet. Bisher waren alle meine Bemühungen und Gedankengänge für ihn unsichtbar und unbekannt gewesen. Doch er erwartet (oder vielleicht hofft er jetzt nur), dass seine Informationen nützen werden. Michael ist hilfloser und abhängiger als je zuvor. Der Tod rückt drohend näher. Sein Überlebensinstinkt sucht verzweifelt **Den Einen am wenigsten unsicheren**. Die Autorität. Und ob mir das gefällt oder nicht, das bin jetzt ich. Er hängt an jedem meiner Worte, an jeder meiner Gesten. Meine Realität ist seine Realität.

Michaels Geschichte – Fortsetzung

„Was meinen Sie?", fragt er zögernd.

„Wissen Sie, Michael, im Laufe der Jahre habe ich viele Patienten auf genau diesem Stuhl sitzen sehen, wie Sie, und dann ERLEBEN SIE WUNDERSAME HEILUNGEN. Die Zukunft ist immer ein Geheimnis. Und doch, wenn ich mir Ihre Geschichte anschaue, bin ich zuversichtlich, dass es da Themen gibt, die wir rasch angehen können. SIE HABEN EINE TIEFGREIFENDE WIRKUNG, wenn wir sie lösen.

Das habe ich bereits, wie gesagt, bei Patienten erlebt, ganz ähnlich wie Sie einer sind. Hoffen wir miteinander, WIR ERLEBEN DAS WIEDER." (ALLE GROSSBUCHSTABEN bedeutet MARKIEREN.)

„Also, das klingt vielversprechend. Wann ... wie fangen wir an?"

„Wir haben vielleicht schon angefangen ... indem wir einfach über die verschiedenen Einflüsse sprachen, die zu Beginn der Krankheit vorhanden waren. Verständigen wir uns zuerst auf unsere Ziele und bewegen wir uns dann weiter auf Ihre Heilbehandlung zu."

Eine solche Einleitung enthält viel. Wie bereits besprochen fokussiert Verwirrung („wir haben vielleicht schon angefangen") die Aufmerksamkeit; „verschiedene Einflüsse, die vorhanden **waren**" impliziert vielfältige Ursachen, die jetzt in der Vergangenheit liegen, und das bewusste MARKIEREN bettet heilsame Suggestionen ein.

Michael und ich verständigten uns auf das Ziel (mehr dazu im nächsten Kapitel): „Gesundheit und Teilnahme am Leben." Dann setzte ich den Behandlungsplan um, wobei ich sowohl Wachsuggestionen nutzte (wie im obigen Einführungsgespräch) als auch hypnotische Trance:

A. Setzen Sie die konventionelle Therapie so lange fort, wie sie angezeigt ist.
B. Nehmen Sie abträgliche Ursachen ins Visier.
   - Lösen Sie die „Schuld-Bombe" auf.
   - Kappen Sie gefährliche Identifikationen.
   - Heben Sie den Rückzug in Krankheit und andere ungesunde Wünsche auf.
   - Gehen Sie auf unbekannte Ursachen ein.
C. Stärken Sie die Abwehrkräfte.
   - Nutzen Sie allgemeine Suggestionen für Gesundheit und Heilung.

Ich plante zwei Stunden für jede Sitzung und erwartete von Michael, sich ebenso viel Zeit zu nehmen.

Die erste Sitzung dauerte ein wenig länger als vorgesehen, die weiteren Sitzungen waren tendenziell etwas kürzer. Die gesamte Behandlungszeit betrug ungefähr acht Stunden im Laufe von vier Sitzungen. (Stellen Sie dies den Hunderten von Stunden gegenüber, die Michael mit herkömmlichen medizinischen Behandlungen verbracht hatte.)

Nach der ersten Sitzung begann Michael zuzunehmen. „In diesem Moment", erinnerte er sich später, „spürte ich eine Veränderung. Ich war kein Patient mehr. Ich war ich – ein Überlebender."

Heute, mehr als zehn Jahre später, ist Michael immer noch ein Überlebender – glücklich, gesund und mit einer wunderbaren Frau verheiratet. Er wiegt jetzt ungefähr 80 Kilo. Erinnern Sie sich an sein Ziel? „Gesundheit und Teilnahme am Leben."

Die Einzelheiten, wie man Michaels noetische Ursachen behandelt, sind wichtig, darauf werden wir unser Augenmerk in Kapitel 12 richten. Doch vorher müssen wir uns erarbeiten, was viele als die höchste Verfeinerung auf dem Kommunikationskontinuum ansehen – nämlich die Fähigkeit, hypnotische Trance einzuleiten und zu nutzen. Das mag für all jene, die mit der **Hypnotischen Methode** nicht vertraut sind, abschreckend klingen, aber ich kann Ihnen versichern, sie ist einfach ein natürliches Fortschreiten auf dem Weg, auf dem Sie bereits sind.

Fazit

Michaels Fall steht nicht für einen „Einzelfall", wie manche Behandelnden fälschlicherweise und abschätzig behaupten könnten. Ich habe diese grundlegende Herangehensweise bei Herzpatienten mit fortgeschrittener Krankheit angewandt, die sich zahlreichen invasiven Maßnahmen unterzogen hatten und belastende Medikamente einnehmen mussten, und ich habe mit angesehen, wie sie ihre Medikamente absetzen und zu einem normalen Leben zurückfinden konnten. Ich habe diese Methode bei Krebspatienten in Stadium IV angewandt, die rasch „die Kurve gekriegt haben" und gesund weiterleben konnten. Und ebenso bei Patienten mit Autoimmunerkrankungen, psychotischer Depression, hartnäckigen Schmerzsyndromen und zahlreichen anderen körperlichen Leiden.

Noetische Ursachen können die Abwehrkräfte zermürben und in einer Krankheit zum Ausdruck kommen. Dies ist eine schlichte Tatsache menschlicher Existenz. Das heißt nicht, dass noetische Ursachen in der Ätiologie jeder Krankheit liegen; das ist genauso unwahrscheinlich wie die Behauptung, allen menschlichen Erkrankungen lägen körperliche Ursachen zugrunde. Doch das Versäumnis, nach noetischen Ursachen zu suchen, und, wenn sie aufgedeckt werden, auf sie einzugehen – das ist ein Fehler mit potenziell gravierenden Folgen, wie Michaels Fall eindeutig bestätigt. Glücklicherweise öffnet sich die Tür in beide Richtungen, wie wir bereits früh gelernt haben. Wenn Vorstellungen eine Krankheit hervorrufen oder zu ihr beitragen können, dann können andere Vorstellungen auch Heilung hervorrufen oder zu ihr beitragen.

Die Lektion besteht hier darin, sich um Patienten zu kümmern, die in einer unendlichen Krankheitsgeschichte feststecken. Fragen Sie diese

Patienten: „Warum jetzt?“ oder „Warum heute?“ Und dann warten Sie … hören Sie zu. Ist es ein ungesunder Wunsch, eine gefährliche Identifikation, ein Rückzug in Krankheit? Ist es das Überbleibsel eines ungünstigen Konditionierungsereignisses? Haben Sie Geduld in Ihrem Schweigen, und die Antworten werden kommen.

TEIL III

VERSIERTE ANWENDUNGEN UND VORZÜGLICHE ERGEBNISSE

Die in Teil I und II untersuchten Verfeinerungen in den Bereichen Kommunikation und Überlegungen erhöhen ungemein den Einfluss, den Behandelnde auf gesunde Ergebnisse haben. Bei den meisten Patienten und in den meisten Situationen sind keine zusätzlichen Fertigkeiten erforderlich. Doch gelegentlich sind die Umstände so bedrohlich oder die Ursachen so tiefgehend, dass jedes Quäntchen Einfluss gebraucht wird, das Behandelnde aufbieten können. Ein klein wenig mehr an gesteigerter Wirkung kann ein Leben retten.

In diesem nächsten Abschnitt schauen wir uns eine weitere Verfeinerung auf dem Kommunikationskontinuum an – die hypnotische Trance – und erkunden, wie und wann sie sich sicher und wirkungsvoll einsetzen lässt. Bei einem so leistungsfähigen Werkzeug ist es unumgänglich, dass wir uns erst mit der Ethik seiner Anwendung befassen. Danach gehen wir weiter zu den Wundern der unblutigen Chirurgie und den überwältigenden „tiefen Heilungen", die von der Behandlung häufiger noetischer Krankheitsursachen herrühren.

Natürlich finden nicht alle Behandelnden die Zeit, sich um Patientinnen und Patienten auf die im Folgenden dargestellte Art zu kümmern. Das werden sie auch nicht müssen. Wie wir sehen werden, lassen sich einzelne Aspekte der **Hypnotischen Methode** leicht an den Trubel und die Hektik der täglichen Praxis anpassen. Sobald **Versiert Behandelnde** gelernt haben, unblutige Operationen einzuleiten und die Grundursachen von Krankheiten anzugehen, fangen meiner Erfahrung nach viele an, Zeit dafür freizuschaufeln, um diese Fertigkeiten auch praktizieren zu können. Oftmals gehören diese Gelegenheiten zu den befriedigendsten Erfahrungen in ihrer Berufslaufbahn.

„Aber wir waren häufig beeinträchtigt, ... denn wir stellten immer wieder fest, dass die Gehirnhälften für weit feinere Reizabstufungen empfänglich waren, als wir sie bieten konnten."

– Iwan P. Pawlow (1924) –

Kapitel 9

Ethik – ein Kompass für Behandelnde

Meine erste Patientin für präoperative Hypnose war, wie Sie sich vielleicht erinnern, eine Dame namens Jan. Sie litt unter Colitis ulcerosa und ihr entzündeter Dickdarm bereitete ihr schon seit Jahrzehnten Schwierigkeiten. „Ich bin fertig mit diesem Darm", verkündete sie. „Ich will ihn raushaben."

Zufällig hatte der Patient, dessen Behandlung ich gerade beendet hatte, Brad, ebenfalls Colitis ulcerosa. Als Brad zu mir kam, nahm er hochdosiert Steroide und andere körperlich belastende Medikamente. Wir arbeiteten sechs Sitzungen miteinander und er reagierte erstaunlich positiv. Das war vor 24 Jahren. Kürzlich behandelte ich Brads Ehefrau wegen einer leichteren Beschwerde und erfuhr, dass Brad seit unseren gemeinsamen Terminen niemals wieder eine Steroidbehandlung benötigt hatte und mit wenigen Ausnahmen all die Jahre symptomfrei geblieben war.

Natürlich glaubte ich, ich könnte Jan heilen oder zumindest ihre Entzündung ausreichend unterdrücken, damit sie ihren Darm behalten könnte. „Nein, das will ich nicht", dabei blieb sie, nachdem sie mich jedoch hatte ausreden lassen. „Ich möchte einfach nur eine komplikationslose Operation. Es macht mir nichts aus, beim Golfspielen einen Beutel (also einen Kolostomiebeutel) zu tragen." Für die darauffolgende Woche war ihr Termin für eine totale Kolektomie angesetzt.

Was tun? Hier sitzt eine in jeder Hinsicht kompetente Erwachsene, die sich trotz Ihrer Erfahrung und Ihres gegenteiligen Rats entschieden hat, sich ein lebenswichtiges Organ entfernen zu lassen und für den Rest ihres Lebens mit einem künstlichen Darmausgang zu leben.

Diese Frage lässt sich vielleicht am besten beantworten, wenn wir überlegen, was hätte passieren können, wenn ich während ihrer Behandlung Suggestionen zur Besserung ihrer Grunderkrankung formuliert hätte. Hätten diese Bemühungen ihre Einstellung zur Operation geändert? Wahrscheinlich nicht. Jan hatte sich bereits entschlossen, sich der Operation zu unterziehen. Doch weil ich ihr Vertrauen missbraucht und subliminale, also unterschwellige Suggestionen einfügt hätte, die ihren Wünschen widersprechen, hätte dies wahrscheinlich ihre Abwehrmechanismen – sogar in Trance – aktiviert. Diese Abwehrkräfte sind schonungslose psychologische Werkzeuge: nicht Pinzetten und Skalpelle, eher Schaufeln und Hämmer. Wenn Jan den Übergriff bemerkt hätte, hätte sie vielleicht unbewusst meine Suggestionen niedergedrückt – nicht nur jene zur Symptomlinderung, sondern auch die Suggestionen für Blutstillung, Wundheilung und Wohlbefinden.

> *Wie mir ein alter taoistischer Priester einmal sagte: „Vertrauen ist eine Reisschale aus Kristall. Zerbrich sie und sie wird nie mehr dieselbe sein, egal, wie sehr du dich bemühst.“*

Ich erklärte Jan, welchen Erfolg ich bei der Behandlung ihrer Krankheit bereits erzielt hatte, und bot ihr an, mit ihr zusammen auf das gleiche Ergebnis hinzuarbeiten. Es war ein herzliches und ehrliches Gespräch, aber schließlich machte sie ihre Wünsche deutlich. Auf der Grundlage dieser Wünsche – und nur dieser Wünsche – machten wir weiter. Überraschenderweise (erinnern Sie sich, das war mein erster derartiger Fall) verlor Jan während der Operation fast kein Blut, fühlte sich beim Aufwachen und während ihres gesamten Krankenhausaufenthalts wohl und alles verheilte mit atemberaubender Schnelligkeit. Hätte ich ihr Vertrauen missbraucht und Suggestionen eingefügt, um die Entzündung zu unterdrücken, dann bezweifle ich, dass wir einen so überzeugenden Erfolg gefeiert hätten.

Das bindende Versprechen des Behandlers

Der klinische Erfolg wird optimiert, wenn Ziele geteilt werden, wenn Behandelnde und Patienten den Weg gemeinsam beschreiten. Damit zwei Menschen ein gemeinsames Ziel haben, müssen sie es natürlich zuerst verstehen und sich dann darauf einigen, es gemeinsam zu verfolgen. Klingt einfach. Und doch sind Missverständnisse über sogenannte gemeinsame Ziele weitverbreitet. Nehmen Sie zum Beispiel eine Ehe. Wenn zwei Menschen ihre Liebe zueinander verkünden und heiraten, wird angenommen, dass sie ein gemeinsames Ziel haben. Ist das nicht letztlich, was „Liebe" bedeutet? Später stellt ein erheblicher Prozentsatz verheirateter Paare fest, dass „Liebe" für verschiedene Menschen eine unterschiedliche Bedeutung haben kann. Genauso ist es bei zahlreichen Geschäftspartnerschaften. Selbst in der Heilkunde gibt es derartige Missverständnisse in Hülle und Fülle. In der Psychiatrie erklärt ein Patient zum Beispiel den Wunsch, „selbstsicherer" zu sein, und dann arbeitet die Therapie auf dieses Ziel hin. Aber was ist dieses Ziel wirklich? Wie erkennen Sie es, wenn Sie dort ankommen? Wie genau wird es sich anfühlen und aussehen? Ist nicht die Annahme berechtigt, dass „selbstsicherer" eine große Bandbreite von Bedeutungen haben muss?

Bei der Zieldefinition mit einem Patienten oder einer Patientin gehe ich üblicherweise so vor, dass ich nach spezifischen, verifizierbaren Wegen schaue, wie sich ein Ziel erkennen und verstehen lässt, bevor wir den nächsten Behandlungsschritt angehen. Außerdem muss das Ziel positiv formuliert sein. Es reicht nicht aus, zu sagen: „Ich möchte schmerzfrei sein." Als **Versiert Behandelnde** müssen wir fragen:

> *„Und wenn Sie schmerzfrei sind, was werden Sie dann sein?"*
> *„Ich fühle mich wohl, nehme ich an."*
> *„Sie fühlen sich wohl? Wo und wann, bei welcher Tätigkeit?"*
> *„Von morgens bis abends, beim Bücken und Heben."*
> *„Und wie wird Ihr psychischer Zustand sein, wenn Sie sich von morgens bis abends wohlfühlen beim Bücken und beim Heben?"*
> *„Dankbar, schätze ich."*
> *„Und wie könnten Sie diese Dankbarkeit erfahren?"*
> *„Lächelnd und atmend, offen und tief."*

„Man kann also sagen: ‚Unser Ziel für Sie ist, dass Sie sich wohlfühlen – das bedeutet, Sie können mit einem Lächeln im Gesicht und leicht atmend sich bücken und heben – von morgens bis abends?“

„Ja, genau das ist es.“

Im letzten Kapitel schrieb ich Michaels formuliertes Ziel auf als: „Gesund und am Leben teilnehmend.“ In der vorliegenden Form ist dies eine jener oberflächlichen Unklarheiten, die tausend Dinge bedeuten kann. Seien Sie beruhigt, in unserer ersten Sitzung verwendeten Michael und ich beträchtliche Zeit darauf, genau zu definieren, was das Ziel bedeutete und wie wir es erkennen würden. Ein Bestandteil von „Gesundheit“ war zum Beispiel „dauerhaft wieder 22 bis 27 Kilo Muskeln aufbauen.“ „Am Leben teilnehmend“ bezeichnete, „eine liebevolle Beziehung mit einem besonderen Menschen haben – eine Partnerschaft, die erfüllt ist von Wärme, Lachen und Zeiten unbefangenen Schweigens.“ Jeder Bestandteil wurde so genau erkundet, wie er sich tatsächlich anfühlt / aussieht / klingt, wenn er erreicht ist.

Mit anderen Worten: Beim Definieren der Ziele eines Patienten sollte nichts der Fantasie überlassen bleiben. Sowohl Sie als auch Ihr Patient sollten ganz genau verstehen, wie Erfolg aussieht und sich anfühlt, damit Sie ihn, wenn er erreicht ist, erkennen und zusammen feiern können. Sobald die Ziele des Patienten in verifizierbaren Begriffen klar definiert sind, werden diese Ziele zu Ihren Zielen, und die wirksamen Werkzeuge, die wir gleich erkunden werden, werden zu Aktivposten, die ausschließlich der Erreichung dieser Ziele gewidmet werden.

Ich nenne dies das *bindende Versprechen der Behandelnden* – ein unverbrüchlicher Pakt zwischen Patienten und Praktizierenden der **Hohen Kunst**.

Heilende Absicht

Menschen kommunizieren verbal und nonverbal. Dementsprechend haben wir in der **Hohen Kunst** der Behandlung sowohl verbalen als auch gestischen Kommunikationstechniken beträchtliche Zeit gewidmet. Was wir nicht besprochen haben, ist etwas weit Subtileres, nämlich die Auswirkung der Geisteshaltung der Behandelnden. Die Frage ist: Können die unausgesprochenen Annahmen über letztendliche Erfolgsaussichten das Ergebnis dieses Patienten beeinflussen?

In den letzten Jahren hat sich ein umfangreiches Fachgebiet zu nonverbaler Kommunikation entwickelt, das belegt, dass verräterische Anzeichen – wie subtile Mimik, Färbungen, Pupillenreaktionen, mikromuskuläre Bewegungen – häufig unsere zugrunde liegenden Gedanken erkennen lassen. Wie Bill Bryson in seinem Buch *Eine kurze Geschichte des menschlichen Körpers* darlegt: „… zeigen wir alle auch ‚Mikroausdrücke' – kurz aufblitzende Gefühle, die nicht länger als eine Viertelsekunde dauern und unsere wahren inneren Gefühle verraten, ganz gleich, was unsere eher allgemeinen, kontrollierten Gesichtsausdrücke vermitteln." Patienten entdecken diese Mikromimik und entschlüsseln diese Information. Und während ihre Interpretationen zutreffen mögen oder nicht, verpflichtet uns die Tatsache, dass dieser Hilfskanal in der Kommunikation existiert, dazu, selbstkritisch und vorsichtig zu sein, insbesondere, wenn wir mit Patienten zu tun haben, denen gegenüber wir negativ eingestellt sind oder in Bezug auf deren Ergebnis wir pessimistisch sind.

Überlegen Sie:

> *Mein Freund Jack ist mehr tot als lebendig. Ein erneut aufgetretenes diffuses großzelliges B-Zelllymphom hat Gehirn und Hirnnerven infiltriert. Jacks Augenbewegungen sind diskonjugiert, seine Sprache verwaschen, der mentale Zustand ist … bestenfalls schwankend.*
>
> *Vor der Tür seines Krankenzimmers sprechen die Ärzte miteinander und bemerken mich nicht: „Wir können es ihm angenehm machen … Ja, es wird nicht lange gehen … Wir sollten hier nicht zu aggressiv vorgehen." Sie alle glauben, er wird bald sterben. Niemand erinnert sich an die hoffnungsvollen Worte von Dr. Bernie Siegel in seinem Buch* Prognose Hoffnung: Liebe, Wunder und Medizin: *„Weit besser, einzuräumen, dass die Situation ernst ist, und trotzdem den Patienten wahrheitsgemäß daran erinnern, dass es keine ‚unheilbare' Krankheit gibt, von der nicht schon jemand sogar an der Schwelle des Todes genesen ist."*

Jahre vorher hatte ich mit Jack eine präoperative Hypnose durchgeführt, bevor ihm zwei künstliche Kniegelenke eingesetzt worden waren. Vier Tage nach der Operation rief er mich an: „Steve, du musst meine Geschichte in dein Buch aufnehmen, ich möchte Tantiemen.“

„Was ist los, Jack?“, erkundigte ich mich.

„Mensch, die schmeißen mich heute aus der Reha. Sie sagen, ich bin nicht gut für die Moral. Ich muss ehrlich sein, ich glaube, ich habe ein bisschen angegeben.“ Wie sich herausstellt, war Jack vier Tage nach der Operation bereits die Treppen hinauf- und hinuntergegangen und hatte damit geprahlt, während andere mit ähnlichen Operationen noch bei der Physiotherapie stöhnten. Aufgrund dieses Erfolgs ist meine Autorität bei Jack in Sachen Medizin erheblich.

Während die Ärzte draußen weiterreden, gehe ich in Jacks Zimmer. Ich weiß, bei meinem Freund geht es um Leben und Tod. „Jack“, sage ich mit wenig Finesse, „du hast hier etwas zu entscheiden und nur du kannst diese Entscheidung treffen.“ Da wird er aufmerksam. „Du erinnerst dich, wie du nach deiner Knieoperation über die Treppen gehüpft bist?“ Er gluckst. „Du erinnerst dich, dass deine Nähte schneller verheilten, als dein Chirurg es je erlebt hatte?“

Er nickt.

„Du weißt, DEIN UNBEWUSSTES IST MACHTVOLL UND KANN SOGAR DIE BESTEN ÄRZTE ÜBERRASCHEN, stimmt's?

„Stimmt“, murmelt er schwach.

„Jetzt, Jack, ist es wieder ZEIT FÜR DEIN UNBEWUSSTES, AN DIE ARBEIT ZU GEHEN. KILL DEN TUMOR und überrasche alle diese zweifelnden Ärzte.“ Ich erzähle Jack und seiner Frau, dass ich deren pessimistisches Gespräch mit angehört hatte. „Aber die kennen dich nicht, Jack, ich schon. Du willst leben?“

„Klar doch“, sagt er.

„Dann sagst du diesen jungen Ärzten genau das, denn das müssen sie wissen. Und dann ZEIG IHNEN, WOZU DEIN FANTASTISCHES SIZILIANISCHES IMMUNSYSTEM FÄHIG IST. Du hörst mich, Jack … es ist Wunder-Zeit. Auf geht's!“

> *Als die Ärzte kurz darauf das Zimmer betreten, lässt Jack sie ausreden. Keiner von ihnen spricht seinen Pessimismus aus; ihre Verzweiflung ist gut verborgen. Aber als sie fertig sind, liest ihnen Jack die Leviten mit kräftiger Stimme: „Ich will nichts Geringeres als eine Heilung", darauf besteht er. „Eine Heilung, sage ich Ihnen. Und wenn Sie nicht bereit sind, die zu verwirklichen, dann können Sie auch gleich gehen. Denn eines sollten Sie alle wissen … ich werde aus eigener Kraft aus diesem Krankenhaus laufen. Also, Sie sind entweder für mich oder gegen mich … und wenn Sie gegen mich sind, dann verschwinden Sie jetzt!"*

Was wäre, wenn ich das Geraune der Ärzte nicht gehört und meinen Freund nicht auf ihre düsteren Vorstellungen vorbereitet hätte? Trotz der Diskretion der Ärzte hätte Jack dennoch die unausgesprochene Botschaft der Ärzte „entschlüsseln" können: „Der Tod steht unmittelbar bevor." Und wäre das geschehen, ist es dann nicht auch vorstellbar, dass Schaden angerichtet worden wäre?

Viele würden sagen, Jack war dem „Tode geweiht". Schließlich ließ das erneute Auftreten des Lymphoms im Zentralnervensystem nichts Gutes ahnen. Seine Hirnnerven waren infiltriert, seine mentale Aktivität war diffus, seine Augen traten krankhaft hervor; er hatte Blutgerinnsel in den Beinen und Wunden, die nicht heilen wollten. Aber dieser Tag, dieser Moment im Krankenhaus, als ich meine gesamte Autorität und die Finessen permissiver Sprache und MARKIEREN einsetzte, um seine außerordentlichen Heilkräfte zu wecken – dieser Moment hat das Blatt gewendet.

Als Jack eineinhalb Jahre später einen Freund im selben Krankenhaus besuchte, begegnete er zufällig einem der behandelnden Onkologen:

> *„Mr. Sparacio! Mein Gott, Sie sind das –", stieß der aschfahle junge Arzt ungläubig hervor. Er hatte seinerzeit offensichtlich dienstfrei gehabt und angenommen, Jack sei tot.*
>
> *„Allerdings, das bin ich", schnauzte Jack und kostete den Moment aus.*
>
> *„I-I-I…" stammelte der Onkologe.*

„Lassen Sie sich das eine Lehre sein, junger Mann", sagte Jack triumphierend, während er sich umdrehte und wegging.

Möge das allen Behandelnden eine Lehre sein. Mir war es eine.

Versiert Behandelnde dienen ihren Patienten am besten, indem sie gedanklich an der Möglichkeit einer Heilung festhalten – wie widrig die Umstände auch sein mögen. **Wunder geschehen und die Hoffnung auf ein Wunder ist niemals eine falsche Hoffnung.**

Was ist mit chronischen Krankheiten?

Einer meiner geschätzten Kollegen fragte einmal: „Aber wie ist es bei Typ-1-Diabetes? Ist es falsch, einem Patienten zu sagen: ‚Es gibt keine Heilung. Sie müssen einfach lernen, damit zu leben?'" Meine Antwort ist einfach: Es ist falsch, so überhaupt nur zu denken – zu glauben, es gäbe keine Hoffnung, und diese Hoffnungslosigkeit Ihrem Patienten zu vermitteln.

Lassen Sie es mich erklären.

Behandelnden muss klar sein, dass ihr Glaube, eine Krankheit oder ein Zustand wäre unheilbar, eben genau das ist – ein Akt des Glaubens, nicht der Wissenschaft. Es ist absurd, sich unter dem Deckmantel der Wissenschaft zu verstecken und zu behaupten, etwas zu wissen, was Sie gar nicht wissen und auch nicht wissen können. Ein erfahrener Endokrinologe sieht vielleicht 10 000 Patienten mit Typ-1-Diabetes in seiner Berufslaufbahn. Das sind 10 000 von den 1,25 Millionen Diabetikern in den Vereinigten Staaten heute. Glauben Sie, wenn ein einziger von diesen Patienten eine spontane „Remission" erlebt hätte, wäre er wieder zu diesem Endokrinologen gegangen, um ihn aufzuklären? Sicher nicht, denn er hätte Angst vor seiner missgünstigen Verwünschung: „Nun, ich freue mich für Sie. Genießen Sie es, solange Sie können …, bevor er wieder auftritt." Genauso wenig könnte dieser Endokrinologe jemals wissen, was in jeder Forschungseinrichtung rund um die Welt stattfindet – in China, Japan, Indien, Europa. Und selbst dann, falls er oder sie das wüsste, könnte eine vom Glück begünstigte Entdeckung in einem nicht verwandten Fachgebiet sehr wohl eine unerwartete Heilbehandlung bringen.

Eine bessere Art und Weise, über solche Krankheiten zu denken, besteht darin, Dr. Siegels Worte im Kopf zu behalten, die man gar nicht oft genug sagen kann: **„… es gibt keine ‚unheilbare' Krankheit, von der nicht schon jemand sogar an der Schwelle des Todes genesen ist."** Während auch dies gelegentlich wie eine auf Glauben basierende Überzeugung wirken mag – erinnern Sie sich an meinen Freund Jack, erinnern Sie sich an Michael, erinnern Sie sich an Charlene, erinnern Sie sich an meine Schwiegermutter Michelle, erinnern Sie sich an Althea. Das sind nicht nur Geschichten – das sind Menschen. Und das sind keine Remissionen, das sind Heilungen.

Eine bessere Art, Patienten über eine solche Diagnose zu informieren, ist die Folgende:

> *Sie: Guten Morgen, Jason. Ich habe Ihre Untersuchungsergebnisse bekommen und sie sagen uns dies: Heute gilt es, einiges zu erledigen, und morgen gilt es, einiges zu hoffen.*
>
> *Jason: Was?*
>
> *Sie: Also, die Ergebnisse zeigen, dass Sie Diabetes haben, deshalb müssen wir über Medikamente, Ernährung und neue Gewohnheiten Veränderungen sicherstellen. SO FÜHREN SIE, JASON, WEITERHIN EIN NORMALES, GESUNDES LEBEN.*
>
> *Jason: Es ist also Diabetes … verdammt.*
>
> *Sie: Ja …, aber Sie müssen über Diabetes etwas wirklich Wichtiges wissen …, was viele Leute vielleicht nicht verstehen. Wie ein großartiger Arzt einmal sagte: „Es gibt keine Krankheit, von der nicht schon einmal jemand vollständig genesen ist." Und das schließt auch Diabetes mit ein. Daher, einerlei, wie selten das vorkommt, und es ist selten, DIESE MÖGLICHKEIT BESTEHT IMMER.*
>
> *Jason: Wirklich …, das ist gut zu wissen.*
>
> *Sie: Ja. Und außerdem, genau wie die Medizin Fortschritte macht bei Krebs und Infektionen …, so macht sie auch Fortschritte bei Diabetes. Denken Sie daran, Wunder geschehen jeden Tag. Wer weiß, was für Heilbehandlungen morgen entdeckt werden? Oder vielleicht, JASON, WERDEN SIE sogar, wie Ihr eigener „innerer Arzt", AKTIV FÜR IHRE SELBSTHEILUNG.*
>
> *Jason: Ja …, ich meine, ich schätze –*

Sie: Lassen Sie uns in der Zwischenzeit damit beginnen, Sie gesund zu erhalten. (Dann fahren Sie fort mit Ihrem Aufklärungsgespräch zur Einwilligung, wie es bei der Insulintherapie usw. durchgeführt wird.)

Fazit

Selbstverständlich gibt es eine Ausnahme zur Regel der **Heilenden Absicht**. Aber sie ist nicht das, wofür viele Ärzte sie halten, vor allem jene, die mit „chronischen Krankheiten" zu tun haben. Leider lesen solche Ärzte häufig „Hoffnung auf ein Wunder ist niemals eine falsche Hoffnung" als den Slogan eines fröhlichen, wenngleich naiven Optimisten. Doch dem ist nicht so. Wenn eine Krankheit diagnostiziert wird, für die es derzeit kein Heilmittel gibt, so ist das nicht der richtige Zeitpunkt, um alle Hoffnungen fahren zu lassen. Wie Sie im Folgenden lesen werden, gewinnen wir, indem wir unsere Vorstellung von Krankheitsentstehung erweitern, Zugang zu neuen Methoden wirksamer Heilbehandlungen. Durch die Anwendung dieser Methoden habe ich selbst zum Beispiel miterlebt, wie Tumoren verschwanden, Autoimmunkrankheiten nicht mehr aufloderten, psychische Störungen nachließen, die bislang auf keine Therapie ansprachen, und bereits fortgeschrittene Herzerkrankungen sich wieder besserten – alles als ein Ergebnis davon, dass tiefsitzende noetische Ursachen behandelt wurden.

Außerdem wird sicherlich der Siegeszug der modernen Medizin weitergehen. Wie David Deutsch sagte: „... wir sollten alle unsere Vorhersagen wirklich unter dem impliziten Vorbehalt verstehen, ‚sofern nicht die Schaffung neuen Wissens dazwischenkommt'." Und neues Wissen wird dazwischenkommen. Die Zeit, eine **Heilende Absicht** loszulassen, ist ganz sicher nicht dann gekommen, wenn sich unsere Unkenntnis der Zukunft, die verzerrte Sicht der Gegenwart und emotionale Erschöpfung von der Arbeit verschwören und zu schützendem Pessimismus führen. Gegen diese dunklen Kräfte muss immer angekämpft werden. Es ist NUR dann an der Zeit, die **Heilende Absicht** loszulassen, wenn unser leidender Patient (oder sein gesetzlicher Vertreter) eindeutig und kompetent entschieden hat, und sofern keine behandelbare oder selbsteinschränkende Depression vorliegt, dass es Zeit ist, zu sterben. Dann – und nur dann – verneigen sich die Fertigkeiten und Weisheiten **Versiert Behandelnder** vor einem würdevollen und friedlichen Ende.

Doch bis es so weit ist, werden sich für unsere Patientinnen und Patienten die besten Ergebnisse einstellen, wenn gemeinsame Ziele und eine **Heilende Absicht** die Heilbemühungen aller Behandelnden leiten.

„Zuerst sage ich dem Patienten, dass sich meiner Meinung nach aus der Anwendung suggestiver Therapeutik Nutzen ziehen lässt, dass es möglich ist, ihn zu heilen oder ihm Linderung zu verschaffen ...“

– H. Bernheim, M. D. (1884) –

Kapitel 10

Hypnose im Praxisalltag

Bisher haben wir hauptsächlich Möglichkeiten erkundet, wie wir unser Vorgehen in alltäglichen Behandlungssituationen verbessern und weiterentwickeln können, indem wir im normalen Behandlungsablauf gekonnt heilsame Vorstellungen übermitteln. Wir haben jetzt einen Werkzeugkasten für die Kommunikation und Blaupausen für unser Handeln, die verblüffende Resultate liefern werden, insbesondere wenn sie versiert für Patienten genutzt werden, die unserer Autorität vertrauen.

Doch welchen gesundheitsfördernden Einfluss können wir ausüben, wenn wir wenig – falls überhaupt – Autorität innehaben? Wie können wir helfen, wenn die Situation gefährlich ist, der Patient jedoch ein Familienmitglied oder ein Freund und sich unserer Vorlieben und Fehlbarkeiten wohl bewusst ist, oder wenn die Patientin eine Fremde ist, die wenig oder nichts über uns weiß, oder wenn es ein zynischer Mensch ist, der praktisch niemandem vertraut?

Denken Sie zum Beispiel an einen Patienten vor einer Operation. Sofern Sie nicht der Chirurg oder Anästhesist sind, ist Ihre Autorität häufig auf ein Minimum reduziert. Im Gegensatz dazu ist die Macht der Autorität in fast keinem medizinischen Bereich uneingeschränkter als für den Anästhesisten, und zwar unmittelbar bevor er die völlige Kontrolle über die Vitalfunktionen des Patienten übernimmt. Stellen Sie sich beispielsweise Folgendes vor: Während ein Anästhesist dem Patienten auf dem Operationstisch langsam das Beruhigungsmittel verabreicht, fordert er diesen nicht auf, sinnlos rückwärts zu zählen, sondern sagt stattdessen: „Gleich werde ich die Kontrolle über Ihre Atmung übernehmen … und während Sie anfangen, schläfrig zu werden … und irgendwann leicht … sicher einschlafen …, können Sie wissen, dass Ihr Körper Ihr Blut in den Blutgefäßen halten kann … keine Blutung … nur ein trockenes Feld … ganz genau. Und wenn Sie aufwachen …, werden Sie ein sehr angenehm überraschendes Wohlbefinden erleben …, das Sie überrascht, Ihre Schwestern … Ihre Ärzte … nur Wohlbefinden. Und", er fährt fort, während sich die Augen schließen und die Atmung langsamer wird, „in den Stunden und Tagen nach der Operation … wird Ihr Körper eine wirklich rasche Wundheilung erleben … wirklich rasche Wundheilung." Alles, was wir bisher in der **Hohen Kunst** gelernt haben, garantiert uns, dass die Ergebnisse dieser Intervention, in der der Anästhesist maximale Autorität hat, Blutstillung, post-operatives Wohlbefinden und rasche Wundheilung sein werden.

Doch falls Sie nicht der Chirurg oder Anästhesist sind, falls Sie weder mit dem Messer noch mit dem Beatmungsbeutel hantieren, welche Chancen haben Sie dann, die gleichen Reaktionen hervorzurufen? Zugegeben, beim Aufklärungsgespräch für die Einwilligung zur Operation können Sie diese gleichen Suggestionen anbieten. „Einerseits mögen manche **Patienten** Blutungen haben; andererseits, Patienten, ganz ähnlich wie Sie, können eine praktisch unblutige Operation haben … Ein trockenes Feld … Sie können Ihr eigenes Blut behalten …" Doch unabhängig davon, wie kompetent Sie es übermitteln, wenn der Anästhesist oder Chirurg später sagt: „Wir werden versuchen, **Ihre Blutung** minimal zu halten" (das ist eine maskierte Suggestion für Blutung) – ist alles wieder offen. Wahrscheinlich wird deren Autorität die Ihrige übertrumpfen.

Wie erzielen wir also die gleichen Ergebnisse wie der fiktive Anästhesist aus unserem Beispiel? Die Antwort ist einfach: Indem wir eine Technik finden, mit der wir unsere Autorität steigern, sodass unsere Suggestionen den Vorrang bekommen. Diese Technik ist tatsächlich die Einleitung und Anwendung hypnotischer Trance.

„Hypnose“

Leider wimmelt es nur so von Missverständnissen darüber, was Hypnose ist, wie sie funktioniert und was sie bewirken kann. Selbst die großen Meister schafften es häufig nicht, die Essenz ihrer Technik zu erfassen. Deshalb beginnen wir damit, wie bei so vielen anderen Aspekten der **Hohen Kunst**, die grundlegenden Konzepte zu klären.

Seit Jahrhunderten wird die Methode, eine „suggestive Vormachtstellung“ zu erreichen, als Hypnose bezeichnet – eine tragische Fehlbezeichnung, die von Anfang an falsch war und mit der Zeit immer missverständlicher wurde. Bei der Verwendung des Wortes zucke ich zusammen, bei der Anwendung der Methode hingegen empfinde ich Vergnügen. Der Begriff *hypnotisme* wurde wahrscheinlich erstmals in den 1820er-Jahren in Frankreich verwendet, kurz nach dem Tod Anton Mesmers. Er kommt von *hypnos*, dem griechischen Wort für Schlaf – doch dieser findet in hypnotischer Trance gar nicht statt. Im Laufe der Zeit wurde „Hypnose“ sowohl mit der Methode der Tranceinduktion als auch mit der Trance selbst verwechselt.

Zu allem Unglück nahm man irrigerweise an, das Auftreten sogenannter hypnotischer Phänomene (z. B. Katalepsie und Empfindungslosigkeit) hänge vollkommen vom Vorhandensein eines unklar definierten „Trance“-Zustands ab. Deshalb warfen Experten mit so unpräzisen Wendungen um sich wie „Ich habe ihn in Hypnose versetzt“ oder „Ich habe ihn hypnotisiert“, als gäbe es irgendeine klare und allgemein akzeptierte Definition dieser Begriffe. Es gab sie nicht. Ja, ganze Lehrbücher über Hypnose und Trance wurden geschrieben, ohne jemals die Begrifflichkeiten wirklich zu definieren.

Wenn Definitionen geboten wurden, waren diese ausnahmslos fragwürdig und passten mehr schlecht als recht. Hypnose oder hypnotische Trance wurden zum Beispiel oft definiert als „ein Zustand erhöhter Beeinflussbarkeit, in der die kritischen Fähigkeiten der Zielperson außer Kraft gesetzt sind.“ Aber was bedeutet das wirklich? Und woran erkennen Sie es? Worüber „erhöht“? „Zustand der Beeinflussbarkeit“ – definieren Sie „Zustand“, definieren Sie „Beeinflussbarkeit“. „Kritische Fähigkeiten ausgesetzt“ – falls ja, warum wird dann nicht jede Suggestion von jeder „hypnotisierten“ Zielperson akzeptiert? Manche Suggestionen werden schließlich nur von manchen Zielpersonen akzeptiert und andere Suggestionen wiederum nur von anderen Zielpersonen. Wie unterscheidet sich außerdem eine hypnotische Trance von den verschiedenen religiösen Trancen, in die die Menschen auf der ganzen Welt fallen, seien es Hindus, Christen oder Taoisten? Oder von den eigentümlichen Zuständen, in die Menschen mit psychotischen Störungen manchmal geraten?

Und wie sieht es aus mit den ungewöhnlichen Reaktionen (wie den in diesem Buch beschriebenen) auf Wachsuggestionen? Weil es keine klaren Definitionen gab, prägten die Gelehrten im „Hypnose“-Lager Begriffe wie „Nicht-Trance-Hypnose“, um solche Verhaltensweisen zu erklären; diejenigen aus dem „Trance“-Lager hingegen beharrten darauf, wache Zielpersonen, die auf Suggestionen reagierten, seien in einem „tranceähnlichen Zustand“. Damit entstanden die Begriffe Hypnose, Trance, Nicht-Trance-Hypnose und tranceähnlicher Zustand allesamt als unklar definierte Bezeichnungen für ansonsten unerklärte Phänomene – ein einziges chaotisches Terminologie-Kauderwelsch, das sich jahrhundertelang in umfangreicher Literatur verbreitete.

Bedauerlicherweise erklärt diese verdrehte Systematik gar nichts, bietet keine Aussicht auf Erweiterung und Experimentieren und ist letztlich lähmend. Schlimmer noch, eine falsche Auffassung von Hypnose wiegt Autoritäten in einer Pseudosicherheit, etwas Falsches zu sagen. „Warum sollte es eine Rolle spielen, was wir sagen?“, protestieren sie vielleicht: „Der Patient ist ja nicht hypnotisiert oder so.“

Dazu möchte ich ein Beispiel geben: Statt einem Patienten mit Viruserkrankung zu sagen: „Rufen Sie mich morgen an und teilen Sie mir mit, wie gut es Ihnen geht“, könnte sich ein unachtsamer Behandelnder zu der Aussage berechtigt fühlen: „Sie werden wahrscheinlich vier bis sieben Tage brauchen, um gesund zu werden. Bleiben Sie zu Hause und sitzen Sie es aus.“ Ähnlich ist Folgendes: Statt einem Patienten vor der Operation zu sagen: „Ich habe viele Patienten wie **Sie**, die aus einer erfolgreichen Operation aufwachen und sich wohl fühlen und sehr rasch heilen“, könnte ein unachtsamer, aber dennoch mitfühlender Chirurg sagen: „Wahrscheinlich werden Sie Schmerzen haben und sich nur langsam erholen, das ist bei den meisten so, aber wir bringen Sie da schon durch." Nicht wissend, dass sie in Wirklichkeit Hypnose anwenden (Wie könnten sie das auch wissen?), versäumen Behandelnde jeder Couleur unzählige Gelegenheiten, positiven Einfluss auf ihre Patienten auszuüben.

Aber wir greifen vor. Sie erinnern sich, wir suchen nach einer Methode, um unsere Überzeugungskraft zu verstärken, vor allem, wenn wir anfänglich nur wenig oder überhaupt keinem Einfluss haben. Die Geschichte lehrt uns, dass der Gegenstand unserer Suche irgendwie mit Trance und Hypnose verwoben ist. Aber wie? Um dies herauszufinden, brauchen wir ein paar einfache Antworten auf ein paar einfache Fragen: Was ist Trance und was ist Hypnose? Sind sie gleich? Oder unterscheiden sie sich? Und, wenn ja, wie unterscheiden sie sich voneinander?

Beginnen wir unsere Nachforschung mit einer Betrachtung von Trance: Was ist Trance und welche Rolle spielt sie dabei, Suggestionen Wirklichkeit werden zu lassen? Sobald hypnotische Trance verstanden und definiert ist, werden wir als Nächstes die **Hypnotische Methode** untersuchen und herausfinden, was Hypnose wirklich ist und was sie nicht ist.

Trance

Kürzlich aß ich mit einem bekannten Hypnotherapeuten zu Mittag und beschrieb ihm meine Beobachtung, dass Patienten in der Notaufnahme *in Extremsituationen* genauso reagieren wie Patienten in hypnotischer Trance. „Aber findest du nicht, dass diese Patienten selbst im Grunde in einer Art Trance sind?", fragte er. Das alte vertraute Durcheinander. „Wie definierst du Trance?", wollte ich wissen und erklärte, dass ich mich auf kein Gespräch einlassen wollte, in dem das Wort „Trance" unterschiedliche Bedeutungen für uns hätte. „Nun, das ist sicher ein einzigartiger Zustand", meinte er, „der gekennzeichnet ist durch Entspannung des Gesichts, Blässe und nach oben gerollten Augen, was nur unter Hypnose auftritt." Nicht wirklich, dachte ich; tatsächlich lässt sich genauso leicht hypnotisch das genaue Gegenteil induzieren. Ich brauche nur einer in Trance versetzten Zielperson zu suggerieren, sie sei gerade in einen Hundehaufen getreten, dann werden sich ihre Augen nach unten bewegen, das Gesicht wird sich verzerren und die Wangen werden sich röten. Außerdem habe ich, meiner eigenen Erfahrung nach, im

Umgang mit Hunderten Patienten *in Extremsituationen* keine solch aufschlussreichen Anzeichen einer Trance beobachtet. Und schließlich offenbart das gründliche Lesen von Literatur zu Hypnose, dass praktisch jeder Autor, der jemals über dieses Thema geschrieben hat, Trance anders definiert – und sehr wenige dieser Definitionen stimmen mit der Definition meines lieben Freundes überein:

1. Mesmers Trancen des „animalischen Magnetismus" wurden folgendermaßen beschrieben:

> *„Die Reaktionen der Patienten auf dieses Instrument des Magnetisierens und der Behandlung waren nicht so stereotyp wie die Vorgehensweisen; vielmehr waren sie extrem unterschiedlich. Manche waren ruhig … Andere warfen Schleim aus, husteten und empfanden leichten Schmerz; sie konnten schwitzen und lokal oder allgemein Wärme empfinden. Manche entwickelten heftige Krämpfe … Die tiefgreifenden Reaktionen, die ein Teil der Patienten zeigte, waren so überraschend wie die Krämpfe in der anderen Gruppe. Alle stehen unter dem Einfluss des Magnetiseurs, der große Macht hat, die er einsetzt, um sie zu dominieren und aufzuwühlen."*

2. Folgende Beschreibung von Trance stammt von Dr. James Esdaile. Er veröffentlichte 1846 seinen einschneidenden Bericht über 73 ohne chemische Narkosemittel schmerzfrei durchgeführte größere und kleinere Operationen.

> *„Flexibilität der Gliedmaßen, bis sie bewegt werden, und ihr starres Verharren in jeder Position, in die wir sie bringen, sind Merkmale einer Trance: aber es gibt Ausnahmen … Manchmal kommt es vor, dass die Gliedmaßen starr werden, wenn sie liegen, und wenn man sie beugt, neigen sie immer dazu, in einen Zustand krampfhafter Ausstreckung zurückzukehren. Ein andermal entspannt sich das ganze Muskelsystem vollständig … Die Augen sind gewöhnlich geschlossen, aber die Augenlider sind mitunter*

leicht geöffnet oder halboffen und flatternd, und das Auge ist sogar gelegentlich weit geöffnet, starr und lichtunempfindlich … Ich habe keine Anzeichen von Blutandrang zum Gehirn beobachtet; die Zirkulation ist in der Trance in der Regel recht normal, wie bei einem Schlafenden."

3. Im Jahr 1884 veröffentlichte der großartige Dr. Hippolyte Bernheim eines der schönsten Bücher auf dem Gebiet mit dem Titel *Die Suggestion und ihre Heilwirkung.*

> *„Der erste Grad von Beeinflussung besteht […] darin, dass die Betreffenden eine mehr oder minder deutliche Betäubung, Schwere in den Lidern und Schläfrigkeit empfinden. […] Manche Personen geraten nicht in eine eigentliche Somnolenz, sondern halten bloß die Lider geschlossen und sind unvermögend sie zu öffnen. […] Ihre Augenlider sind aber wie kataleptisch; wenn ich ihnen sage: „Sie können die Augen nicht öffnen", strengen sie sich vergebens an. […] Ich sagte ihr [der Frau] wiederholt: „Versuchen Sie doch die Augen aufzumachen"; sie brachte es nicht zustande, obwohl sie all ihre Willenskraft zusammennahm, bis ich den Zauber durch die Versicherung hob: „Sie können jetzt die Augen öffnen". […] Im zweiten Grad behalten die Glieder jetzt die Stellung bei, die man ihnen erteilt. Und [es] beweist, dass es sich, wenn nicht um einen Schlaf, so doch um einen ganz besonderen psychischen Zustand gehandelt hat, in dem die Widerstandsfähigkeit des Gehirns verringert, und dasselbe für die Suggestion zugänglich geworden ist. Im dritten Grade der Hypnose […] zeigen sich die automatischen Bewegungen in folgender Art: Ich fasse die beiden Arme des Hypnotisierten und drehe sie umeinander, dann sage ich: „Ihre Arme laufen jetzt so fort, Sie können sie nicht aufhalten." […] Der vierte Grad der Hypnose charakterisiert sich […] durch den Verlust der Beziehungen zur Außenwelt. Seine Sinne stehen nur mehr in Rapport mit dem Hypnotiseur. […] Der fünfte und sechste Grad sind charakterisiert durch die Amnesie für alles, was sich während des Schlafes zugetragen hat: sie machen den*

> *Somnambulismus aus. [...] Der Hypnotisierte bleibt so lange eingeschläfert, als es dem Hypnotiseur beliebt, und ist ein Automat geworden, der all seinen Befehlen gehorcht. [...] Ich muss hinzufügen, dass die Tiefe des Schlafes nicht jedesmal in direktem Verhältnisse steht zur Geringfügigkeit gegen die Suggestion. [...] Jeder Schläfer hat sozusagen seine Eigenart, seine besondere hypnotische Reaktion. Vor allem aber will ich zunächst hervorheben, dass die Tauglichkeit für die Erscheinungen der Suggestion nicht immer der Tiefe des Schlafs parallel läuft.“*

4. Folgendes schreibt Freud 1891:

> *„Zuerst nimmt das Gesicht des Patienten ein starres Aussehen an, seine Atmung vertieft sich, seine Augen werden feucht und blinzeln häufig; dann kommt es zu ein oder zwei Schluckbewegungen und schließlich drehen sich die Augäpfel nach innen und oben, die Augenlider gehen nach unten und die Hypnose ist da.“*

5. Bandler und Grinder, die Schüler von Dr. Milton Erickson waren, schrieben 1981:

> *„In Trance stellt sich eine Verflachung der Gesichtszüge ein, sie werden weicher, und das Gesicht wird viel symmetrischer als im Wachzustand. [...] Alle unbewussten Bewegungen – zuckende, unwillkürliche Bewegungen oder leichtes Erschauern – sind gute Anzeichen dafür, dass sich ein Trancezustand entwickelt. [...] Und wenn sie ihr Bewusstsein verändern, ändert sich gleichzeitig die für jeden charakteristische Atmung. [...] Besonders wenn man tiefere Stadien der Trance erreicht, entspannen sich die Muskeln mehr und mehr, und dadurch werden die Extremitäten besser durchblutet. [...] Wenn jemand die Augäpfel ganz nach oben rollt, ist das ein Anzeichen dafür, dass die Trance recht tief ist. Andererseits gibt es etliche Leute, die mit offenen Augen in tiefe Trance fallen können. [...] Zusätzlich werden Sie etliche andere Veränderungen beobachten, die aber typisch für denjenigen sind, den Sie gerade vor sich haben.“*

Verschiedene Autoren beschreiben, wie gesagt, Trance unterschiedlich. Trotzdem gibt es einige gemeinsame Elemente in dieser geschichtlichen Auslese. Erstens, und das ist offensichtlicher, wenn Sie die Texte vollständig lesen, werden die Begriffe „Trance“ und „Hypnose“ fast dauernd vermischt und verwechselt. Zweitens erkennen alle Autoren, wie unklar definiert auch immer, auf die eine oder andere Art die „große Wirkung“ oder den Einfluss von Trance an. Und drittens rufen die stillschweigenden und ausdrücklichen Suggestionen des Ausführenden eindeutig Reaktionen hervor, häufig nicht-alltäglicher und nicht-freiwilliger Art, die sich in Gesicht, Augen, Atmung und Muskulatur der Zielperson widerspiegeln.

Aber ist nicht jeder mentale und körperliche Zustand, jede Erinnerung oder Fantasie mit einer bestimmten Konstellation von Gesicht, Augen, Atmung und Muskulatur verbunden? Noch einmal, was ist also so einzigartig an hypnotischer Trance?

Gestatten Sie mir folgende kurze Metapher:

> *Sie treffen einen Freund und Kollegen, jemanden, der genauso tickt wie Sie, zum Mittagessen in der Stadt. Er ist ein Naturbursche, Sie sind ein Stadtmensch. Er lädt Sie zu einer Rucksacktour in den Bergen ein. „Mach dir keine Gedanken“, sagt er. „Ich war schon hundert Mal da oben. Wir wandern, angeln und gucken in die Sterne. Es wird toll.“*
>
> *Bereit und gut gerüstet starten Sie ins Abenteuer. Schon bald sind Sie tief im Wald. Es ist wunderschön, wenn auch ungewohnt. Aber Ihr Freund weiß genau, wo Sie sind und wohin Sie gehen. Gemeinsam drängen Sie vorwärts – tiefer, weiter. Sie wissen nicht mehr, wo Norden oder Süden ist, aber er kennt den Weg. Sie folgen. Ein Sturm zieht auf. Sie schlagen unter dem verhangenen Himmel Ihr Zelt auf und kauern sich zusammen. Ihr Freund bleibt gelassen und zuversichtlich, das ist keine große Sache. Der Sturm tobt die Nacht hindurch.*
>
> *Am nächsten Morgen brechen Sie bei klarem Himmel wieder auf, aber im glitschigen Schlamm knicken Sie mit dem Fuß um. Innerhalb von Sekunden schwillt Ihr Knöchel an wie eine Pflaume. Sie versuchen aufzustehen, aber der Schmerz ist stechend.*

> *„Was jetzt?", flehen Sie. Wald umgibt Sie, Nebel steigt herab. Sie sind hilflos und abhängig.*

Lassen Sie mich an dieser Stelle fragen: Ihr Freund und Kollege, ist er immer noch genauso wie Sie? Oder ist er jetzt aufgrund der Umstände mit Autorität ausgestattet? Werden Sie seine Antwort in der Tiefe des Waldes infrage stellen, wie Sie sie vielleicht zu Hause infrage gestellt hätten?

> *Und was wäre, wenn er auf Ihre Frage „Was jetzt?" zufällig antwortet: „Ich verbinde deinen Knöchel mit dieser elastischen Binde und lege meine Hände so auf, wie es mir ein alter Yaqui-Heiler einmal beigebracht hat. Dann wird dieser Knöchel trotz deiner Zweifel oder Ängste sich überraschend angenehm anfühlen, und wir stehen beide auf und laufen hier raus. Ich garantiere es dir."*

Jetzt ist Ihnen bestimmt klar, dass seine Suggestionen – in der Tiefe Ihrer Abhängigkeit – sehr wohl so eintreten könnten, zumindest teilweise.

Es ist eine passende Metapher. Denn so viel wissen wir: Während einer „hypnotischen" Begegnung führt der oder die „Ausführende" und die „Zielperson" willigt (schweigend oder ausdrücklich) ein, ihm oder ihr zu folgen. Die Erfahrung ist besonders anfangs ungewohnt und häufig verwirrend. Sie ist wie der ungewohnte Wald. Geführt von einem erfahrenen Ausführenden, werden die selbst-initiierten Verhaltensweisen immer weniger; Ihr eigener Wille wird gleichsam ersetzt durch den Willen des Ausführenden. Schon bald kommt es zu **einer geringen Zahl an nicht vorgegebenen Verhaltensweisen:** das heißt, zu einem relativen Fehlen beobachtbaren Verhaltens mit Ausnahme der vom Ausführenden vorgegebenen Verhaltensweisen. Welches Vorverständnis von Trance der Hypnotherapeut auch hat, dahin führt er Sie – tiefer, weiter – mit sowohl ausgesprochenen als auch unausgesprochenen Suggestionen. Es scheint, als würde er jetzt das Bewusstsein selbst kontrollieren, was Sie sehen, fühlen, riechen. Aber nicht nur das Bewusstsein: Der Körper, den vorher nur Sie kontrollierten, reagiert jetzt auf seine Suggestionen. Die Hand hebt sich und bleibt in der Luft –

ohne Ihre willentliche Mitwirkung. Die Atmung verlangsamt sich. Es ist eine komische Welt, ein Ort voller seltsamer Ereignisse. Und während es viele Wege an diesen Ort, Trance genannt, gegeben haben mag, kennen Sie nur einen Weg hinaus: Ihm zu folgen, jenem, der Sie führte, **Dem Einen am wenigsten unsicheren** – der Autorität.

Damit erkennen wir den Hauptzweck von Trance im klinischen Umfeld: **Trance erhöht die Autorität.**

Und wie erkennen wir Trance? Wie bereits erwähnt: äußerlich. **Das Hauptmerkmal hypnotischer Trance ist eine geringe Zahl an nicht vorgegebenen Verhaltensweisen.** Innerlich ist das Erleben von Trance, wie Erickson seine Schüler oft erinnerte, nicht erkennbar (für Außenstehende) und idiosynkratisch – abhängig von der einzigartigen Persönlichkeit, dem Aussehen und der Erfahrung der Zielperson. Natürlich gibt es physiologische Begleitumstände zu den während einer Trance angeordneten inneren Bildern und Erinnerungen. „Eine friedliche Blumenwiese mit sanft wehenden Gräsern" wird wahrscheinlich bei vielen Zielpersonen eine Entspannung des Gesichts, Blässe und eine tiefe Zwerchfellatmung hervorrufen. Doch genau das gleiche Bild, das unbeabsichtigt einem Patienten mit Heuschnupfen angeboten wird, wird wahrscheinlich ein Verziehen des Gesichts, Erröten und eine schnelle Brustatmung auslösen. Mit anderen Worten, nicht die physiologischen Reaktionen auf suggerierte Erfahrungen bestimmen eine Trance. Vielmehr ist es, wiederum, die **geringe Zahl an nicht vorgegebenen Verhaltensweisen.**

Schauen Sie sich die beiden folgenden Fälle an. Jeder erforderte im Wesentlichen die gleiche therapeutische Suggestion. Jeder führte zur gleichen, dramatischen, lebensrettenden Reaktion.

Im ersten Fall, in dem meine Autorität maximal war, war keine Trance notwendig. Im zweiten Fall, in dem meine Autorität anfangs eher geringfügig eingeschätzt wurde, war eine Trance ausschlaggebend.

Fall 1

Sie ist 80 Jahre alt, die Mutter eines Filmstars und zum zweiten Mal in ihrem Leben von einer ventrikulären Tachykardie (Herzrhythmusstörung) betroffen. Sie weiß, dass diese tödlich sein kann, besonders falls ihr Blutdruck abzufallen beginnt, was er jetzt tut. Die Angst steht ihr ins Gesicht geschrieben.

Ich sehe, dass wir wenig Zeit haben, sonst müssten wir eine elektrische Kardioversion durchführen. Sie ist schwach, ich würde ihr das Trauma, wenn möglich, gerne ersparen. Ich bitte die Krankenschwester, Lidocain zu holen. Die Patientin und ich sind allein. Ihr Blutdruck ist bei 80/40.

„Sie müssen recht nervös sein", sage ich und synchronisiere meinen Atem mit ihrem. „Und trotzdem haben Sie es schon einmal geschafft. Ihr Herz weiß, wie das geht, SICH SELBST NORMALISIEREN *… und* **in..ei..nem..nor..ma..len..Rhyth..mus..sein**, *das kann es. Was ich von Ihnen brauche,* LASSEN SIE DAS HERZ … JETZT … EINFACH NUR NORMAL SEIN."

Das ist nicht wirklich ausgefallen. Und ich bin ehrlich, es gibt keine Erwartung oder Überzeugung meinerseits, denn dies ist mein erster Versuch, eine Herzrhythmusstörung mit einer Wachsuggestion zu behandeln.

Sekunden später kommt die Schwester mit dem Medikament zurück. „Schau!", ruft sie. Der Überwachungsmonitor zeigt jetzt einen normalen Sinusrhythmus, der Blutdruck liegt bei 105/84.

Anders war es bei Jimmy, einem 20-jährigen jungen Mann mit angeborener Herzkrankheit, der eines Abends mit Vorhofflimmern und immer weiter sinkendem Blutdruck kam. Jimmy war schon auf viele Ärzte in seinem Leben getroffen, und sie hatten sich zumeist getäuscht. Als er geboren wurde, sagte man seinen Eltern, er würde die Säuglingsstation wahrscheinlich nicht lebend verlassen. Seit diesem Tag mangelte es Ärzten an absoluter Autorität.

Fall 2

Es ist das Ende einer langen Schicht in der Notaufnahme. Dr. Edwin Yager von der University of California, San Diego, war mit mir mitgelaufen und beobachtete die **Hohe Kunst** *in der Praxis. Einer meiner Notarztkollegen spricht mich an: „Steve, ich habe verschiedene Medikamente bei Jimmy ausprobiert" – wir alle* *kannten Jimmy von seinen zahlreichen Besuchen in der Notaufnahme, „alle vergeblich. Bevor wir eine elektrische Kardioversion machen, meinst du, du könntest mal einen Versuch mit Hypnose wagen?“ Ich will ablehnen. Ich bin erschöpft. Aber der eiserne Dr. Yager (25 Jahre älter als ich) setzt sich durch. „Lass es uns probieren, Steve. Es könnte Spaß machen.“*

Wie die meisten Künstler ist Jimmy (ein Musiker) leicht zu induzieren. Während er in Trance ist, biete ich eine Suggestion nach der anderen an: direkt, indirekt, Metaphern, komplexe Dissoziationen – die ganze Trickkiste. Nichts funktioniert. Dr. Yager schaut erwartungsvoll. Der Monitor zeigt unverändert Vorhofflimmern. Allmählich sinkt Jimmys Blutdruck.

„... und ich möchte, dass Sie wissen, Jimmy“, biete ich noch an, kurz bevor ich beinahe aufgebe, „... dass Sie sich in den nächsten drei bis vier Minuten alle Zeit nehmen können, die Sie brauchen, ... um aufzuwachen, ... in dem Wissen, nur Sie können das ... und dabei ***finden Sie bequem den Weg*** *und* ***kommen zurück*** *zu einem regelmäßigen Rhythmus ... nur aufwachen und alles ist normal.“ Meine letzte Strategie, ein „Double Bind“.*

Minuten vergehen ... Jimmys Augenlider flattern, in seinem Gesicht zuckt es ein wenig, und dann, unmittelbar vor dem Aufwachen – da ist er: der normale Sinusrhythmus! Dr. Yager ist begeistert. Ich bin erleichtert und erschöpft. „So, wie fühlen Sie sich?“, frage ich. „Ich glaube, ich hab's geschafft“, sagt ein hellwacher Jimmy triumphierend.

Ich füge hinzu: „... und WANN IMMER SIE ES BRAUCHEN, JIMMY – SIE SCHAFFEN ES WIEDER“.

Hier lernen wir drei wichtige Lektionen.

Die erste ist: **Bei maximaler Autorität ist Trance nicht notwendig.** In solchen Fällen können Sie nicht-alltägliche, nicht-freiwillige Reaktionen mit einfachen Befehlen hervorrufen.

Ein Patient in einer Extremsituation, ein Unfallopfer am Straßenrand, ein verletzter älterer Mensch unter Ihrer Aufsicht – jede und jeder, der sich hilflos und abhängig wahrnimmt, sucht nach **Dem Einen am**

wenigsten unsicheren. Falls Sie dieser Mensch sind, dann gilt: „Ihre Realität = Seine Realität."

Zweitens: Ist die Autorität eingeschränkt, **erhöht Trance die Autorität.** Genau aus diesem Grund entschied ich mich dafür, in Jimmys Fall eine Trance einzuleiten. Während ich auf eine zusätzliche Autorität bei der Mutter des Filmstars nicht angewiesen war, brauchte ich sie jedoch beim stets skeptischen Jimmy. Noch einmal, Trance – deren äußeres Kennzeichen eine geringe Zahl an nicht-vorgegebenen Verhaltensweisen ist – erhöht die Autorität.

Drittens, **der Einfluss der Autorität endet nicht mit dem Ende der Trance.** Bei Jimmy kam die wichtigste Suggestion nicht während, sondern *nach* der Trance. Und er bestätigte später, diese Suggestion nach der Trance („... und WANN IMMER SIE ES BRAUCHEN, JIMMY, SIE SCHAFFEN ES WIEDER"), ermöglichte es Jimmy für alle Zeiten, seine Herzrhythmusstörungen in den Griff zu bekommen. Falls Hypnose mit Trance gleichzusetzen wäre und Trance mit Hypnose, dann gäbe es keinen Grund, diese letzte Suggestion hinzuzufügen. Der Moment des Einflusses wäre verstrichen gewesen. Stellen Sie sich vor, ich hätte – als Jimmy nach dem Aufwachen „Ich glaube, ich habe es geschafft" sagte, dann geantwortet mit: „Oder die Hypnose. Aber machen Sie sich keine Sorgen, wir können auch nächstes Mal wieder Hypnose anwenden." Dieser unbedachte Konter, basierend auf der irrigen Vorstellung, der Einfluss eines Ausführenden ende mit dem Ende einer Trance, ist eine Verwünschung – und in diesem Fall möglicherweise eine tödliche.

* * *

Lassen Sie uns unsere bisherige Besprechung zusammenfassen. Wir erkennen an: Aufgrund inhärenter Risiken einer Situation (etwa eine bevorstehende Operation) oder unserer herabgesetzten Autorität (die Zielperson ist beispielsweise ein Freund, ein Familienmitglied, ein unwilliger Patient) brauchen wir in manchen Situationen Werkzeuge, um die Wahrscheinlichkeit zu erhöhen, dass unsere Suggestionen Wirklichkeit werden. Trance ist ein solches Werkzeug. Die Ungewohntheit der Erfahrung – die nicht-alltägliche, nicht-freiwillige Natur der Reaktionen – erzeugt ein Gefühl der Hilflosigkeit und Abhängigkeit in der Zielperson, die die Autorität des Ausführenden erhöht. Darum reagieren Patienten in Trance auf Suggestionen wie Patienten in Extremsituationen – beide fühlen sich hilflos und abhängig; beide ordnen ihren Willen dem Willen der Autorität unter.

Um das deutlich zu machen:

1. **Hypnotische Trance**, wie ich sie hier thematisiere, beinhaltet eine oder mehrere Zielpersonen und einen Ausführenden. (Auf das Thema „Selbsthypnose" kommen wir später zurück.)

2. **Das Kennzeichen stattfindender hypnotischer Trance ist die geringe Zahl an nicht-vorgegebenen Verhaltensweisen seitens der Zielperson.** Physiologische Manifestationen sind zu unterschiedlich und ungewiss, um charakteristisch für Trance zu sein. Damit soll nicht gesagt oder angedeutet sein, dass Zielpersonen während der Trance inaktiv sind. Interpretationen und Reaktionen spiegeln immer die Persönlichkeit, Konstitution und Erfahrung der Zielperson wider. Das Suggerieren einer Handlevitation beispielsweise überlässt es häufig der Zielperson, zu „entscheiden", welche Hand nach oben geht, wie hoch, in welcher Geschwindigkeit und wie lange die Hand in der Luft bleibt. In diesem wichtigen Sinne betonte Erickson zu Recht, dass Zielpersonen immer „idiosynkratisch" reagieren. Aber das äußerlich beobachtbare Hauptmerkmal hypnotischer Trance ist, dass die idiosynkratischen Reaktionen der Zielperson zum größten Teil in den vom Ausführenden vorgegebenen Grenzen von Verhaltensweisen ablaufen.

3. **Im klinischen Umfeld wird Trance hauptsächlich eingesetzt, um die Autorität zu erhöhen** und so die Wahrscheinlichkeit zu steigern, dass die Suggestionen des Ausführenden Wirklichkeit werden.

Wenn sich Ihre Autorität durch die Trance erhöht, können Sie die Trance immer besser vertiefen – das heißt, Sie können zunehmend nicht-normale, nicht-freiwillige Reaktionen hervorrufen. Die großen Hypnotherapeuten gingen somit schrittweise vor: Sie fragten zuerst nach nur geringfügig nicht-normalen Reaktionen und warteten ab, bis diese Reaktionen sich manifestierten, wodurch sich ihre Autorität erhöhte, dann baten sie mithilfe dieser nun erhöhten Autorität nach in höherem Maß nicht-normalen, nicht-freiwilligen Reaktionen und so weiter.

Für **Versiert Behandelnde** ist entscheidend, zu verstehen, dass die Autorität nicht automatisch auf das Level von vor der Trance abfällt, sobald die Trance vorüber ist. Tatsächlich bietet die verbliebene Autorität des Ausführenden nach der Trance eine fruchtbare Gelegenheit, zusätzliche heilsame Suggestionen zu platzieren, wie wir bei Jimmy sehen konnten.

4. **Trance ist nicht Hypnose** (diese werde ich im Folgenden noch definieren). **Trance ist** vielmehr **eine komplexe Gesamtreaktion** auf Suggestionen. Das demonstriere ich häufig vor Medizinstudierenden, indem ich eine Trance induziere und dann eine Handlevitation und Katalepsie, Handschuh-Anästhesie und Blutstillung bei der Zielperson suggeriere. Ich belege dies, indem ich eine Nadel in eine Vene in den Rücken der levitierten Hand steche, ohne dass die Zielperson Schmerz oder eine Blutung erkennen lässt. Dann wecke ich die Zielperson auf mit der Suggestion, „… sich erlauben, vollkommen wach und aufmerksam zu werden, auch wenn die Hand weiterhin in der Luft schwebt … eine Hand, die Sie vergessen können, zu fühlen … auch während Sie weiterhin Ihr Blut behalten.“ Dann wacht die Zielperson auf und unterhält sich ganz ungezwungen mit anderen. In der Zwischenzeit verbleibt die Hand gefühllos und in der Luft schwebend, während die Nadel unblutig in der Vene steckt. Die Trance selbst löst keine Katalepsie, Anästhesie oder Blutstillung aus. Vielmehr ist Trance eine einzige Wirkung unter vielen, jeweils als Reaktion auf eine Suggestion.

Die Kraft, die diese Suggestionen in die Umsetzung lenkt, wirkt auch noch, wenn die Trance vorüber ist. Wir wissen, dass Autorität ein Bestandteil dieser Kraft ist. Und hier stellt sich die Frage: Ist das einzig auf die Autorität zurückzuführen oder gibt es andere, noch zu entdeckende Teilkräfte, die die Zielpersonen zwingen, sich zu fügen?

* * *

Wie sich herausstellt, gibt es andere Teilkräfte, die unsere Suggestionen in die Umsetzung lenken können. Die ungeheure Autorität der frühen Hypnotherapeuten drängte diese schwächeren Kräfte in den Hintergrund und trug so maßgeblich zur anfänglichen Verwirrung in Bezug auf Hypnose bei. Erst in neuerer Zeit sind mit der Arbeit von Milton Erickson und seinen scharfsinnigen Beobachtern John Grinder und Richard Bandler diese ergänzenden Bestandteile als wichtige Elemente der **Hypnotischen Methode** aus dem Schatten aufgetaucht. Lassen Sie uns nun diese ergänzenden Bestandteile untersuchen. Wie Sie sehen werden, liefern unsere Bemühungen einige überraschende Antworten auf die Frage: Was ist Hypnose?

Die Hypnotische Methode

Wenn Trance gelegentlich notwendig ist, um unsere Autorität zu erhöhen, wie leiten wir eine Trance ein, wenn wir keine ausreichende Autorität haben, um sie anzuordnen? Und, wie wir zu Beginn dieses Kapitels gefragt haben, wie können wir andere komplexe Reaktionen einleiten (etwa rasche Wundheilung, anhaltende Schmerzlinderung, Tumorrückbildung), wenn unsere Autorität minimal ist?

Das sind die Fragen, die sich Milton Erickson auf die eine oder andere Art früh in seiner Laufbahn stellte. Seine Zeit und sein Platz in der Geschichte statteten ihn nicht mit der eindrucksvollen Größe der frühen Hypnotherapeuten aus, deshalb konnte er seine argwöhnischen psychiatrischen Patienten nicht einfach in eine Trance befehligen. Stattdessen ging er, der als Polio-Opfer einst an eine eiserne Lunge gefesselt war, seiner Faszination für die Feinheiten verbaler und nonverbaler Kommunikation nach und entwickelte schließlich geniale Methoden, um Widerstand zu umgehen und Suggestionen in die Umsetzung zu lenken.

Lassen Sie uns ein klassisches Beispiel für eine von Autorität geprägte Macht-Induktion betrachten und sie dann Ericksons genialer **Hypnotischer Methode** gegenüberstellen.

Hier beschreibt zunächst der großartige Hippolyte Bernheim seine Methode der Tranceinduktion im Jahr 1884:

> *„Falls nötig hypnotisierte ich einen oder zwei Patienten in seiner Anwesenheit. […] Wenn ich so die […] Angst aus seinem Geist verbannt habe, die diesem unbekannten Zustand anhaftet, vor allem, wenn er Patienten geheilt oder ihnen geholfen sieht, […] dann sage ich: ‚Schauen Sie mich an und denken Sie nur an Schlaf. Ihre Augenlider beginnen, sich schwer anzufühlen, Ihre Augen werden müde. Sie fangen an zu blinzeln, sie werden feucht, Sie können nicht klar sehen. Sie sind geschlossen.'"*

Stellen Sie dies nun den kunstvollen Andeutungen und subtilen Verhaltensweisen Ericksons ungefähr aus dem Jahr 1952 gegenüber:

> *„Als sie sich bequem hingesetzt hatte, äußerte sie den Wunsch, eine Zigarette zu rauchen. Sofort wurde ihr eine gegeben, und sie schickte sich an, gemächlich zu rauchen, wobei sie meditativ zuschaute, wie der Rauch nach oben stieg. Im Gespräch wurden beiläufige Bemerkungen angeboten über das Vergnügen, zu rauchen, das Vergnügen, den sich kringelnden Rauch zu beobachten, über das Gefühl der Behaglichkeit, die Zigarette zu ihrem Mund zu führen, das Gefühl innerer Zufriedenheit, ganz darin aufzugehen, nur behaglich zu rauchen und ohne eine Notwendigkeit, sich irgendwelchen äußeren Dingen zuzuwenden. Kurz, beiläufige Bemerkungen wurden geäußert über das Einatmen und Ausatmen, diese Worte waren zeitlich so abgestimmt, dass sie zu ihrer tatsächlichen Atmung passten. Andere Worte wurden geäußert über die Behaglichkeit, mit der sie ihre Zigarette fast automatisch zu ihrem Mund heben und dann ihre Hand auf die Stuhllehne sinken lassen konnte. Diese Bemerkungen wurden ebenfalls abgestimmt, sodass sie zufällig mit ihrem tatsächlichen Verhalten übereinstimmten. Schon bald bekamen die Wörter „einatmen", „ausatmen", „heben" und „sinken lassen" eine konditionierende Bedeutung, derer sie sich nicht bewusst war wegen des scheinbaren Unterhaltungscharakters der Suggestionen. Ähnlich wurden beiläufige Suggestionen angeboten, in denen die Wörter Schlaf/schlafen, schläfrig und schlafend an das Verhalten ihrer Augenlider angepasst war."*

Bernheims Suggestionen sind fast ausschließlich von seiner Autorität gesteuert: Seine Realität wird die Realität der Zielperson; sein Wille wird zum Willen der Zielperson. In seiner Zeit war er nicht mehr – und nicht weniger – als die moderne Version des Asklepius-Priesters. Seine Ergebnisse nicht mehr – und wieder, nicht weniger – als die Placeboeffekte eines komplexen und glaubwürdigen Rituals. Oder, wenn Sie so wollen, die umgesetzten Befehle eines Arztes, dessen verzweifelt abhängige Patienten keine andere Wahl hatten, als ihn als die absolute Autorität anzusehen.

Wir sollten festhalten, dass Bernheims Technik immer noch funktioniert – nur eben nicht bei jedem. Wie bereits erwähnt, habe ich Dutzende Kinder mit dem folgenden Satz in Trance versetzt: „Kannst du VERSUCHEN ... NUR ein VERSUCH [ich sage das, während ich blitzartig zuerst einen, dann zwei, dann einen Finger hebe], wach zu bleiben nur für eine ... ich meine zwei [die Finger wechseln immer noch schnell hin und her] ... weitere Minuten." Natürlich nutze ich Verwirrung, um ihre Aufmerksamkeit zu fokussieren, und die geschickte Nebenbedeutung des Wortes „versuchen", um indirekt Schlaf zu suggerieren. Aber im Grunde ist das eine Power-Induktion. Sie funktioniert, weil sich das Kind meiner Autorität bewusst ist, die mir von den Eltern übertragen ist. Diese Einleitung wird bei einem Freund oder argwöhnischen Kollegen wahrscheinlich nicht funktionieren.

Zu Ericksons Methode hingegen trägt Autorität nur schwach bei (zumindest anfangs). Stattdessen verlässt sich Erickson auf zwei andere überzeugende Muster, die, sobald sie einmal etabliert sind, tendenziell Suggestionen in die Umsetzung lenken. Diese beiden Muster, *Rapport* und Verknüpfung (engl. *linkage*), sind der Kern der modernen **Hypnotischen Methode** und stellen zentrale Elemente in der **Hohen Kunst der Behandlung** dar.

Lassen Sie uns mit dem Prinzip beginnen, das der **Hypnotischen Methode** zugrunde liegt. Es ist ein Prinzip, das gleichzeitig sowohl großartig einfach als auch tiefgreifend wirkungsvoll ist.

Muster bleiben bestehen

Dies ist das einfache Prinzip, auf dem jegliche menschliche Kommunikation beruht, und eben auch die **Hypnotische Methode**. Inzwischen kommt dieses Prinzip auf dem faszinierenden Gebiet der Neuroplastizität zum Ausdruck, denn: „Neuronen, die zusammen feuern, verbinden sich." Doch das ist nichts Neues. Der römische Dichter und Philosoph Lukrez schrieb im 1. Jahrhundert vor Christus: „Wenn Muster mehr oder weniger festgelegt sind, selbst vom Anfang der Welt an, neigen sie dazu, diese Ordnung und dieses erneute Auftreten beizubehalten." Und 1890 bestätigte der amerikanische Psychologe und Philosoph William James: „Wenn zwei grundlegende Gehirnprozesse zusammen oder in unmittelbarer Abfolge aktiv waren, neigt der eine beim Wiederauftreten dazu, seine Erregung in den anderen auszubreiten." Ungefähr 36 Jahre nach James drückte der herausragende russische Psychologe Pawlow dasselbe Prinzip aus, als er sich äußerte zu „... Impulsen, die bei Wiederholung dazu neigen, demselben Pfad zu folgen, und so konditionierte Reflexe bilden." Unabhängig vom anatomischen Substrat gilt also: **Muster bleiben bestehen.**

Zum Beispiel:

- **Sprachmuster bleiben bestehen**: Denken Sie an einen Stotterer, der mit seinem Stottern ein Sprachmuster durchbricht. Sie haben den Drang, es zu vervollständigen. „Ich ha-hatte ‘n-nen t-tollen G-Golftag, ... sp-spielte ei-ein Hole-in-in- ..." – „one!", platzen Sie heraus und vervollständigen das Muster „Hole in one", mit dem Sie vertraut sind. Oder erinnern Sie sich an meine einfache Methode für schmerzfreie Injektionen: „Versuchen Sie, nicht zu sagen, was ich nicht sage: O sagt, könnt ihr _, in der Morgendämmerung frühem _". Dabei nutze ich zuerst Verwirrung (das heißt, ein doppeltes Negativ) und dann die ersten Worte der Nationalhymne der Vereinigten Staaten, aber ich lasse „sehen" und „Licht" weg.
- **Visuelle Muster bleiben bestehen**: Sie haben soeben eines vervollständigt und hier ist jetzt ein weiter s. Ich gehe davon aus, dass das Wort „weiteres" vervollständigt haben.
- **Auditive Muster bleiben bestehen**: Ein Lied im Radio wird mittendrin abgeschnitten. Sie singen es „im Kopf" zu Ende.
- **Verhaltensmuster bleiben bestehen**: Das wird „Konditionierung" oder „Assoziation" genannt.

Drei dominante Muster machen die Hypnotische Methode aus, jedes variiert von Fall zu Fall und von Moment zu Moment an Stärke. Die drei Muster sind Autorität, *Rapport* und Verknüpfung.

Autorität

Wir haben bereits geraume Zeit und Mühe darauf verwendet, die Macht und die Reichweite dieses wichtigen Musters („Meine Realität = Ihre Realität") zu untersuchen. Hier möge der Hinweis genügen, dass es zweifellos von Geburt an vorhanden ist, durch Hilflosigkeit und Abhängigkeit getriggert wird und tiefgreifende Veränderungen – sowohl physische als auch psychische – initiieren kann. Autorität garantiert fast definitionsgemäß in dem Maß „suggestive Überlegenheit“, dass bei maximaler Autorität keine anderen Muster notwendig sind, um Vorstellungen in die Verwirklichung zu lenken.

Rapport

Ein Grundmuster im menschlichen Verhalten ist die Nachahmung: „Ich = Du“. Schließlich ist unsere genetische Struktur zu 97-98 Prozent mit der von Affen identisch. Affen sehen, Affen machen. Unbewusst ahmen wir routinemäßig das Verhalten anderer nach: Körperhaltung, Atmung, Lachen, Husten, Mode, Religion, Politik usw. Natürlich ahmen wir nicht jeden nach, aber sicherlich mehr Menschen als wir glauben. Schauen Sie beispielsweise eine beliebige Personengruppe an und Sie werden sehen, dass unwissentlich Angleichungen in der Körperhaltung und Verhaltensnachahmungen stattfinden. Das findet immer statt. Seine Hand greift ans Kinn, ihre ebenso. Ihre Beine sind übereinandergeschlagen, die der Dame neben ihr auch. Sie kratzt sich am Kopf, Momente später kratzt er sich ebenfalls. Und so geht es weiter.

Sie merken, das ist eine empirische Aussage. Falls Sie daran zweifeln, schauen Sie sich um. Schauen Sie wirklich. Hier kommt ein klassisches Beispiel. Sie sind im Kino, tief versunken in die Liebesgeschichte des Films. Ein Mann in der ersten Reihe hustet, ein anderer Gast, der weiter seitlich sitzt, folgt, bald husten zwei oder drei weitere Menschen. Warum? Weil sie in *Rapport* sind – sie sehen dieselben Bilder, empfinden die gleichen Emotionen, hören dieselbe Musik, sitzen mit der gleichen Einstellung da: Es bildet sich das Muster („Ich = Du“), *Rapport.* Und sobald das Muster sich gebildet hat, neigt es dazu, weiterzubestehen. Das Gleiche gilt für ansteckendes Lachen und Gähnen – **Muster** (in diesem Fall *Rapport*) **bleiben bestehen.**

Mark Twain beobachtete im Jahr 1900:

> *„Eine einflussreiche Persönlichkeit kann jegliche Neuheit in der Kleidung einführen und die allgemeine Welt wird sie sofort übernehmen – in erster Linie dazu veranlasst von dem natürlichen*

> *Instinkt, sich passiv diesem vagen Etwas zu fügen, das als Autorität anerkannt wird, und in zweiter Linie vom menschlichen Instinkt, mit der Menge zu lernen und ihre Anerkennung zu haben … Wir sind Wesen äußerer Einflüsse; in der Regel denken wir nicht, wir ahmen nur nach.“*

So viel Weisheit in einem einzigen schlichten Absatz: „… der natürliche Instinkt, sich passiv … einer Autorität zu fügen“ und „… mit der Menge zu lernen …“ Fantastisch.

Genauso fantastisch waren John Grinder und Richard Bandler, die Dr. Erickson sehr genau bei seiner Arbeit studierten und dadurch viel von seiner Technik analysieren und methodisch ordnen konnten. Sie nannten das Nachahmungsmuster, das Erickson mit seinen Patienten aufbaute, *Rapport*; und die Technik, mit der er dieses Muster herstellte, nannten sie „Pacing“ oder „Mirroring“. (Hinweis: Wir verwenden *Rapport* hier als einen Fachbegriff, der eine kalkulierbare Gleichheit zwischen zwei oder mehr Wesen bezeichnet, im Gegensatz zur freundlichen und unscharfen Bedeutung des Begriffs in der Alltagssprache.) Hinweise auf dieses grundlegende Muster *Rapport* reichen in der Hypnoseliteratur weit zurück, von Meares bis Mesmer und darüber hinaus. Aber es ist nirgendwo besser erklärt als in der Arbeit von Grinder und Bandler:

> *„Aber wenn Sie das Tempo Ihrer Stimme auf ihre Atemfrequenz abstimmen, wenn Sie in der gleichen Geschwindigkeit blinzeln, in der sie [die Patienten] blinzeln, wenn Sie in der Geschwindigkeit nicken, in der sie nicken, wenn Sie in derselben Geschwindigkeit schaukeln, in der sie schaukeln … dann werden Sie Rapport aufbauen.“*

Sobald das *Rapport*-Muster („Ich = Du“) hergestellt ist, bekommt es eine Eigendynamik: also eine Tendenz, sich selbst fortzusetzen … bestehen zu bleiben. Wenn ich zum Beispiel meine Hand heben und mich im Nacken kratzen würde, dann würde jeder, der in *Rapport* mit mir ist, schon bald (nach einer kurzen Latenzphase von 15-20 Sekunden) sich gezwungen fühlen, ebenfalls die Hand zu heben und sich im Nacken zu kratzen. Grinder und Bandler bezeichneten dieses Phänomen als *Pacing* (die Nachahmungsphase) und *Leading* (wenn nicht nachahmendes Verhalten eingeführt und danach von den Personen in *Rapport* nachgemacht wird).

> *„Sie können nonverbales Pacing und Leading entweder einzeln anwenden oder als Teil einer anderen Induktion. Ich empfehle, dass Sie an irgendeinem Punkt nur den nonverbalen Anteil üben. Richten Sie sich ohne Worte in einer spiegelnden Haltung ein“, stellen Sie also Rapport her. „Dann können Sie sehr langsam – indem Sie beobachten, wie schnell die Person Ihnen folgt – sich selbst in eine tiefe Trance versetzen.“*

Hier schlagen die Autoren eine *Rapport*-Induktion vor: Dabei führen Sie, indem Sie in „einen veränderten mentalen Zustand“ gehen und die Zielperson in *Rapport* gleichsam angezogen wird, Ihnen zu folgen. Das funktioniert, ist aber eindeutig eine fortgeschrittene Technik, die ein gewisses Maß an Erfahrenheit vonseiten des Ausführenden erfordert. Lassen Sie uns das für eine andere Gelegenheit aufsparen.

Häufiger wird *Rapport* eingesetzt, um die Zielperson zunehmend mithilfe von Worten und Handeln in eine Trance zu bringen. Sobald *Rapport* hergestellt ist, könnte ich zum Beispiel sagen:

> *„… und während Sie Ihren Augen erlauben, fest auf meine Augen gerichtet zu bleiben …“, während ich meinen Blick fest auf die Augen meines Gegenübers richte („Ich = Du“).*
>
> *„… in einem Moment spüren Sie vielleicht, dass sich die Augen schließen wollen …“, während ich langsam meine Augenlider senke („Ich = Du“).*
>
> *„… sodass Sie wirklich anfangen können, zu entspannen … und einfach nur loslassen …“, wobei ich meinen Muskeln erlaube, sich zu entspannen und loszulassen („Ich = Du“), und so weiter … immer auf den bisherigen Steigerungen aufbauend.*

Die Attribute, die man imitieren oder „pacen“ kann, um *Rapport* herzustellen, sind zahlreich. Gewiss haben manche eine größere Bedeutung als andere. Die wichtigsten sind nach meiner Erfahrung Atmung und Absicht. Ich neige dazu, zuerst die Absicht zu „pacen", indem ich mich mit der Zielperson auf unsere gemeinsamen Ziele verständige. Andererseits hebe ich mir die Atmung oftmals bis zum Schluss auf – nach Körperhaltung, Bewegungen, Lautstärke der Stimme und Tonfall, Blinzeln und Kopfneigung ... unter anderem. Im Allgemeinen rede ich und höre der Zielperson zu, während ich dabei wechsle und ein Attribut nach dem anderen nachmache, damit es nicht offensichtlich ist. (Das Vertrauen wird gebrochen, wenn Ihre Zielperson das Nachahmen bemerkt.) Wenn ich *Rapport* als Teil einer Tranceinduktion herstelle, gleiche ich meine Atmung an die der Zielperson erst dann an, wenn sie die Augen geschlossen hat, insbesondere wenn das Atemmuster nur schwer erkennbar ist und visuellen Fokus erfordert.

Die zentrale Auffassung ist hier: Wenn sich „Ich = Du" irgendwie verändert, dann wird sich auch „Du" entsprechend verändern. Warum ist das so? Nun: **Muster bleiben bestehen.**

Im Folgenden aufgelistet sind vier zentrale Beobachtungen zum *Rapport*-Muster:

1. Das Rapport-Muster wirkt NICHT nur in eine Richtung

Das ist wichtig. Wann immer die *Rapport*-Schwelle überschritten ist – das heißt, wann immer die Möglichkeit zum Führen gegeben ist –, wird *Rapport* wechselseitig. Die Dyade Ausführender/Zielperson löst sich auf. Es gibt eine Einheit – nehmen Sie sich also in Acht. Als Behandelnde werden Sie wahrscheinlich *Rapport* mit Personen herstellen, die Probleme der einen oder anderen Art haben. Diese Probleme sollten Sie nicht übernehmen. Wie John Grinder mich 1985 lehrte, gilt: Schützen Sie sich! Wie? Erschaffen Sie in sich selbst eine Abwehrkraft, die sämtliche nachteiligen äußeren Einflüsse abweist. Das ist nicht schwierig: Geben Sie sich selbst eine solche Abwehr als Suggestion, und zwar eindeutig: „Gleichheit nur auf der Oberfläche – nichts dringt durch", ist mein selbst-suggerierter Schild.

2. Rapport ermöglicht der Zielperson ein tiefes Gefühl von Verbindung

Vorausgesetzt die Zielpersonen mögen und vertrauen sich selbst, dann werden sie auch Sie in weit höherem Maße mögen und Ihnen vertrauen als ohne *Rapport*. In der Praxis bedeutet das: Wenn wir als Behandelnde mit unseren Patienten in *Rapport* sind, verstehen tendenziell beide, dass wir unabhängig vom Ergebnis unser Bestes geben. Die Beziehung fühlt sich herzlich, nachsichtig und echt an.

3. Sobald Rapport hergestellt ist, muss er aufrechterhalten werden

Mit etwas Übung dauert es nur wenige Sekunden, um *Rapport* herzustellen. Ich stelle ihn beispielsweise her, wenn ich einen Patienten zum ersten Mal sehe. Um dann das Muster die ganze Sitzung über beizubehalten, ist kontinuierliches subtiles Nachahmen notwendig; dabei richte ich meine Aufmerksamkeit besonders auf die Atmung und die Absichten meines Gegenübers.

> *Sie sitzt auf der Fahrtrage und wartet. Während ich auf sie zugehe, nehme ich ihre sogenannte Kinetik wahr, also wie sie sich bewegt (sie sitzt ruhig, atmet langsam) und ich passe meine Bewegungen daran an. Mein Kopf neigt sich leicht, wie es ihrer tut. Unsere Blicke begegnen sich, ich blinzele, sie blinzelt.*
>
> *„Hallo, ich bin Dr. Bierman", sage ich und strecke meine Hand aus. Wir geben uns die Hand, auf die Stärke ihres Händedrucks reagiere ich meinerseits mit dem gleichen Druck.*
>
> *„Ich bin Janet. Mir tut's weh, Doktor."*
>
> *„Janet, hallo. Ihnen tut's weh? Können Sie mir sagen, wo?", sage ich und „pace" ihre Worte, um ihre Beschwerde zu beschreiben. (Ich hätte auch sagen können: „Wo haben Sie Schmerzen?", aber das hätte uns voneinander abgegrenzt – das Gegenteil eines Rapport-Manövers.)*

Sie seufzt und sagt: „Ich glaube überall, Doktor."
Ich seufze auch und frage: „Überall? Sogar da unten?", frage ich und deute auf ihre Zehen.

Innerhalb von Sekunden habe ich ihre Kinetik, ihr Seufzen, ihre Wortwahl und ihr Blinzeln gepaced. Ich habe auch begonnen, zu führen, indem ich meine Aufmerksamkeit auf ihre Zehen lenkte und sie aufforderte, mir dahin zu folgen. Von hier aus ist es ein kleiner Schritt zum Schließen der Augen, sich einen sicheren und wunderbaren Ort vorzustellen, an dem Sie sich „einfach nur ausruhen und wohlfühlen ... einfach nur wohlfühlen" können.

4. Rapport ist ein wesentlicher Bestandteil der modernen Hypnotischen Methode

Seine Anwendung reicht weit über eine Tranceinduktion hinaus. Mit jemandem in *Rapport* zu sein, den Sie betreuen, erhöht Ihren überzeugenden Einfluss gewaltig, mit Trance oder ohne Trance. **Alles, was wir bisher gelernt haben über die Hohe Kunst – unser ganzer Werkzeugkasten –, wird durch das Herstellen und Beibehalten von *Rapport* verstärkt.** Denken Sie darüber nach: Wenn „Ich = Du", dann gilt „Mein Wille = Dein Wille". Mein Wunsch, dass Sie meine Anweisungen befolgen, mein Wunsch für Ihre Heilung, meine Anleitung, nicht mehr zu bluten, sich wohlzufühlen, zu entspannen – alle meine Absichten werden zu Ihren Absichten. Durch das Herstellen und Aufrechterhalten von *Rapport* erhöht sich die Wahrscheinlichkeit, dass meine Vorstellungen die erwünschten Reaktionen hervorrufen. Noch einmal, Trance ist eine einzelne Reaktion – eine komplexe Reaktion, die aus vielfältigen Teilreaktionen besteht. Aber es gibt unzählige andere Reaktionen (z. B. Entspannung, Blutstillung, Schmerzfreiheit), die **Versiert Behandelnde** zum Wohl ihrer Patienten hervorrufen können und auch tatsächlich hervorrufen, indem sie *Rapport* herstellen und aufrechterhalten.

Verknüpfung

Verknüpfung ist das dritte beherrschende Muster in der **Hypnotischen Methode**. Sie ist gegeben, wenn gilt: „Meine Worte = Deine Erfahrung", was sich eindeutig von *Rapport* unterscheidet, bei dem gilt: „Meine Worte = Deine Worte" (eine Teilmenge von „Ich = Du"). Mit der Verknüpfung sagt der Ausführende, was die Zielperson durchlebt, ob diese Erfahrung nun eine Vorstellung oder eine Handlung ist. Lassen Sie uns mit diesem Gedanken im Hinterkopf genauer anschauen, was Erickson in der oben zitierten Induktion macht:

> *„... Schnell wurden beiläufige Bemerkungen geäußert über das Einatmen und Ausatmen,* ***diese Worte zeitlich abgestimmt, sodass sie zu ihrer tatsächlichen Atmung passten.*** *Andere wurden geäußert über die Behaglichkeit, mit der sie ihre Zigarette fast automatisch zu ihrem Mund heben und dann die Hand auf die Stuhllehne sinken lassen konnte. Diese* ***Bemerkungen wurden ebenfalls abgestimmt, sodass sie zufällig mit ihrem tatsächlichen Verhalten übereinstimmten.*** *Schon bald bekamen die Wörter „einatmen", „ausatmen", „heben" und „sinken lassen" eine konditionierende Bedeutung, derer sie sich nicht bewusst war wegen des scheinbaren Unterhaltungscharakters der Suggestionen."*

Was ist die von Erickson erwähnte „Konditionierung"? Sie ist: Ericksons Worte = Erfahrung seiner Patientin. Dies ist das Verknüpfungsmuster. Erinnern Sie sich, **Muster bleiben bestehen**. Ericksons Worte BESCHREIBEN, was stattfindet, dann können seine Worte im nächsten Moment, vorausgesetzt, das Muster ist hergestellt, VORGEBEN, VORSCHREIBEN, was geschehen wird. Darum geht das Verknüpfungsmuster in den meisten Tranceinduktionen vom BESCHREIBEN der äußeren Erfahrung der Zielperson über zum VORGEBEN bewusster innerer Erfahrungen – wie Bilderwelt, Entspannung usw. Das ist eine einfache Formel, die, wenn sie mit *Rapport* und Autorität gekoppelt ist, die Suggestionen eines Ausführenden praktisch unwiderstehlich macht.

Schauen Sie folgendes Verknüpfungsmuster an, das ich häufig als Teil meiner Tranceinduktionen verwende:

> *„Ich möchte Sie bitten, sich wirklich auf meine Augen zu fokussieren, sodass Sie meine Augen sehen ... und wahrscheinlich eines etwas mehr als das andere ..., während ich Ihre sehe ...“*

Achten Sie auf das indirekte Vorgehen („Ich möchte Sie bitten, ...“) dann die BESCHREIBUNG dessen, was die Zielperson sich wahrscheinlich bewusst ist (meine Augen sehen) und wahrscheinlich „eines etwas mehr ...“, weil ich weiß, dass es einen Blickpunkt gibt. Natürlich halte ich auch *Rapport* aufrecht, indem ich mich auf die Augen der Zielperson konzentriere (Ich = Du).

> *„Und erlauben Sie sich wahrzunehmen, dass im Zentrum Ihres Blickfelds, ... wenn Sie fokussiert bleiben, ... Dinge immer sehr scharf und farbig sind ... Sie bemerken vielleicht zum Beispiel, wie das Licht von der Hornhaut reflektiert wird ... oder die Farben in der Iris ...“*

Jetzt BESCHREIBEN meine Worte etwas, dessen sich die Zielperson im Moment nicht bewusst sein mag, was sie aber rasch verifizieren kann – Dinge scharf und farbig in der Mitte sehen, Licht wird von der Hornhaut reflektiert, Farben in der Iris.

> *„Weit draußen in der Peripherie jedoch ... können Sie feststellen, ... und dabei fokussieren Sie weiter auf das Zentrum, ... dass die Dinge viel weniger deutlich sind ... viel weniger farbig ...“*

Ich habe den Satzbau verändert und durch den Einschub „fokussieren Sie“ einen Befehl eingebettet. Dann BESCHREIBE ich noch einmal ein Phänomen, von dem ich weiß, dass sie es verifizieren kann. So stelle ich das Muster her: meine Worte = ihre Erfahrung.

> *„Und das ist eine Funktion der Netzhaut ... und so haben die großen holländischen Maler es gemalt, darum wirken diese Rembrandts so real ...“*

Eine sehr indirekte Suggestion, sich allmählich auf eine innere Bilderwelt einzulassen – eine subtile Einladung …

> *„Und worauf ich gerne hinweisen würde, … ein wenig später …, wenn Sie Ihren Augen erlauben, sich von selbst zu schließen …, wenn sie sogar schwerer sind als jetzt …, dann können Sie das Vergnügen haben und entdecken, dass unsere innere Bilderwelt dieses gleiche charakteristische Merkmal haben kann … in der Mitte Fokus … in der Peripherie Undeutlichkeit.*

Jetzt GEBE ICH die Schwere der Augenlider VOR (ich suggeriere sie also), indem ich sage, sie werden „sogar" noch schwerer, als sie es jetzt schon sind, und ebenso ordne ich das Schließen der Augen „ein wenig später" an, während ich davon ausgehe („entdecken"), dass sie sich der inneren Bilderwelt bewusst wird.

> *„Und vielleicht erlauben Sie sich sogar, ein angenehmes Bild aus der Erinnerung zu sehen oder aus der Fantasie oder eine Kombination, … und Sie können das, Julie, einfach nur beobachten und genießen."*

Es ist ein weiterer Umweg, ein indirektes Vorgehen („vielleicht sogar erlauben …"), um innere Bilder zu suggerieren. Und ich ende mit der eingebetteten Anweisung: „Julie, einfach nur beobachten und genießen."

Vorausgesetzt, ich habe auch *Rapport* hergestellt und aufrechterhalten, sind die meisten Zielpersonen an diesem Punkt in ihr Inneres vertieft, und die geringe Zahl an nicht-vorgegebenen Verhaltensweisen ist auffallend. Mit anderen Worten, die Zielperson kommt in Trance.

Hier ist zwar wichtig, zu erfassen, was ich zur Zielperson sage – das heißt, ich knüpfe meine Worte an ihre Erfahrung, während ich vom Beschreiben einer Erfahrung zum Vorschreiben, Vorgeben, der Erfahrung übergehe –, doch noch wichtiger ist, nachzuvollziehen, was ich NICHT sage. Ich spreche nicht auf eine Art, die sich anfechten oder bestreiten lässt, stelle keine widerlegbaren Behauptungen auf. Vielmehr spreche ich unbestreitbar – indem ich permissive Sprache verwende, die wir bereits gelernt haben –, um ein starkes Muster der VERKNÜPFUNG zu erzeugen, das meine Suggestionen in die Umsetzung lenkt. In diesem Zusammenhang will ich einige Hinweise geben:

1. **Vermeiden Sie Anordnungen** (verzeihen Sie die Ironie): Statt „Sie werden …" verwenden Sie „Sie mögen/können/könnten …"
2. **Sagen Sie nicht „nicht":** Aus „Verschütte die Milch nicht" wird: „Kannst du das Glas festhalten?" oder „Gut gemacht, es gerade zu halten."
3. **Vermeiden Sie es, zu spezifisch zu sein:** Eine allgemeine Aussage wie „die Geräusche des Strandes" ist besser als „das Kreischen der Möwen oder das Krachen der Wellen", denn im Bild der Zielperson kommen vielleicht gar keine Vögel oder Wellen vor.
4. **Benennen Sie es und machen Sie es sich zu eigen:** Denken Sie daran, Ihre Worte = Erfahrung Ihrer Zielperson. Falls die Tür während einer Sitzung zufällt und die Zielperson reagiert, müssen Sie das benennen und sich dann zu eigen machen, damit das Verknüpfungsmuster nicht unterbrochen wird. „Und das Schließen einer Tür, wie laut oder sachte auch immer, kann ein Auftakt dafür sein, dass sich neue Türen der Erfahrung öffnen … angenehme Erfahrungen, die Sie … einfach nur genießen können."

Selbstverständlich gibt es noch viel mehr Feinheiten in der Sprache der **Hypnotischen Methode**; diese sind glänzend zusammengestellt in den zahlreichen Werken Bandlers und Grinders, die ich sehr empfehle. Doch sich in der differenzierten Sprache Erickson'scher Hypnose zu üben, ist weniger wichtig als ein umfassendes Verständnis des Verknüpfungsmusters zu erlangen, und ebenfalls weniger wichtig als eine ernst gemeinte Selbstverpflichtung, die Verknüpfung mittels permissiver Sprache herzustellen und aufrechtzuerhalten.

Wie *Rapport* verleiht Verknüpfung Ihren Suggestionen Momentum, unabhängig davon, ob Sie Trance oder irgendwelche andere Reaktionen suggerieren. **Alles, was wir bisher über die Hohe Kunst gelernt haben – unser gesamter Werkzeugkasten –, wird damit durch das Herstellen und Aufrechterhalten von Verknüpfung verstärkt.**

* * *

Stellen Sie sich jetzt einen Patienten vor, der allen Behandelnden misstraut und nach einer Verletzung nur widerwillig zu Ihnen kommt. Sie wollen Suggestionen für Wohlbefinden und Heilung anbieten. Doch die mangelnde Autorität macht die Wirksamkeit Ihrer Worte ungewiss. Was machen Sie? Eine Tranceinduktion ist bei diesem Patienten wahrscheinlich nicht angebracht, zumindest anfangs nicht. Lassen Sie deshalb den Moment verstreichen und wünschen Sie Ihrem neuen Patienten einfach nur „viel Glück"? Oder wenden Sie die anderen Komponenten der **Hypnotischen Methode** an, *Rapport* und Verknüpfung, um dazu beizutragen, Ihren versiert zum Ausdruck gebrachten Vorstellungen zur Umsetzung zu verhelfen?

In der Tat machen Sie genau das. Zum Beispiel, während Sie *Rapport* herstellen und aufrechterhalten:

Sie: Nun, wir wissen beide, dass das eine recht ernste Knöchelverstauchung ist ...

Patient: Ja, Herr Doktor.

Sie: Und ja, einerseits (rechte Hand streckt sich vom Patienten weg) könnte es bei ***manchen Menschen*** *einige Wochen dauern, bis die Verletzung heilt; viele Menschen andererseits (linke Hand streckt sich zum Patienten), vielleicht wie* ***Sie, machen es überraschend gut und heilen sehr schnell.***

Patient: Ähm, ... okay.

Sie: Und ich bin mir sicher, dass das ziemlich weh getan hat, als es passierte ...

Patient: Aber ziemlich ...

Sie: Vielleicht stellen Sie überrascht fest, wie wirklich rasch Ihr Heilungssystem zunehmend Wohlbefinden und Stabilität liefern kann ... natürlich, es mag noch ein bisschen wehtun, wenn Sie stehen ...

Patient: Das tut es.

Sie: Und trotzdem kann es noch angenehmer werden mit jedem Tag, der vergeht ... (Und so weiter, mit dem Rat, auf die Verletzung angemessen Rücksicht zu nehmen.)

Hypnose definiert

Bis hierher hat uns unsere Besprechung zu einer Arbeitsdefinition von Trance und einem Verständnis der drei Hauptmuster der **Hypnotischen Methode** verholfen. Lassen Sie uns jetzt auf unsere ursprüngliche Frage zurückkommen: Was ist Hypnose?

Wie wir gesehen haben, können alle Heiler mit ihren Worten und Gesten drastische Veränderungen bewirken, wenn sie als Autorität wahrgenommen werden. Zu diesen drastischen Veränderungen zählt die Einleitung von Trance. Doch selbst ohne Trance können Heiler phänomenale körperliche und mentale Reaktionen bei einem breiten Spektrum von Erkrankungen und Zuständen anweisen. Das Autoritätsmuster „meine Realität = deine Realität", das unwillkürlich aus dem Gefühl der Hilflosigkeit und Abhängigkeit eines Patienten entsteht, verleiht ungeheure Macht über Körper und Geist.

Uns ist jetzt klar, dass es zwei zusätzliche Muster gibt – *Rapport* und Verknüpfung –, die wir auch heranziehen können, um unseren Suggestionen Wirkung zu verleihen. Diese Muster waren in einem gewissen Maß immer schon vorhanden (lesen Sie noch einmal Bernheims Induktion und behalten Sie die Verknüpfung im Hinterkopf), aber es war Erickson, der diese Muster beherrschte, und es waren Bandler und Grinder, die ihre Anwendung systematisierten. Selbst ohne Autorität sind *Rapport* und Verknüpfung wirkungsvoll genug, um drastische Reaktionen auszulösen. In praktisch alle Fälle, die ich bisher in diesem Buch vorgestellt habe und in denen keine Trance angewandt war, flossen *Rapport* und Verknüpfung subtil ein. Ist die Autorität gering, erzeugen *Rapport* und Verknüpfung außerdem die treibende Kraft hinter einer Tranceinduktion – die wiederum die Autorität des Ausführenden erhöht, die ihrerseits dann mit *Rapport* und Verknüpfung zusammenwirkt und Vorstellungen weiter in Richtung der Umsetzung lenkt.

Was also ist Hypnose?

Mit Hypnose sind einfach Vorstellungen gemeint, die Reaktionen hervorrufen. Und die Hypnotische Methode ist eine Verfeinerung der Alltagskommunikation, darauf ausgelegt, die Wahrscheinlichkeit zu erhöhen, dass ausgesprochene Vorstellungen auch die beabsichtigten Reaktionen hervorrufen. Als solche kann Hypnose Trance enthalten oder auch nicht. Trance ist *nur* eine Auswirkung – genau wie Blutstillung, Betäubung, Rückkehr zu einem normalen Sinusrhythmus und all die anderen unterschiedlichen Ergebnisse, von denen ich berichtet habe, eben Auswirkungen sind. Und sie alle werden hervorgerufen durch die banale und unglaubliche Tatsache, dass Vorstellungen, insbesondere, wenn sie mithilfe von *Rapport*, Verknüpfung und Autorität vorgebracht werden, Reaktionen auslösen.

Somit gibt es die gut ausgeführte Hypnose und die schlecht ausgeführte Hypnose. Für Behandelnde ist eine gut ausgeführte Hypnose, wie wir jetzt unterscheiden können, genau das, worum es bei der **Hohen Kunst** insgesamt geht.

Das Kommunikationskontinuum

Wir sehen jetzt das ganze Spektrum des **Kommunikationskontinuum**s vor uns, das von den unvorhersehbaren Schimpftiraden Schizophrener zu den rhythmischen Dialogen der Erickson'schen Trance-Meister reicht, vom völligen Fehlen von Verfeinerungen zum fast perfekten Einsatz der Schubkraft der **Hypnotischen Methode**. In diesem Licht beginnen wir das Wunder wahrzunehmen, das die Alltagskommunikation ist: Hier wird eine Vorstellung ersonnen, codiert und übermittelt; dort wird die Übermittlung empfangen, decodiert und darauf reagiert. Natürlich nicht immer. Tatsächlich ist diese Abfolge im Falle der leeren Schimpftirade eines Schizophrenen fast nie abgeschlossen. Aber sie kommt so nahe wie möglich an „immer abgeschlossen" heran, wenn der Übermittler mit dem Empfänger in *Rapport* ist, wenn seine Worte eng VERKNÜPFT sind mit der Erfahrung der Zielperson und wenn der Gradient zwischen den beiden Gesprächspartnern in der Zielperson ein Urmuster weckt (Autorität), das darauf besteht, „meine Realität (der Ausführende) = deine Realität (die Zielperson)".

Jeder Schritt auf diesem Kontinuum stellt eine Verfeinerung der Alltagskommunikation dar: Klarheit der Gedanken, Angemessenheit des Ausdrucks, Aufmerksamkeit auf sich ziehen und halten, Widerstand umgehen, Rhythmen, Bewegungen und Bedeutungen in Einklang bringen, markieren, Reaktionen beobachten und bestätigen. Jeder Schritt nähert sich einer Art Einheit. Aber es ist keine Einheit, die gleich macht.

Denn sogar *Rapport* hat, wenn er systematisiert und wohlüberlegt ist, einen Antrieb – eine vorherrschende Absicht sozusagen. Und diese Absicht besteht darin, der Zielperson die Vorstellung des Ausführenden zu übermitteln – nicht der obersten Schicht ihres Bewusstseins, wo der Wind des Zweifels und Widerspruchs sie wegwehen kann, sondern tiefer, in den Untergrund hinein, wo die ersten Gedankensamen der beständigsten Überzeugungen und Verbindungen der Zielperson einst eingepflanzt wurden. Ist ein Patient in einer Extremsituation, erreichen wir ihn mit einer direkten Anweisung. Ist unsere Autorität unsicherer, gelingt uns unsere Aufgabe mithilfe der **Hohen Kunst** – die, wie wir jetzt sehen, die **Hypnotische Methode** ist, und die, wie wir jetzt wissen, nicht mehr und nicht weniger ist als eine Verfeinerung der Alltagskommunikation.

Lassen Sie uns innehalten und dies ins Bewusstsein dringen lassen ...

Die Hypnotische Methode zusammengefasst

Jahrhundertelang war es die **Hypnotische Methode** gewohnt: (1) Trance zu induzieren und (2) außergewöhnliche Reaktionen hervorzurufen. Bedauerlicherweise wurden diese beiden Phänomene immer verbunden – das eine Wort Hypnose fasste beide zusammen. Wenige Menschen begriffen die einfache Tatsache, dass die Einleitung einer Trance bei einer anfangs hellwachen Zielpersonen an sich schon ein bemerkenswerter Prozess ist, der einer Erklärung bedarf. Noch weniger Menschen haben verstanden, dass sich sogenannte Trance-Phänomene auch ohne Trance hervorrufen lassen: dass nicht-alltägliche und nicht-freiwillige Reaktionen bei jedem placebokontrollierten Versuch stattfinden; dass Suggestionen allein (gesteuert durch Autorität, Verknüpfung und/oder *Rapport*) Blutungen stoppen, Schmerz verhindern, Herzrhythmen normalisieren können; und dass man sich um Krankheiten aller Art kümmern und sie manchmal heilen kann mit wohlformulierten und gut übermittelten Suggestionen – wieder mit oder ohne Trance. Im Wesentlichen ist die Geschichte der „Hypnose“ von Mesmer bis heute eine Geschichte, in der eine isolierte Wirkung (also Trance) mit einer wirkungsvollen Ursache verwechselt wurde – nämlich einer Suggestion, die von dem Momentum an Mustern gesteuert wurde, die bestehen bleiben müssen.

- **Hypnotische Trance** ist operational definiert als ein Zustand, in dem die Zielperson eine **geringe Anzahl an nicht-vorgegebenen Verhaltensweisen** an den Tag legt. Physiologische Manifestationen sind, noch einmal, nicht charakteristisch für eine Trance; vielmehr sind sie Begleiterscheinungen der vorgegebenen Verhaltensweisen. Außerdem wird zwar verstanden, dass während hypnotischer Trance selbst-initiierte Verhaltensweisen auftreten, sie aber allgemein im Rahmen der vorgegebenen Verhaltensweisen vorkommen.
- **Mit Hypnose sind Vorstellungen gemeint, die Reaktionen hervorrufen.**
- **Die Hypnotische Methode ist eine Verfeinerung der Alltagskommunikation, welche die Wahrscheinlichkeit erhöht, dass die Vorstellungen (also die Suggestionen) eines Ausführenden auch die beabsichtigten Reaktionen hervorrufen.** Aufgrund der Autorität, mit der unsere Kultur Behandelnde ausstattet, setzen wir alle die ganze Zeit schon eine Komponente der **Hypnotischen Methode** (also die Autorität) ein, wann immer wir Vorstellungen unterbreiten.

Konsequenzen

Lassen Sie uns einige der Konsequenzen dieser großartigen Entwirrung betrachten, denn die Auswirkungen dieser neuen Klassifizierung reichen weit über das enge Gebiet der „Hypnose" hinaus und in die umfassendere Welt der Behandlung hinein.

1. Der Nebel unzähliger verwirrender Fachbegriffe lichtet sich.
2. Die Rätsel von Placebo, schamanischem Heilen und anderen therapeutischen Ritualen sind im Großen und Ganzen gelöst.
3. Innovation und Experimentation sind jetzt in vielen Bereichen der Behandlung möglich.
4. Die Prioritäten aller Heilkünste müssen sich jetzt wandeln – und dabei die **Hohe Kunst der Behandlung** jedem Fachgebiet voranstellen: traditionell, komplementär oder alternativ.
5. Vage Vorstellungen über Demagogie, Gehirnwäsche, Stockholm-Syndrom weichen einem intelligenteren, klareren Verständnis und Zusammenhang. Sie alle sind hypnotische Phänomene.

Eine vollständige Erläuterung all dieser Konsequenzen würde zwar den Rahmen dieses Buches sprengen, doch lassen Sie uns kurz einen flüchtigen Blick auf die ersten drei werfen.

Fachbegriffe

Wir beginnen mit den zahlreichen verwirrenden Fachbegriffen, die derzeit verwendet werden. Für uns sind zwei Kategorien wichtig: (1) Fachbegriffe in Bezug auf Hypnose und die **Hypnotische Methode** und (2) Fachbegriffe in Bezug auf andere Fachgebiete in der Heilkunde.

Zur **Hypnotischen Methode**:

- „Hypnotisieren“ – wie der Begriff derzeit verwendet wird, ist unlogisch. Da die Hypnotische Methode eine Verfeinerung der Alltagskommunikation ist, sollte der Begriff „hypnotisieren“ bedeuten oder sich beziehen auf „die Anwendung der **Hypnotischen Methode**“. Stattdessen wird er verwendet in der Bedeutung „Tranceinduktion“. Das ist nicht korrekt. Die richtige Bezeichnung ist „in Trance versetzen“. Sie „hypnotisieren“ keinen Menschen, ebenso wenig „versetzen Sie ihn in Hypnose“; vielmehr versetzen Sie eine Person in Trance, indem Sie die **Hypnotische Methode** anwenden.
- „Post-hypnotische Suggestion“ – mit diesem Begriff wird das Erfüllen einer Suggestion bezeichnet, nachdem die „Hypnose“ zu Ende ist. Aber die „Hypnose“ ist nicht zu Ende: der Einfluss von Autorität, *Rapport* und Verknüpfung besteht weiter und führt dadurch die Suggestion in die Erfüllung. Es ist die Trance, und nur die Trance, die zu Ende ist. Darum ist die richtige Bezeichnung „Post-Trance-Suggestion“.
- „Trance-ähnlicher Zustand“ – dieser Begriff hat kein Verhaltenskorrelat. All jene, die ihn verwenden, bezeichnen Trance häufig als einen Zustand erhöhter Beeinflussbarkeit und identifizieren diesen Zustand dann anhand von Entspannung des Gesichts, Blässe und Zwerchfellatmung. „Trance-ähnlicher Zustand“ wird dann verwendet, um Beeinflussbarkeit zu erklären – ohne diese Anzeichen. Der Begriff impliziert, dass eine Person nur beeinflussbar ist, wenn sie in einer Art Trance ist. Das ist Unsinn. Tatsache ist, Menschen sind sehr empfänglich für Suggestion, wenn sie (1) hilflos und abhängig sind, (2) in *Rapport* oder (3) durch Verknüpfung veranlasst

sind, zu erleben, was die Worte ihres Gesprächspartners vorgeben. Das ist kein Trance-ähnlicher Zustand. Vielmehr zeigt es die **Hypnotische Methode** im Einsatz. „Trance-ähnlicher Zustand" zu sagen, ist so, als würde man „klangähnliche Eigenschaft" sagen, es klingt irgendwie besonders, ist es aber nicht.

- „Nicht-Trance-Hypnose" – dieser Begriff ist die ursprüngliche Fehlannahme auf den Kopf gestellt. Weil Trance als Ursache dafür angesehen wurde, dass Suggestionen Wirklichkeit werden, mussten die vielfältigen Reaktionen erklärt werden, die außerhalb von Trance auftreten. Wir wissen jetzt, dass auch Nicht-Trance-Hypnose eben Hypnose IST (nennen Sie sie „Wach-Hypnose", wenn Sie wollen), und dass Trance nur eine von zahllosen Reaktionen ist, die von Hypnose hervorgerufen werden kann.

Zu anderen Fachrichtungen:

- Geführte Fantasiereisen, Gesprächstherapie, Visualisierung, Affirmationen usw.: Therapien dieser Art beinhalten alle Verfeinerungen der Alltagskommunikation – Vorstellungen rufen Reaktionen hervor –, und damit sind sie alle auch hypnotische Therapien. Ob Trance mit im Spiel ist, hängt natürlich davon ab, wie Trance definiert wird. Aber wenn Sie bei unserer Definition bleiben, werden Sie häufig beobachten, dass diese Techniken hypnotische Trance auslösen – und so die Autorität des Ausführenden erhöhen. Je mehr sie die Verfeinerungen und die Muster der **Hypnotischen Methode** einsetzen, desto erfolgreicher werden sie sicherlich ihre beabsichtigten therapeutischen Reaktionen hervorrufen.

Placebo, schamanisches Heilen und andere therapeutische Rituale

In diesem Zusammenhang sind folgende Fallbeispiele aufschlussreich:

A. Brandwunden

In meiner Anfangszeit als Hypnose anwendender Notarzt entdeckte ich, dass ich Patienten mit Brandverletzungen beruhigen und ihre Wundheilung beschleunigen konnte, indem ich die folgende Suggestion anbot, während sie in Trance waren: „… und die Wunde kann kühl und angenehm bleiben …, lange nachdem die Trance vorbei ist." Das ist eindeutig eine Post-Trance-Suggestion. Meine Vorstellung war, „kühl" würde die Entzündungsreaktion nach der Verletzung verringern – die, wenn sie nicht verhindert wird, oftmals die ursprüngliche Verletzung verschlimmert.

Ich war stolz auf diese Entdeckung und nach zwanzig Patienten teilte ich meine hervorragenden Ergebnisse dem bekannten Hypno-Chirurgen Dr. Dabney Ewin mit. Er hatte beträchtliche Erfahrung in der Behandlung von Patienten mit Brandverletzungen und hatte zu dem Thema publiziert. Nachdem er mir aufmerksam zugehört hatte, legte er mir ermutigend die Hand auf die Schulter und sagte: „Aber das ist falsch. Es ist WARM und angenehm. Die Suggestion ‚warm' zieht Blut in die Wunde und beschleunigt die Heilung."

Ich fühlte mich entsetzlich …, bis ich mich wieder auf meine Ergebnisse konzentrierte. Sie waren real. „Kühl" funktionierte auch.

B. Migränekopfschmerzen

Als ich mich einige Jahre später auf die Prüfung zum Hypnotherapeuten vorbereitete, stieß ich auf zwei Studien über die hypnotische Behandlung von Migränekopfschmerzen.

In der ersten Studie wurden die Patienten in Trance versetzt und darin trainiert, die Hand auf der den Kopfschmerzen gegenüberliegenden Seite eiskalt werden zu lassen. Sie erhielten die Post-Trance-Suggestion, dass sie, wann immer sie spürten, dass eine Migräneattacke bevorstand, sich hinsetzen, ihre Hand kühlen und die Kopfschmerzen abwenden könnten. Argumentiert wurde, dass „kühlen" die betroffenen Blutgefäße engstellen und die Dilatationsphase verhindern würde – die Phase hänge, so dachte man damals, mit dem tatsächlichen Kopfschmerz zusammen.

In der zweiten Studie wurden Zielpersonen in Trance gebeten, Wärme in beiden Händen zu spüren. Der Gedanke dahinter war, dass sie Vasodilatation, also Gefäßerweiterung, lernten, die sie während „der Phase der Gefäßverengung" einer sich entwickelnden Migräne auf die intrakraniellen Blutgefäße übertragen könnten. Diese Freiwilligen erhielten die Post-Trance-Suggestion, beim ersten Anzeichen von Kopfschmerzen ihren Händen zu erlauben, warm zu werden.

Wieder einmal hatte ich sich widersprechende therapeutische Suggestionen entdeckt. Und wieder einmal funktionierten beide Suggestionen.

In allen vier Fällen wurde die erwünschte Reaktion erzielt. Die Frage lautet: Wie konnten diese widersprüchlichen Suggestionen alle therapeutisch erfolgreich sein? Was ist der gemeinsame Nenner?

Wie Sie sich vielleicht vorstellen können, würde die westliche Schulmedizin diese Fälle als Beispiele für den Placeboeffekt abtun, keiner weiteren Betrachtung wert – als nachrangig, könnte man sagen, als die Methoden eines beliebigen Scharlatans oder Kurpfuschers. Andererseits verstehen wir jetzt, dass diese Placeboeffekte in Wirklichkeit hypnotische Reaktionen sind – das bedeutet, Reaktionen, die gesteuert sind durch die Verfeinerungen der Alltagskommunikation, die die Muster Autorität, Verknüpfung und *Rapport* umfassen. Sowohl bei den Verbrennungen als auch bei der Migräne mögen wir vermuten, dass eine Mischung aus Autorität, Verknüpfung und *Rapport* sich gleichsam verschworen haben, um die Suggestionen in die Umsetzung zu lenken. Aber welche Suggestionen? Es widerspricht der Logik, anzunehmen, dass Wärmen und Kühlen die gleiche Wirkung haben können. Was geht hier wirklich vor?

Um dies zu verstehen, müssen wir hinter die spezifischen Interventionen schauen. Dort finden wir das, was ich zuvor die **Allgemeine Placebo-Suggestion** genannt habe, nämlich: Wenn (X) – Sie sich diesem Ritual unterziehen, dann (Y) – werden Sie das vorgegebene Ergebnis erleben. Das ist unausgesprochen. Die ausgesprochenen Suggestionen für entweder Wärme oder Kühle sind wichtig, aber hauptsächlich insofern, als sie (X), dem Ritual, Glaubwürdigkeit verleihen und dabei die Autorität nicht schmälern. (Es ist natürlich möglich, dass die eine oder andere dieser Interventionen auch einen intrinsischen Wert enthält.)

Sie erinnern Sie sich, um die Autorität nicht zu untergraben, muss ein gut durchdachtes therapeutisches Ritual:

- von Anfang an glaubwürdig sein,
- zwar einigermaßen schwierig, aber machbar sein,
- glaubwürdig auch bei Abschluss sein.

In allen genannten Fällen wurden diese drei Kriterien erfüllt. Darüber hinaus wurde in allen Fällen die **Allgemeine Placebo-Suggestion** mit ausreichendem Momentum übermittelt (das heißt, **Muster bleiben bestehen**), um die Umsetzung zu erzwingen.

Die gleiche implizite Suggestion ist bei praktisch allen placebokontrollierten klinischen Studien am Werk, ebenso bei schamanischen Heilungen oder anderen kulturell akzeptierten therapeutischen Ritualen rund um die Welt.

Statt den Placeboeffekt geringschätzig zu betrachten, lehren uns unsere neuen Einsichten, dass solche Wirkungen das Herzstück der Behandlung sind.

Innovation und Experimentation

Das Verständnis, was Hypnose ist und wie sie funktioniert, wirft zahlreiche Fragen auf, von denen sich viele wissenschaftlich leicht untersuchen lassen. In Anhang II stelle ich ein Forschungsprogramm vor, das die noetische Medizin nach meiner Überzeugung auf eine festere, auf Nachweisen beruhende Grundlage stellen und sie dadurch in den Mainstream der Heilkunde einführen könnte. Natürlich wird der Teufel im Detail liegen, wie bei jeder experimentellen Wissenschaft. Dazu später mehr. Stellen wir uns fürs Erste ungefähr folgendes Experiment vor:

> *Wie zu Beginn dieses Kapitels angedeutet, verfügt der Anästhesist dann, wenn er eine Narkose einleitet, über maximale Autorität. Welchen besseren Schauplatz gibt es deshalb, unsere zentrale These wissenschaftlich zu überprüfen, wonach Autorität Vorstellungen in die Verwirklichung lenkt?*
>
> *Operationspatienten, die alle das gleiche Verfahren durchlaufen, werden nach dem Zufallsprinzip entweder in die Gruppe „rückwärtszählen“ oder in die Gruppe „Suggestion“ eingeteilt.*

Erstere werden aufgefordert „rückwärtszuzählen“, während unmittelbar vor der Operation intravenös ein Beruhigungsmittel verabreicht wird (wie Midazolam). Die zweite Gruppe bekommt, während das Beruhigungsmittel gespritzt wird, direkte Suggestionen angeboten: (1) „Behalten Sie Ihr Blut“, (2) „Wachen Sie mit angenehm überraschendem Wohlbefinden auf“ und (3) „Erleben Sie eine wirklich rasche Wundheilung“. Das Primärergebnis wären solche Messgrößen wie geschätzter oder tatsächlicher Blutverlust, Einsatz von Schmerzmedikation nach der Operation und die Zeit bis zur Arbeitsfähigkeit (oder ein anderes objektives Maß für Heilung).

Denken Sie an den möglichen Nutzen für Patienten und Kostenträger gleichermaßen, sollten die Ergebnisse dieses Experiments nachweisen, was Logik und Erfahrung uns erwarten lassen: nämlich weniger Infektionen und andere Komplikationen, raschere Genesungen und ein geringerer Bedarf an Schmerzmitteln – alles nachgewiesen in einem einzigen, einfachen klinischen Versuch.

Fazit

Zum Abschluss dieses Kapitels halte ich die Frage für angebracht: Warum sind Menschen so empfänglich für Suggestion? Die ehrliche Antwort ist: Wir wissen es noch nicht. Ich vermute stark, dass mit der weiteren Entwicklung der Gehirnforschung neurale oder energetische Systeme und Strukturen beschrieben werden, die die hier besprochenen Muster genauer definieren. Vielleicht werden wir dann die wahre Natur menschlicher Beeinflussbarkeit erklären können.

In der Zwischenzeit bleibt mir die Beobachtung, dass Autorität – das Muster, nach dem die Vorstellungen **Des Einen** unauslöschlich in die Gedanken des anderen einströmen – wesentlich ist für das Überleben unserer Spezies. Lange bevor sprachliche Kommunikation stattfand, musste es bereits einen Mechanismus gegeben haben, durch den die Erkenntnisse der Älteren rasch und zuverlässig an die Jungen weitergegeben werden konnten. Bei manchen jungen Erwachsenen – die selbst das Schicksal haben, Anführer zu werden – werden diese Übertragungen der Vernunft und dem Willen untergeordnet. Doch bei den meisten herrscht auch in der heutigen Zeit Autorität uneingeschränkt. Wie Schopenhauer sagte: „Der Mensch kann zwar tun, was er will, aber er kann nicht wollen, was er will." So ist die menschliche Natur.

Ich sehe Verknüpfung als eine Teilmenge von Autorität. In der Kindheit definierten die Worte der Autorität unsere Erfahrung – „das ist heiß", „das ist rot", „das ist ein Ball", „das ist gefährlich". **Muster bleiben bestehen**, vor allem in Zeiten, die uns an die Kindheit erinnern, wenn wir uns wieder einmal als hilflos und abhängig empfinden.

Rapport ist eine Einheit und ich kann schlichtweg nicht anders, als an die Erfahrung im Mutterleib zu denken, die wir alle gemeinsam haben: in der ihr mütterlicher Rhythmus mein Rhythmus ist, ihr Atem mein Atem ist, ihre Nährstoffe meine Nährstoffe sind, ihr Wille mein Wille ist, weil es keinen anderen geben kann.

Es ist, als würde das großartige vorgeburtliche Muster der Vereinigung in der Natur, *Rapport*, nach der Geburt wiederhergestellt durch die Muster von Autorität und Verknüpfung – beschworen von Behandelnden in ihrer Ausübung der **Hohen Kunst**.

„In der Chirurgie beschränken sich die Vorteile des Mesmerismus nicht auf die Ausschaltung von Schmerz während einer Operation, sondern sie sind von größtem allgemeinen und besonderem Vorteil in der Nachbehandlung chirurgischer Erkrankungen."

– James Esdaile, M. D. (1846), *Mesmerism in India* –

Kapitel 11

Unblutige Operationen und schmerzlose Genesung

Der vielleicht einfachste und befriedigendste Teil meiner Arbeit ist die präoperative Hypnose. Die Ergebnisse übertreffen oftmals die Erwartungen, und die Wellen der Dankbarkeit von Patienten sind unvergesslich und herzerwärmend.

Dieses einfache Verfahren beinhaltet viele fortgeschrittene Elemente der **Hypnotischen Methode**, deshalb wird Ihre Beschäftigung damit Sie auf vielfältige Situationen vorbereiten, die im Laufe des Behandelns auftauchen können, ob Ihre Praxis diese spezielle Anwendung anbietet oder nicht. Zusätzlich zum Einsatz dessen, was wir bereits über *Rapport*, Verknüpfung und Autorität gelernt haben, lehrt das Programm für präoperative Hypnose zum Beispiel das Aufbauen von Reaktionspotenzial, das Säen von Vorstellungen, Post-Trance-Suggestionen und antizipatorische (zukünftige) Verknüpfung. Das Integrieren dieser Fertigkeiten wird Sie – mitsamt dem Erlernen dieser einfachen Tranceinduktion in der **Hohen Kunst** – mächtig voranbringen.

Ein Wort der Mahnung ist dennoch angebracht: Seien Sie nachsichtig mit sich selbst, gerade am Anfang. Dieses Verfahren ist gespickt mit Erkenntnissen, mit Anleihen bei den großen Meistern und mit kunstvollen Innovationen. Wir alle (ich eingeschlossen) vergessen mitunter einzelne Elemente, versprechen uns versehentlich und finden in einer einzigen Sitzung oft viel Raum für Verbesserung in der nächsten. Vieles vom Inhalt dieser Vorgehensweise kennen Sie bereits aus den bisherigen Kapiteln – wie Sie elegant Vorstellungen übermitteln, um Widerstand zu umgehen, wie Sie Betonungen verschlüsseln und Reaktionen hervorrufen. Jetzt fügen wir das Einleiten und Aufrechterhalten von Trance sowie Post-Trance-Suggestionen hinzu und setzen dem Ganzen ein kleines „Sahnehäubchen“ auf.

Wenn Sie diese Methode praktizieren, schöpfen Sie Mut daraus, dass die Operationen Ihrer Patientinnen und Patienten besser verlaufen, selbst wenn Sie nur einen Bruchteil der einzelnen Elemente richtig einsetzen – vielleicht sogar weit besser –, als sie sonst verlaufen wären. Viel Vergnügen damit. Und machen Sie sich darauf gefasst, zu staunen.

Terminvereinbarung

Wenn ein Patient anruft und um präoperative Hypnose bittet, sollte Ihre erste Frage lauten: Wann ist die Operation? Und dann vereinbaren Sie einen Termin für die einzige Sitzung, die Sie brauchen werden, für den Abend vor dem Eingriff (oder möglichst nah an diesem Datum). Oft werden die Patienten um mehr als eine Sitzung bitten oder dass sie früher stattfindet. Vertrauen Sie mir, widerstehen Sie diesem Wunsch. Für diese Taktik gibt es zwei Gründe: Erstens wird der Patient dann nur noch wenigen Menschen begegnen zwischen dem Termin bei Ihnen und der Operation; deshalb wird Ihr Einfluss mit geringerer Wahrscheinlichkeit zunichte gemacht werden. Zweitens wird das Gefühl von Hilflosigkeit und Abhängigkeit des Patienten in diesen letzten Stunden vor der Operation seinen Höhepunkt erreichen, und dementsprechend wird Ihre Autorität maximal sein. Das bezeichnete Erickson als „Reaktionspotenzial aufbauen“.

Vor der Trance

Denken Sie daran, dass Hypnose (Vorstellungen rufen Reaktionen hervor) die ganze Zeit stattfindet – von Ihren ersten Worten und Gesten bis zu Ihren letzten. Darum beginnt sie in dem Moment, in dem der Patient oder die Patientin zur Tür hereinkommt.

Rapport

Sie begrüßen den Patienten oder die Patientin an der Tür und beginnen dann, die Neigung des Kopfes, das Blinzeln der Augen, die Lautstärke der Stimme, das Händeschütteln und die Worte zu spiegeln (ein „Hallo" wird mit „Hallo" erwidert, „Guten Tag" mit „Guten Tag"); der Patient setzt sich, Sie setzen sich – und nehmen die gleiche Haltung ein. Verlagern Sie Ihre Aufmerksamkeit immer von einem Attribut zu einem anderen, damit Ihre Nachahmung nicht auffällt: Bleiben Sie genug „Sie selbst", um authentisch zu sein, spiegeln Sie „ihn" oder „sie" genug, um *Rapport* herzustellen und aufrechtzuerhalten.

Verknüpfung

„Hier sind wir also …" beginnen Sie unanfechtbar. Während Sie die Krankengeschichte aufnehmen, hören Sie aufmerksam zu und formulieren Ihre Antworten sorgfältig, um die Erfahrungen Ihrer Patientin zu beschreiben. Denken Sie daran, „Ihre Worte = ihre Erfahrung". Ein Beispiel für ein Gespräch am Abend vor der Hüftgelenksoperation Ihrer Patientin:

Patientin: Sie tut mir jede Nacht weh und ich wache zwei- oder dreimal nachts auf, wenn nicht sogar öfter.

Sie: Also, ich kann mir vorstellen, dass Sie da fast jeden Tag recht müde sein müssen.

Hinweis: Schwer zu widersprechen (a), was Sie sich „vorstellen", (b) „recht" müde und (c) „fast" jeden Tag.

Patientin: So müde.

Sie: So müde … ich wette, sogar ein kurzer wirklich angenehmer Schlaf wird Ihnen da gelegen kommen …

Hinweis: Die Vorstellung von Wohlbefinden während des „Schlafs" säen oder einführen und die Zustimmung erhalten, dorthin zu gehen.

Patientin: Auf jeden Fall.

Verständigung auf Ziele

Die Krankengeschichte braucht nicht ausführlich zu sein, aber Sie sollten jegliche Ängste, bisherige chirurgische Erfolge oder Missgeschicke, Verwünschungen (von anderen Autoritäten) und Bedenken aufdecken. Sobald dies erledigt ist, ist es an der Zeit, sich auf Ziele zu verständigen. Erinnern Sie sich, das ist ein *Rapport*-Manöver, denn eine gemeinsame Absicht ist eine wirkungsvolle Komponente des *Rapport*-Musters „Ich = Du". Ich sage gewöhnlich von mir aus die drei mir bekannten gemeinsamen Ziele aller chirurgischen Patienten (siehe unten) und frage dann, welche zusätzlichen Ziele es geben könnte. Häufig fügt der Patient ein Merkmal (zum Beispiel Schönheit oder Beweglichkeit) oder eine Fähigkeit (beispielsweise Sexualfunktion oder Kontrolle der Harnblase) hinzu, die er sich erhalten will.

Sie: Also, mir ist klar, dass Sie eine gewisse Angst haben, was natürlich ist. Und trotzdem können wir uns wahrscheinlich beide darauf verständigen: Wenn Sie wüssten, dass Ihr Eingriff erfolgreich verläuft – dass Sie kein Blut verlieren, Ihre Wunden wirklich rasch heilen und Sie aus der Operation mit erfreulich überraschendem Wohlgefühl aufwachen – wenn Sie wüssten, dass all das stimmt, DANN ENTSPANNEN SIE SICH, Jane, vielleicht viel mehr, nicht wahr?

Patientin: Ich glaube schon … ja.

Sie: Das glaube ich auch. Und deshalb ist für Sie vielleicht beruhigend zu wissen, während Sie einen bewussten Geist haben – und dieser Geist kann denken und Schlüsse ziehen und zweifeln und sich wundern –, haben Sie gleichzeitig auch einen unbewussten Geist …

Patientin: Aha …

Sie: Und genau wie Ihr bewusster Geist das Ergebnis von Jahrmillionen der Evolution ist, so ist es auch Ihr unbewusster Geist – und diesen zieht die Hypnose an sich und nutzt ihn. Jahrmillionen der Entwicklung … mit einem und nur einem Ziel … Sie zu schützen.

Hinweis: Das mag stimmen oder auch nicht. Beim Lernen von Hypnose werden regelmäßig Suggestionen und Fakten verwechselt, besonders wenn diese außerhalb von Trance angeboten werden. Wichtig ist hier, dass diese Suggestion den Rahmen vorgibt, durch den die unbewussten Kräfte, die wir gleich in Anspruch nehmen werden, schützend sind – und zwar ausschließlich.

Sie: Ich denke oft darüber nach, wie es für die Menschen früher gewesen sein muss … weit entfernt von der Siedlung, auf Nahrungssuche, auf der Jagd … Natürlich kam es da zu Schnitten, Verrenkungen von Gelenken und Wunden aller Art. Sie brauchten eine Möglichkeit, sodass sie IHR BLUT BEHALTEN, *damit es nicht verloren geht, den Schmerz stoppen …* VERGESSEN, ZU FÜHLEN … *und* WIRKLICH RASCH HEILEN … *Das Überleben der Spezies hing davon ab … Und darum musste das Unbewusste Mechanismen entwickeln und* DAS TUN. *(Beachten Sie das* MARKIEREN.*)*

Patientin: Das erscheint mir vernünftig.

Sie: Mir auch … lassen Sie deshalb, wenn Sie einverstanden sind, unsere Ziele das beinhalten, wofür das Unbewusste tatsächlich bestimmt ist … und was es machen will …

Patientin: Ja, auf jeden Fall.

Sie: Und lassen Sie uns auf jeden Fall im Gedächtnis behalten: Die beste Art, das Unbewusste anzuleiten, ist mit positiven Suggestionen. Statt zu sagen „Verschütte die Milch nicht“, sagen wir zum Beispiel „Halte das Glas gerade.“

Hinweis: Das ist ein entscheidender Punkt. Patienten formulieren ihr Ziel anfangs häufig negativ: „Ich möchte nicht …“ Es ist wichtig, sich die Zeit zu nehmen und mit ihnen daran zu arbeiten, dieses Ziel in positiven Begriffen neu zu formulieren.

Patientin: In Ordnung.

Sie: Statt also „nicht bluten“ zu sagen, einigen wir uns auf „behalten Sie Ihr eigenes Blut“ in Ihren Blutgefäßen. Chirurgen bezeichnen das als ein trockenes Feld.

Patientin: Trockenes Feld?

Sie: Ja, das Feld ist das Gebiet, in dem sie operieren. In Ihrem Fall der Hüftbereich. Also, so trocken wie ein Knochen.

Patientin: In Ordnung.

Sie: Jetzt kommt es vor, dass das Unbewusste so gut darin ist, Ihr Blut zu behalten, dass wir eine kleine Ausnahme erlauben müssen.

Patientin: Welche ist das?

Sie: Das ist dann, wenn die Laborfachkraft vor oder nach der Operation kommt, um Ihnen aus einer Vene im Arm Blut abzunehmen. Lassen wir es das Unbewusste verstehen, DIE LABORFACHKRAFT KANN DAS BLUT HABEN, DAS SIE FÜR DIE LABORUNTERSUCHUNGEN BRAUCHT.

Hinweis: Diese Ausnahme mit aufzunehmen, ist entscheidend. Erinnern Sie sich, ich lernte diese Lektion auf die harte Tour, nachdem meine erste Patientin – Jan – in präoperativer Hypnose mehrmals erfolglos für Laboruntersuchungen gestochen wurde. Sie können diese Suggestionen vor, während und/oder nach der Trance anbieten – stellen Sie nur sicher, *dass* Sie sie anbieten.

Patientin: Das ist vernünftig.

Sie: Und ist es nicht auch vernünftig, dass es eine WIRKLICH RASCHE WUNDHEILUNG gibt?

Hinweis: Ich sage diese drei Worte immer viel schneller, als ich normalerweise spreche, als eine metaphorische Suggestion sozusagen.

Patientin: Klar …

Sie: Denn je schneller die Heilung vonstattengeht, desto sicherer sind Sie.

Patientin: Wenn Sie das sagen …

Sie: Nun, ich sage auch, wenn Ihr Chirurg sagt, die Fäden sollen in 14 Tagen gezogen werden, dann ist meine Erfahrung mit Patientinnen, die ganz so sind wie Sie, Jane, den Termin fürs Fädenziehen nach 11 oder 12 Tagen zu vereinbaren, aber nicht später.

Patientin: Und warum das?

Sie: Denn bei wirklich rascher Wundheilung wird die Wunde bis dahin verheilt sein. Ich meine, Sie haben doch nichts dagegen, sich selbst zu und Ihren Chirurgen zu überraschen, oder?

Patientin: Nein, überhaupt nichts.

Sie: Und was für eine nette Überraschung ist es doch, von der Operation aufzuwachen und sich wohlzufühlen. Aber denken Sie daran, nicht jeder nutzt Hypnose, um sein Unbewusstes zur Zusammenarbeit einzuladen. Und deshalb ist das medizinische Personal an jene anderen Patientinnen und Patienten gewöhnt. Andererseits haben Sie einen Partner mit enormer Kompetenz – Ihr Unbewusstes. SIE KÖNNEN deshalb VERGESSEN, ZU FÜHLEN. Genau wie Sie, bis ich es erwähne, wahrscheinlich vergaßen, die Rückseite Ihres linken … Knöchels zu spüren? Richtig?

Patientin: (Nickt zustimmend.)

Sie: Und als Letztes, bevor wir anfangen …

Hinweis: Natürlich wissen **Versiert Behandelnde**, dass wir bereits angefangen haben.

„… da Sie ein Mensch sind und ich ein Mensch bin, ist es möglich, dass ich mich vielleicht ungewollt verspreche. Und deshalb ist es wichtig, zu wissen, dass meine Worte einfach nur Symbole für Bedeutungen sind, die Ihr Unbewusstes nutzen kann, um unsere gemeinsamen Ziele zu erreichen. Falls ich zum Beispiel ‚warm' sage, aber ‚kalt' für Sie besser ist, dann kann das Wort ‚warm' für Ihr Unbewusstes ein Symbol sein für jegliche Temperatur, die sich richtig für Sie anfühlt …"

> Hinweis: Ich bezeichne das als einen „allgemeinen Haftungsausschluss". Nachdem ich den nun festgelegt habe, kann ich mich aus Sicht der Patientin oder des Patienten nie versprechen.

Ich würde Sie bitten, diesen Teil des Transkripts gründlich zu lesen. Er mag zwar wie ungezwungene Unterhaltung wirken, aber dabei findet eine Menge wohlüberlegter Arbeit statt. „Meine Worte = Deine Worte" ist Teil des *Rapports*, den ich kultiviere; Sie erkennen, dass meine Antworten häufig mit den gleichen Wörtern beginnen (gelegentlich mit leichten Abänderungen), die die Patientin eben gebrauchte. Darüber hinaus spiegele ich auch versteckt die beobachtbaren Verhaltensweisen der Patientin.

Beachten Sie auch, dass ich, um durchweg Verknüpfung aufrechtzuerhalten, Aussagen mit Bedacht formuliere und Vorstellung mittels permissiver Sprache anbiete: könnte, mag, vielleicht usw. Und ich setze Blickkontakt und stimmliche Anpassung ein, um entscheidende Suggestionen zu MARKIEREN. Und in Zusammenhang damit, Ziele positiv zu formulieren, „säe" oder führe ich schließlich die therapeutischen Hauptsuggestionen ein. In diesem kurzen Abschnitt passiert also eine ganze Menge.

Noch einmal, um wirkungsvoll zu sein, brauchen Sie nicht jedes dieser Elemente mit aufzunehmen. Meine Hoffnung ist jedoch, dass dieses Transkript Sie hin zu letztendlicher Meisterschaft führt. Für die Zwischenzeit gilt: Geduld und Übung.

Tranceinduktion

Nicht aufgenommen in das obige Transkript ist das, was ich mit Patienten immer über Trance bespreche, über ihre Natürlichkeit und inwiefern keine bewusste Anstrengung nötig ist: „Nur warten, wahrnehmen und sich wundern."

In diesem Gespräch füge ich immer hinzu: „Oft hören Sie Menschen darüber sprechen, dass Trance tiefer gehe. Aber wenn Sie darüber nachdenken, sitzen Sie auf diesem Stuhl, wenn Sie sich einfach nur wohlfühlen … und Sie sitzen auf demselben Stuhl, wenn Sie in einer leichten

Trance sind … und Sie sind räumlich genau am selben Ort, wenn Sie alle Vorteile einer tiefen Trance genießen … Deshalb ist ‚tief' nur eine Metapher für das Unbewusste, immer freier zu werden … aktiv zu sein … erfolgreich zu sein. Denn der bewusste Geist ist der Wiss-ende; das Unbewusste ist der Tu-ende." Damit stecke ich den Rahmen ab, in dieser Trance geht es darum, zu erlauben, dass nicht-freiwillige Erscheinungen eintreten.

> *„Ich frage mich, ob Sie dazu in der Lage wären, JANE, ERLAUBEN SIE IHREN AUGEN VON SELBST ZUZUGEHEN … nicht zu fest … nur fest genug, dass sie bequem nahe beieinanderbleiben und … Sie es sich selbst erlauben und – Sie achten dabei auf einige Dinge, die Sie bislang vielleicht nicht beachtet haben …"*

> Hinweis: Es lohnt sich, diesen ersten Satz im Gedächtnis zu behalten. (1) Er umgeht Widerstand „ich frage mich"; (2) er leitet eine Dissoziation ein „von selbst zugehen", (3) zur Katalepsie der Augenlider suggeriert er indirekt, sie ist „nicht zu fest … nur fest genug, dass sie nahe beieinanderbleiben" und (4) er bettet Anweisungen ein – für das Schließen der Augen (beispielsweise „nahe beieinander" statt „geschlossen") und für die Aufmerksamkeit der Patientin. Ich verwende auch den Vornamen der Patientin, um einen eingebetteten (MARKIERTEN) Befehl mitzuteilen. Und ich formuliere den Satz so um, dass ich den Befehl einbetten kann: „Sie achten dabei auf einige Dinge, die Sie bislang vielleicht nicht beachtet haben."

Sobald die Patientin die Augen geschlossen hat, ist es natürlich leicht, ihre Atmung zu beobachten und Ihre Suggestionen damit zu synchronisieren. Das ist das Aufrechterhalten von *Rapport*. Nicht jeder einzelne Atemzug muss in Einklang stehen. Die Atmung gibt den Rhythmus vor, sie ist „der Trommelschlag des Tanzes".

Dann beginne ich, bestimmte Erfahrungen zu BESCHREIBEN, derer die Patientin sich bewusst ist oder die sie leicht bestätigen kann. Diese

Erfahrungen sind in die verschiedenen Sinnes-Modalitäten unterteilt – kinästhetisch, visuell, auditiv. Häufig nehme ich auch olfaktorische und kognitive Hinweise mit hinzu. In der Regel ist es hilfreich, mit der Modalität zu beginnen, die die Patientin zu diesem Zeitpunkt höchstwahrscheinlich gerade nutzt. Falls die Patientin also einen Gegenstand anstarrt, beginne ich mit der visuellen Modalität; falls sie mit einem unangenehmen Gefühl befasst ist, fange ich mit diesem Gefühl an und wende mich rasch anderen, angenehmeren Empfindungen zu. Sobald durch diese verschiedenen BESCHREIBUNGEN ein solides Muster der VERKNÜPFUNG hergestellt ist, kann ich anfangen, Verhaltensweisen VORZUGEBEN, VORZUSCHREIBEN. Üblicherweise sind die ersten VORGEGEBENEN Verhaltensweisen Wohlbefinden und Entspannung.

Erinnern Sie sich, eine Tranceinduktion geht im Allgemeinen von der Beschreibung äußerer Geschehnisse über zum Vorgeben innerer Erfahrungen.

Gefühle

„… wie bestimmte Gefühle … zum Beispiel, die Sie als Außen-/Innengefühle ansehen können … Im Außen ist es nett, festzustellen, dass sich, während die Augen sich schließen und Sie das wohltuende Behagen des Tränenfilms genießen, der sie benetzt … die Muskeln um die Augen anfangen – und entspannen …

Und weil alles miteinander verbunden ist … machen das auch die Muskeln im Gesicht … und im Nacken … und weiter hinunter …, sodass es wie eine ruhige Welle der Entspannung sein kann, die sich auf ihre eigene Art ausbreitet vom Kopf zum Nacken … von der Brust in den Bauch … und in die Beine zu den Zehen …

Und das kann jetzt geschehen … oder nach einem kurzen Moment des Zögerns oder des Widerstandes … und dann loslassen …“

Hinweis: Falls es Widerstand gibt, muss ich ihn benennen und mir zu eigen machen, sodass er in das Verknüpfungsmuster aufgenommen wird. Danach kann ich sein Verschwinden vorgeben.

„... während im Inneren ... sanftes Einatmen [zeitlich abgestimmt auf Janes Einatmung] ... und Ausatmen [zeitlich abgestimmt auf ihre Ausatmung] Ihnen erlauben kann, den Beginn eines sich vertiefenden Gefühls von Wohlbefinden und Entspannung zu bemerken ... Ganz genau ... nicht zu tief, ... nur tief genug, wirklich entspannen ...“

Hinweis: Zuerst BESCHREIBE ich derzeitige bewusste Gefühle – wohltuender Tränenfilm; dann BESCHREIBE ich verifizierbare vorbewusste Erfahrungen – Gesichtsentspannung und Atmung; zum Schluss GEBE ICH Erfahrungen VOR – eine Welle der Entspannung, ein Gefühl von zunehmendem Wohlbefinden und zunehmender Entspannung.

Anblicke

„Und da gibt es auch Anblicke ... außen und innen ... und selbst dann, JANE, DIE AUGEN BLEIBEN GESCHLOSSEN ... kann da ein beruhigendes Gefühl von Licht und Schatten hinter den Lidern sein, ... während Sie sich tiefer innen vielleicht erlauben, ein angenehmes Bild aus der Fantasie oder einer Erinnerung oder einer Kombination daraus zu entdecken ... etwas, das Sie sicher genießen können ... und dabei die Formen und Gestalten wahrnehmen ... die Farben und die Schattierungen ... alles wie in einem vergessenen Traum ... einfach nur beobachten und genießen ..., und dabei vergessen, ohne es überhaupt zu merken ...“

Hinweis: Das gleiche Vorgehen mit permissiver Sprache, nur diesmal in der visuellen Modalität. Beachten Sie auch, wie ich die Vorstellung des Vergessens einführe, „wie in einem vergessenen Traum“.

Geräusche

„Und natürlich sind da auch Geräusche ... zum Beispiel der äußere Klang dieser Stimme kann mit Ihnen hingehen, wohin immer

SIE, JANE, GEHEN IN TRANCE … und er kann zu dem werden, was immer innen Sinn ergibt … wie der Klang einer leisen Brise …

Und ist es nicht schön, zu wissen, Sie brauchen nicht einmal jedem Wort zuzuhören, denn Ihr Unbewusstes WIRD die Bedeutungen verstehen …

Und auch im Inneren sind Geräusche … sei es das Geräusch des Einatmens [zeitlich abgestimmt auf die Einatmung] oder des Ausatmens [zeitlich abgestimmt auf die Ausatmung] … oder, JANE, SOGAR NOCH TIEFER … die Geräusche Ihrer eigenen Gedanken …, wenn Sie sie mitsprechen, wie es manche tun … oder eine musikalische Erinnerung … oder ein anderes angenehmes Geräusch …"

Hinweis: Jetzt arbeite ich in der auditiven Modalität. Während ich vom Beschreiben zum Vorgeben und von außen nach innen übergehe, säe ich auch die Vorstellung, dass meine Stimme Teil einer tiefen Trance-Szene sein kann wie der Wind, den ich gleich beschreibe (siehe unten).

„Sodass da einfach nur angenehme Gefühle sind … und Anblicke, die Sie wahrnehmen und genießen können … und all die wunderbaren Geräusche, JANE, SIE FÜHLEN NOCH MEHR ENTSPANNUNG … NOCH MEHR BEHAGLICHKEIT …

Es ist ein Loslassen … wie die alten Hindus sagten: ‚Wie eine Salzpuppe, die sich in einem warmen Meer des Wohlbefindens sicher auflöst' … keine Grenzen … einfach nur sicher … einfach behaglich … wahrnehmen … zuhören … an dem Ort, wo das Unbewusste versteht … und erfolgreich ist … ganz genau."

Hinweis: Ich verwende diese Metapher die ganze Zeit als eine die Trance vertiefende Suggestion. Sie wirkt gut, solange Sie daran denken, „sicher" zu sagen. Achten Sie wie bei allen Suggestionen auf eine Reaktion, und bestätigen Sie diese Reaktion mit einer Affirmation „ganz genau".

Trance-Nutzung

An diesem Punkt ist keine Eile nötig. Mittlerweile sollte Ihre Patientin nur wenige nicht-vorgegebene Verhaltensweisen an den Tag legen. Lassen Sie die Dinge sich setzen. Sie brauchen sich über die „Tiefe" der Trance keine Gedanken zu machen. Ich habe die außergewöhnlichsten postoperativen Ergebnisse bei Patienten beobachtet, die das erlebten, was viele Experten für die leichteste Trance halten würden. Am wichtigsten sind Hinweise, dass Ihre Patientin auf Ihre Suggestionen reagiert. Wenn Sie Entspannung suggerieren, schauen Sie genau auf Anzeichen von Entspannung (sinken zum Beispiel die Schultern, verlangsamt sich die Atemfrequenz). Wenn Sie ein visuelles Bild suggerieren, schauen Sie, ob sich ihre Augen bewegen (im Allgemeinen nach oben). Wenn Sie Gerüche suggerieren, achten Sie darauf, ob sich die Nasenflügel heben. Machen Sie ein paar geruhsame Atemzüge, ruhig und in Übereinstimmung mit Ihrer Patientin.

Ich-Stärkung

In diesem kritischen Augenblick füge ich häufig eine oder zwei Zeilen der Anerkennung und des Lobes für die Patientin hinzu. Etwas in der Art:

> *Und während Sie sich das selbst erlauben … und die Beruhigung wird sogar noch tiefer … sogar noch sicherer, …,* ***nehmen Sie sich einen einfachen Moment*** *und … nach allem, was Sie hinter sich haben … allem, was Sie getan und bewältigt haben …, erkennen Sie Ihren wahren Mut und Ihren Ressourcenreichtum an. Natürlich waren da auch eine gewisse Nervosität und sehr echte Besorgnis … und trotzdem haben Sie den Mut aufgebracht … die richtigen Ärzte und Chirurgen zu finden … zusätzliche Maßnahmen zu ergreifen, wie Neues zu lernen … und dabei, JANE, GEHEN SIE IN TRANCE und bitten Ihr Unbewusstes um Hilfe … und erlauben ihm, Sie zu beschützen und rasch wieder gesund werden zu lassen … Ein ruhiger Atemzug, damit Sie sich selbst anerkennen und Ihre Stärke und Beharrlichkeit erkennen."*

Therapeutische Suggestionen

Dann fange ich an, die therapeutischen Suggestionen anzubieten, auf die wir uns beide verständigt haben, zum Beispiel keine Blutung („behalten Sie Ihr Blut“), kein Schmerz („angenehm überraschendes Wohlgefühl“) und Wundheilung („wirklich rasche Wundheilung“). Im Allgemeinen biete ich jede Suggestion auf drei Arten an: direkt (wenn auch etwas abgemildert), indirekt und metaphorisch.

Natürlich ist es wichtig, konsequent Rapport aufrechtzuerhalten, indem Sie die Botschaften mit dem Atemrhythmus Ihrer Patientin übermitteln. Ähnlich wird auch die Verknüpfung aufrechterhalten, indem Sie weiterhin unwiderlegbar sprechen (mittels permissiver Sprache), Dinge benennen (beispielsweise jegliches Geschehen, das die Aufmerksamkeit der Patientin erlangt) und sie sich dadurch zu eigen machen, und schließlich indem Sie Ihre Worte mit den vorhersehbaren künftigen Erfahrungen Ihrer Patientin VERKNÜPFEN (zum Beispiel „angenehm überraschendes Wohlbefinden“).

Also:

> *„Im Laufe der Jahre waren ja viele Patienten, genau wie Sie selbst, anfangs nervös ... bis sie merkten, dass sie es konnten ... und dann, JANE, ERLAUBEN SIE ES SICH, ZU ENTSPANNEN UND AUSZURUHEN ... und dass es sein kann, als wäre da ein riesiges sonnenbeschienenes Feld ..., das sich von einem Ende zum anderen erstreckt ..., ein wunderschönes TROCKENES FELD ... und da FÜHLEN SIE SICH EINFACH NUR SICHER UND BEHAGLICH.“*

> Hinweis: Ich verwende „es kann sein“, um die Metapher des trockenen Feldes einzuführen.

> *„Und Sie können wirklich anfangen, es zu sehen ..., dieses wunderschöne trockene Feld ... nur trocken ..., sodass es dann, wenn der sanfte Wind hindurchbläst ... und flüstert ..., [nahe bei der Patientin flüstern] ‚behalten Sie Ihr eigenes Blut ... Ihr ganzes Blut innen ... Sie brauchen nicht einen Tropfen zu verlieren ... nur trocken ... trocken wie ein Knochen ...‘ Und das ist etwas, was das Unbewusste verstehen kann ... und WIRD ...“*

Hinweis: Das Wort „WIRD" ist anfechtbar – und damit gehört es ***nicht*** zum üblichen Wortschatz für Verknüpfung. Doch es hat seinen Platz; und dieser Platz ist angezeigt, wenn die Autorität gesteigert ist, wie es hier der Fall ist, und eine starke Betonung notwendig ist.

„Und SIE, JANE, können diese friedliche Ruhe sogar jetzt VOLL UND GANZ ERLEBEN, die bei Ihnen bleibt …, wenn Sie ins Krankenhaus fahren … wenn Sie durch die Türen gehen … wenn Sie auf der Fahrtrage liegen …, einfach nur ruhig und behaglich …"

„Sodass jeder Anflug von Nervosität, die Sie oder andere haben könnten, ein Auslöser sein wird für sogar noch größeren inneren Frieden und Entspannung …"

„Und natürlich ist auch ein halber Moment ein Moment …und wieder ein halber …"

Hinweis: Aus Erfahrung weiß ich, dass die Suggestion für Ruhe und Wohlbefinden sich möglicherweise nicht vollständig manifestieren könnte, deshalb nehme ich das Durchbrechen „eines jeden Anflugs von Nervosität" der Patientin vorweg, benenne es und mache es mir zu eigen (das bedeutet, ich nehme es in das Verknüpfungsmuster mit auf) und gebe seine Dauer als einen exponentiell schrumpfenden „Moment" vor.

„Einfach friedlich und ruhig … sodass die ganze Operation wie eine Wiederentdeckung dieses riesigen trockenen Feldes ist, warm … sicher … trocken …"

Und in diesem trockenen Feld … können Sie, während Sie eine angenehme Art entdecken, sich auszuruhen und wirklich zu entspannen …, sich erlauben, nach vorne zu schauen …, irgendwo in der nahen Zukunft … und wenn Sie Ihre eigene angenehme Überraschung wahrnehmen, JANE, WACHEN SIE VON DER OPERATION AUF … VOLLKOMMEN BEHAGLICH … ANGENEHM ÜBERRASCHENDES WOHLBEFINDEN … überraschend sowohl für Sie selbst als auch für andere um Sie herum."

„Weil Ihr Unbewusstes weiß, ***es kann vergessen, zu fühlen*** *... genau wie es einen Traum vergisst ... oder eine Trance ... oder die Rückseite des Knöchels ... vergessen, zu fühlen ...* ***einfach nur angenehm.*** *“*

„Und wenn überraschte Ärzte oder Schwestern oder Freunde fragen, ‚Wollen Sie Schmerzmittel?‘ oder ‚Wie ist Ihr Schmerz?‘ oder ‚Können Sie Ihren Schmerz einstufen?‘, dann wissen Sie: ***Das Wort SCHMERZ ist ein Auslöser für das Unbewusste und es macht es Ihnen SOGAR NOCH ANGENEHMER.*** *“*

Hinweis: Meine Vorhersage über Ärzte, Schwestern oder Freunde, die das Wort „Schmerz“ verwenden, beschreibt die unvermeidliche künftige Erfahrung der Patientin. Das erweitert im Grunde das Verknüpfungsmuster in die Zukunft und, weil **Muster bestehen bleiben**, können meine folgenden Worte die folgenden Erfahrungen der Patientin vorgeben – wobei das Hören des Wortes „Schmerz“ sogar noch mehr Wohlbefinden auslöst. Beachten Sie auch, wie die Wortperle „sogar“ eingesetzt wird, um einen bestehenden Zustand postoperativen Wohlbefindens im Voraus anzunehmen.

„Denn wieder, Ihr bewusster Geist kann ***wissen****, was er bewegt und was er nicht bewegt ... und darum JANE, können SIE VERGESSEN, ZU FÜHLEN ..., Sie brauchen es wirklich nicht zu fühlen ...“*

Hinweis: Nichts Ausgefallenes, einfach eine indirekte Suggestion für Wohlbefinden, „Sie brauchen es wirklich nicht zu fühlen ...“

„Und während Sie weiterhin ausruhen und tief entspannen ... können Sie, Jane, den breiten sonnenbeschienenen Weg vorne entdecken ... in den Momenten nach der Operation ... und den Stunden danach ... und den Tagen danach ... Und da sind Sie ..., dort vorn, und laufen in vollkommenem Wohlbefinden und

vollkommener Sicherheit ... Ihre Wunden heilen, als hätten sie ihre eigene Uhr ... wirklich rasche Wundheilung ... Das ist etwas, was das Unbewusste kann und machen WIRD ... *wirklich rasche Wundheilung ... zum freudigen Erstaunen Ihres Arztes ... wirklich rasche Wundheilung ... und dabei, Jane, gehen Sie weiter ... Tag und Nacht ... einfach nur angenehm.“*

Zurückkommen aus der Trance

Kurz bevor ich meine Patientin aufwecke, führe ich sie tiefer. Natürlicherweise haben viele Patientinnen und Patienten Angst, „zu tief zu gehen“, deshalb lege ich immer Wert darauf, „tiefer“ mit „sicherer“ zu verbinden. An diesem Punkt ist die Autorität häufig maximal, deshalb sind direkte Suggestionen zulässiger.

Sobald die abschließenden Suggestionen eingeprägt sind, biete ich Suggestionen zur Amnesie. Dann wecke ich die Patientin und orientiere sie sofort in der äußeren Welt. Wie Erickson betonte, haben wir ein lebenslanges Aufwachmuster, wie wir uns in der äußeren Welt orientieren und innere Vorgänge vergessen (z. B. unsere Träume). **Muster bleiben bestehen.**

„Und jetzt können Sie einen tiefen Atemzug nehmen und, während Sie ausatmen ..., Jane, erlauben Sie es sich ... und gehen Sie sogar noch tiefer ... in die friedliche Stille ... in die tieferen, sichereren Bereiche des Unbewussten ... wo Träume gemacht werden und ... vergessen.“

„Und diese Trance kann sein wie ein vergessener Traum, wo sich nur das Unbewusste erinnert: Behalten Sie Ihr Blut ... angenehm überraschendes Wohlbefinden ... wirklich rasche Wundheilung ...“

„Während Sie etwas so Wunderschönes entdecken ... etwas, was Sie einfach wahrnehmen und darüber staunen können ... so wunderschön ... wie die Flügel eines Schmetterlings oder einen Regenbogen oder ein hinreißendes Lächeln ... etwas, woran Sie sich wirklich erinnern können ..., und dabei ***vergessen Sie den Rest*** *...“*

Hinweis: Ich finde es nützlich, etwas anzubieten, woran sich die Patientin erinnert. Wie Sie gleich sehen werden, nutze ich dieses Bild fast sofort beim Zurückkommen.

„Und während Sie eine wohlige, frohe Art finden, Ihren bewussten Geist erfrischt und munter aufwachen zu lassen im Hier und … JETZT."

Alle Patienten wachen unterschiedlich auf: manche langsam, manche schnell; einige angeregt, einige relativ still. Entscheidend ist, wie immer, auf das Verhalten während des Aufwachens zu achten („Ahh"), diese Verhaltensweisen zu bestätigen („ganz genau") und sie mit ermunternden Suggestionen zu verstärken („den ganzen Weg zum Wachsein.")

Patientin: Ahh …
Sie: Ganz genau …bis zum Wachsein … erfrischt und wach … Hallo.

Hinweis: Als Erickson gefragt wurde, warum er, wenn ein Patient aufwachte, routinemäßig „Hallo" sagte, antwortete er: „Das ist die Sprache des Bewusstseins."

Patientin: (reibt sich die Augen)
Sie: Erinnern Sie sich, wo Sie Ihr Auto geparkt haben?

Hinweis: Das bringt sie rasch in ihre äußere Realität zurück.

Patientin: Ähm … ja.

Sie: Und bevor Sie alles vergessen … was war dieses Schöne?

Patientin: Dieses Schöne? Ach so, ja, es war ein Regenbogen. Das war auf Maui.

Sie: Wunderbar. Und ich vermute, da sind noch viele weitere wunderschöne Erinnerungen vor Ihnen. Also, rufen Sie mich an und teilen Sie mir mit, wie gut es morgen läuft?

Patientin: Das mache ich bestimmt.

Sie: Und wehren Sie sich nicht dagegen, sich selbst zu überraschen.

Patientin: Oh nein, bestimmt nicht. Danke.

Fazit

Die Grundbausteine dieses Transkripts für präoperative Hypnose sind einfach. Säen Sie zuerst die Vorstellungen und verständigen Sie sich auf gemeinsame Ziele. Leiten Sie dann mittels Verknüpfung und Rapport (und Ihrer Autorität) eine Trance ein, um für die Patientin eine einzigartige, angenehme und ungewohnte Erfahrung zu erschaffen. Bieten Sie während dieser Erfahrung (die Ihre Autorität erhöht) die therapeutischen Suggestionen an, und zwar direkt, indirekt und metaphorisch. Suggerieren Sie danach „bewusstes Vergessen“ und unbewusstes TUN. Wecken Sie zum Schluss die Patientin, während Sie sich Ihres anhaltenden Einflusses über die Ereignisse bewusst bleiben.

Ich habe dieses Gespräch ein wenig „gewürzt und verziert“, damit Sie sehen, wie all die besprochenen Verfeinerungen zusammenkommen können. Aber erinnern Sie sich an die Placebo-Lektion: Selbst wenn die genannten Suggestionen authentisch von einer nicht-versierten Autorität angeboten würden, dürfte sicherlich rund ein Drittel der Patienten mit günstigen Ergebnissen reagieren. Vertrauen Sie auf dieses Wissen. Und dann üben Sie und genießen Sie es.

„Die Natur und Stärke einer Krankheit müssen an ihrer Ursache erkannt werden, nicht an ihren Symptomen ..., denn wir dürfen nicht nur den Rauch des Feuers löschen, sondern müssen das Feuer selbst löschen."

– Paracelsus, 16. Jahrhundert –

Kapitel 12

Heilungsstrategien

Wir verfügen jetzt über alle erforderlichen Fertigkeiten, um uns an „tiefgehende Heilbehandlungen" zu machen, wie ich sie nenne. Wir verstehen, dass praktisch alle Krankheiten multifaktoriell sind, und dass sowohl die materiellen als auch die mentalen Ursachen zur Durchdringung der Abwehrkräfte beitragen und sich als Anzeichen und Symptome manifestieren können. Heutzutage kann die herkömmliche reduktionistische Wissenschaft die körperlichen Auswirkungen materieller Ursachen hervorragend eindämmen, und für diesen kontinuierlichen Prozess können wir alle dankbar sein. Doch was geschieht, wenn nur die materiellen Ursachen eines Leidens angegangen werden? Sollte man dann nicht vernünftigerweise vermuten, dass noetische Ursachen, solange sie bestehen und nicht angegangen werden, ihren Angriff fortsetzen? Und falls ja, sollten wir dann nicht damit rechnen, dass ein Patient nach dem anderen unter einer Krankheit nach der anderen leidet – ungeachtet einer reduktionistischen „Heilbehandlung" nach der anderen?

Unmittelbare Anfänge und unendliche Geschichten

Ist das nicht tatsächlich das, was wir durchaus zu sehen bekommen? Denn es war genau das, womit meine Patientin Carol während der dreijährigen Behandlung in meiner Hausarztpraxis immer wieder vorstellig wurde. Ihre eigentliche Diagnose war aus meiner heutigen Sicht nicht die lange Liste an Infektionen, Krankheiten und Syndromen, die in ihrer zehn Zentimeter dicken Akte aufgeführt waren. Ihre eigentliche Diagnose war „geschwächte Abwehrkräfte bedingt durch unbekannte (wahrscheinlich noetische) Ursachen". Hätte ich gewusst, wie ich eine umfassendere Krankengeschichte aufnehme, hätte ich die wahre Natur der Symptomentstehung verstanden, hätte ich die Fertigkeiten entwickelt, die verschiedenen Mitursachen von Carols Krankheiten anzugehen – vielleicht hätte ich ihr dann besser helfen können. Schließlich ergibt sich aus unserem **Erweiterten Kausalmodell**, dass die Abwehrkräfte sich erneuern und die Gesundheit wiederhergestellt ist, wenn eine ausreichende Zahl von Ursachen aufgelöst wird. Wenn wir zu unserer Gyroskop-Metapher zurückkehren, dann ist das, als würde die zentrale Drehbewegung wieder in Schwung gebracht und als könnten dadurch kleinere und sogar größere Störungen „die Spitze nicht mehr ins Wanken bringen".

Erinnern Sie sich an Michael, den Patienten mit den 58 Kilo aus Kapitel 8, der kurz davor war, an einer akuten Transplant-gegen-Wirt-Krankheit zu sterben? Seine „Ursachen" manifestierten sich zuerst als hochaggressives Lymphom, das auf herkömmliche Wirkstoffe nicht ansprach. Letztlich brauchte Michael eine massive Chemotherapie, um den Tumor vollständig zu zerstören und so die Voraussetzung für eine Knochenmarkstransplantation zu schaffen. Doch sobald das Transplantat „griff", war er von der Transplant-gegen-Wirt-Krankheit betroffen und danach von einer überhandnehmenden Virusinfektion. Trotz des kompletten Instrumentariums der modernen Medizin manifestierte Michael weiterhin eine Krankheit nach der anderen. Mit anderen Worten, Michaels „hydraköpfige" Krankheitspräsentation entsprach dem Profil eines Patienten mit nicht behandelten *Bereich I – Ursachen.*

In Michaels Fall war klar, dass die materiellen Ursachen seiner Erkrankung mit konventionellen Medikamenten angemessen behandelt wurden. Doch wie Sie sich erinnern, vermutete ich drei häufig vorkommende noetische Ursachen, auf die nicht eingegangen wurde: nämlich **Schuld** (den Tod seines Vaters nicht „richtig" betrauert zu haben), eine **gefährliche Identifikation** (mit seinem „Patient sein ganzes Leben lang"-Vater, der in genau dem Alter gestorben war, das Michael jetzt hatte), und einen **Rückzug in Krankheit** (in der Hoffnung, seine Freundin, die sich von ihm getrennt hatte, zurückzugewinnen). Ich vermutete auch, dass es weitere unbekannte noetische Ursachen geben könnte.

Michaels Fall bietet einen aufschlussreichen Test unserer neuen Auffassung von Gesundheit und Heilung – vom Einfluss des Geistes auf die Materie, von der tendenziellen Natur der Symptomentstehung und dem heilsamen Potenzial wohldurchdachter Suggestionen. Lassen Sie uns nun auf die Details zurückkommen, die ich in Kapitel 8 angesprochen habe – insbesondere wie sich Michaels hartnäckige noetische Ursachen behandeln lassen, um eine dauerhafte Heilung zu bewerkstelligen.

Im Folgenden finden Sie die destillierte Essenz meiner Vorgehensweise, die sich über mehrere Sitzungen hinzog. Wie Sie bereits wissen, hat sie funktioniert. Michael ist mehr als zehn Jahre später nach wie vor frei von Krankheiten, ist „glücklich und nimmt am Leben teil". Ebenso sind es die zahlreichen andere Patienten, die ich mit den im Folgenden beschriebenen Methoden behandelt habe: Patienten mit Lungenkrebs, der auf keine Therapie anzusprechen schien, mit fortgeschrittener Herzkrankheit, mit chronischer Autoimmunerkrankung, lähmender Arthritis und mehr, darunter auch Patienten mit schwerer Persönlichkeitsstörung. So wirksam diese Methoden auch bereits sein mögen, hege ich doch keine Zweifel (und große Hoffnung), dass künftig noch bessere und noch wirksamere Programme entwickelt und von Behandelnden der **Hohen Kunst** geteilt werden.

I. Die Schuld-Bombe auflösen

Erinnern Sie sich an meine Ausführungen weiter vorne, dass Schuld häufig sowohl Schamgefühl als auch Leid umfasst? Wie der römische Philosoph und Dichter Lukrez feststellte: „Der schuldige Geist ist sein eigener Peiniger." Dieses Konzept ist der menschlichen Psyche nicht angeboren; es muss erlernt werden. Was vielleicht nicht überrascht: Wird der Ursprung des eigenen Schuldkonzepts erkannt, kann dies für eine Heilung förderlich sein – insbesondere, weil die Arbeit innerhalb des starren Rahmens der eigenen eingefahrenen Vorstellungen leichter ist als der Versuch, diese Vorstellungen auszumerzen. In diesem Zusammenhang ist die Schlüsselfrage während der Informationseinholung also nicht, „Welcher Religion gehören Sie an?“, sondern vielmehr, „Mit welcher Religion sind Sie aufgewachsen?“ Lautet die Antwort beispielsweise „Katholizismus“, ist Behandelnden klar, dass es in dem System die Konzepte Sündenerlass und göttliche Vergebung gibt. Dieses Wissen kann von großem Nutzen sein.

Sobald der Ursprung des Schuldkonzepts nachvollzogen und das auslösende Ereignis des Schuldgefühls bei dem Patienten oder der Patientin aus deren Geschichte ausfindig gemacht wurde, ist es an der Zeit, therapeutische Suggestionen zu formulieren und sie wirkungsvoll anzubieten. Nachstehend finden Sie drei Ansätze, die ich alle bei Michael angewandt habe:

A. Die Kränkung reframen

Der Begriff „Reframing“ wird in zahlreichen Büchern und Artikeln benutzt, die vielfältige therapeutische Methoden aufzeigen. Um klarzustellen, was ich damit meine: Beim Reframing wird ein Rahmen oder ein Blickwinkel, durch den bzw. von dem aus ein bestimmtes Ereignis gesehen wird, durch einen anderen Rahmen oder Blickwinkel ersetzt, durch den dasselbe Ereignis betrachtet werden kann, wenn auch anders.

Michael hat seine Reaktion auf den Tod seines Vaters sein ganzes Leben aus dem Blickwinkel eines 13-Jährigen wahrgenommen, woraufhin ihn seine Mutter des Fehlverhaltens beschuldigte. Ein Erwachsener hätte ihre verwirrten Vorwürfe vielleicht abtun können, nicht aber ihr kleines Kind: Im Grund hatte Michael die Sünde begangen, ungehörig zu trauern, und verdiente es, an den Pranger gestellt und bestraft zu werden.

Nützliche Auffassungen, um Michaels Reaktion zu reframen, sind:

1. Jeder trauert anders. Es gibt keine richtige Art.
2. Wenn Menschen von einem Todesfall erfahren, wollen sie ihn häufig zuerst nicht wahrhaben; sie können die Gefühle erst zulassen, nachdem genügend Zeit vergangen ist. (Michael – der damals „Mikey“ genannt wurde – brach in der Tat zusammen und weinte ungefähr zwei Wochen nach dem Tod seines Vaters hemmungslos.)
3. Alle Kinder wollen akzeptiert werden und „cool“ sein. Einen Vater mit einer Gehirnverletzung zu haben, machte Michael anders als die anderen und war ihm peinlich. Er war zu jung, um wissen zu

können, wie er mit der Herausforderung anders hätte umgehen können. Michaels Reaktion war normal für ein Kind seines Alters.

Das ist der „Rahmen“ eines vernünftigen Erwachsenen – der notwendige Ersatz für Michaels fortbestehende Kindheitssicht. In dem folgenden Transkript sehen wir, wie diese Ersetzung durchgeführt wird.

B. Die Strafe neu strukturieren

Auf der Suche nach einem Hebel gegen durch Schuldgefühle hervorgerufene Symptome gilt es zwei Prinzipien zu beachten: Gerechtigkeit und Absicht. Innerhalb der meisten Glaubenssysteme verlangt Gerechtigkeit, dass die Strafe dem Vergehen angemessen ist: „Auge um Auge“. Absicht bedeutet, dass die Strafe dem, der sie erleidet, eine Lektion erteilt.

Ich „säe“ diese beiden Vorstellungen oftmals lange vor der Tranceinduktion und beobachte den Patienten genau auf mögliche Zeichen der Zustimmung oder Ablehnung. Bei Michael verständigten wir uns beispielsweise schon früh darauf, dass ein Kind, das nicht wie erwartet trauert, keine „Todsünde“ ist. Daraus ergibt sich, dass der Tod deshalb eine ungerechte Strafe für seinen relativ geringfügigen Verstoß wäre. Außerdem akzeptierte Michael, dass die ideale Strafe – an und für sich – eine ist, die, um ihre Absicht zu erfüllen, den „Sünder“ für immer daran erinnert, was man nicht tut.

> *„Das erinnert mich“, sage ich Michael, als käme mir das zufällig in den Sinn, „an W. C. Fields Bemerkung, als er, die Schlinge um den Hals, vom Henker gefragt wurde, ob er noch irgendetwas sagen wolle. ‚Das wird mir eine große Lehre sein‘, witzelte er.“*
>
> Hinweis: Das ist eine ironische Metapher, die die Vorstellung vermittelt, der Tod sei ein schlechter Lehrer.

Als Nächstes führte ich die Vorstellung ein, dass das „Wissen um die Sünde häufig die schlimmste Strafe ist“. Als Erstes schlug ich Michael vor: „Würden die meisten Kinder nicht einen Klaps auf die Hand bevorzugen, damit die Angelegenheit erledigt wäre, statt ein Jahr lang jeden Tag eingeschüchtert und gerügt zu werden?" Dann fuhr ich mit der Erklärung fort, dass das **Wissen um ein Fehlverhalten eine ständige Strafe ist:** „Nur zu wissen, dass Sie jemanden, den Sie lieben, verletzt haben, ist zum Beispiel für immer ein strafender Gedanke."

Dadurch wurde in dem, was wie ein beiläufiges Gespräch erschien, Folgendes festgestellt:

1. Der Gerechtigkeit wäre mehr gedient, indem eine nicht-tödliche Strafe statt einer Krebserkrankung und schwerwiegenden Begleitsymptomen verhängt wird.
2. Die Absicht dieser Strafe wäre besser erfüllt, indem die tatsächlichen körperlichen Symptome ersetzt würden durch ein dauerhaftes, unvergessliches Wissen um das Fehlverhalten.

Erinnern Sie sich, ich hatte auch gemutmaßt, dass hinter der Strafe eine weitere Absicht stecken könnte – nämlich Michal zu vermitteln, was sein kranker Vater durchgemacht hatte.

> *In diesem Zusammenhang fügte ich hinzu: „Aber lassen Sie mich Folgendes fragen, falls die Absicht des Ganzen war, dass Sie auch etwas erleiden müssen, haben Sie diese Lektion gelernt?"*
>
> *Michael brach in Tränen aus: „Na, und ob …", sagte er.*
>
> *„Nun, ein klügerer Mann als ich sagte einmal", biete ich wieder wie beiläufig an, „wenn Sie einen Teil von einer Erfahrung haben können, können Sie sie ganz haben. Wie ich vermute, heißt das, wenn Sie eine Zeit lang wirklich etwas erleiden mussten, dann vielleicht,* ***Michael, verstehen Sie wirklich,*** *wie das lebenslange Leiden Ihres Vaters gewesen sein muss."*

> Hinweis: Diese Suggestion, die ich häufig anbiete, gestattet Michael, das lebenslange Leiden aufzugeben durch einen schlichten Akt mitfühlender Imagination. Im Kern suggeriere ich, dass die Strafe, die er im Augenblick erleidet, ihre Absicht schon erfüllt hat.

C. Die Kränkung vergeben

Vergebung kann aus drei Quellen kommen – von einem selbst, vom Gekränkten und von der göttlichen Macht. Ich beziehe alle drei Quellen ein und beginne mit dem Patienten oder der Patientin selbst. Wie Sie im folgenden Skript sehen werden, verflechte ich die Selbstvergebung mit dem Reframing-Teil der Arbeit. Hier erinnere ich mich häufig an Ericksons bekannten Fall „Monde", in dem er der 30-jährigen schuldbeladenen Monde suggeriert, sie solle (in Trance) auf ihr kindliches Selbst zurückblicken, das beim Ballspielen ein Fenster einschlägt: „Und ein Kind in diesem Alter", bietet Erickson behutsam an, „kann niemals irgendetwas machen, was wirklich sehr schlimm ist, oder?" (Achten Sie auf das Frageanhängsel.)

Dann gehe ich weiter zur gekränkten Partei, hier also Michaels Mutter:

> *„Als Ihre Mutter selbst von ihrer eigenen Trauer überwältigt war, hätte sie das Nichtwahrhabenwollen ihres kleinen Jungen nicht verstehen können – sein unmittelbares Bedürfnis, den Schmerz zu blockieren. Noch hätte sie in diesen schmerzlichen Momenten die normale Befreiung vom „Anderssein" verstehen können, die jeder 13-Jährige empfunden hätte … Ein kleiner Junge mit normalen Emotionen … den sie liebt und dem sie natürlich … jetzt ganz bestimmt vergibt."*

Als Letztes ist da noch die göttliche Macht, der oberste Richter, der allein erklären kann: „Du hast genug gelitten." Stellen Sie sich vor, einem Patienten zu sagen, gleichgültig, wie groß Ihre eigene Autorität ist, dass Gott Ihnen dies gesagt hat. Es ist einfach nicht glaubwürdig. Nicht wirksam. Und trotzdem können Sie Folgendes anbieten, wenn Sie Vorsicht und Geduld in der Einleitung und Vertiefung der Trance walten lassen, sobald der Patient ausreichend tief in seiner eigenen inneren Welt und zur Amnesie fähig ist:

> *„Es ist, als ob aus der tiefsten Tiefe … von allen Richtungen weit und breit die allwissende Stimme, die niemals lügt …, die nur die tiefste Wahrheit sagen kann …, erklärt … [lange Pause] Michael, Du hast genug gelitten … Du hast genug gelitten."*

In solchen Fällen scheint der Patient „die Stimme“ unmittelbar zu erleben. Richtig ausgeführt, kann diese Suggestion die tiefgreifendste Heilwirkung bei einer durch Schuld hervorgerufenen Krankheit ausüben.

Tipps zur Trance

Schuld hat einen tiefen Ursprung, deshalb wird sie am besten aus einer Position maximaler Autorität angegangen. In vielen Fällen, wenn auch nicht immer (erinnern Sie sich an die frischgebackene Mutter mit den Beckenschmerzen in Kapitel 5), bedeutet das, den Patienten in hypnotischer Trance zu haben. Die Methode ist hier wichtig. Sobald die Trance induziert ist, „vertiefe“ ich sie dementsprechend, indem ich nach und nach Verhaltensweisen evoziere, die der Patient immer stärker als nicht-normal und nicht-freiwillig wahrnimmt. Jeder Schritt erhöht meine Autorität, was es noch wahrscheinlicher macht, dass meine nächsten Suggestionen umgesetzt werden.

Die nicht-freiwillige Natur der vorgegebenen Verhaltensweisen wird erreicht, indem ich ihre Quelle nicht dem „Du“ des Patienten zuschreibe, sondern vielmehr „dem Unbewussten“ oder einem „Es“, das außerhalb des „Du“ wirkt. Natürlich ist die Antriebskraft, die die Vorstellung der unbewussten Verursachung lenkt, das Momentum, verliehen von den drei leitenden hypnotischen Mustern – nämlich Autorität, *Rapport* und Verknüpfung.

Was die nicht-gewöhnlichen Verhaltensweisen betrifft: Ich suggeriere, „das Unbewusste“ ruft sie Stück für Stück hervor, wobei ich im Allgemeinen vom einen zum nächsten folgendermaßen weitergehe:

1. „… ein gewisses Maß an angenehmem Kribbeln … oder Wärme … irgendwo im Körper … und Sie können das, Michael, wirklich fühlen, nicht wahr?“
   (Dann: BEOBACHTEN → BESTÄTIGEN → VERSTÄRKEN)
2. „… ein bestimmtes Maß an angenehmer Schwere …, die Sie vielleicht zu empfinden beginnen … in einem Fuß oder dem anderen … oder irgendwo dort …“ (Dieselbe verstärkende Sequenz)
3. „… und die Hand kann anfangen, sich leichter und leichter anzufühlen …, sogar während das Unbewusste zuerst entscheidet, welche Hand … und dann, gleichsam Atemzug für Atemzug (beim

Einatmen ausgesprochen) … leichter und leichter … beginnt sie sich zu heben … zu schweben … einfach nur schweben." (Damit werden Handlevitation und Katalepsie induziert: „Ganz genau …, sogar noch höher.")

4. Und zum Schluss suggeriere ich, während die Hand levitiert: „… Grenzen lösen sich auf … wie eine Salzpuppe sich sicher in einem warmen Meer des Wohlbefindens auflöst … einfach nur loslassen …"

Natürlich halte ich während dieses ganzen Prozesses der Trancevertiefung sorgfältig *Rapport* und Verknüpfung aufrecht. Ich sollte anmerken, dass Lehrbücher zur Hypnose voll sind von Methoden zur Trancevertiefung, und viele dieser Methoden (auch wenn sie sich in der Theorie irren mögen) sind recht wirkungsvoll. Welche Technik Sie auch anwenden, je tiefer die Trance ist, desto wahrscheinlicher lösen sich dadurch die Schuldgefühle Ihrer Patienten auf.

Trance-Skript

Lassen Sie uns jetzt die therapeutischen Suggestionen anschauen, die sich aus den geschilderten Betrachtungen ergeben. Während ich dies in einem einzelnen kurzen Transkript zusammenfasse, machen Sie sich bitte klar, dass es zwei oder drei Sitzungen erfordern kann, alles Folgende darzulegen und zu wiederholen:

Nehmen wir an, die Trance ist mit der Technik aus dem vorigen Kapitel eingeleitet und die Vertiefungsmaßnahmen sind abgeschlossen.

> *„… Und ist es nicht schön, Michael, zu entdecken, dass Sie* ***hier*** *in einer sicheren und angenehmen Trance sein können, und dabei* ***einfach Ihr*** *jüngeres Selbst, ‚Mikey', **beobachten, dort drüben** …"*

> Hinweis: Ich richte meine Stimme „hier" zu Michael, zum Patienten hin, wenn ich mit ihm rede; und „dort drüben" zu Mikey, zum jüngeren Selbst des Patienten, wenn ich mich auf ihn beziehe.

„… der erst die Nachricht vom Tod seines Vaters hört … und dann ein natürliches Gefühl der Erleichterung empfindet … ein natürliches Gefühl der Erleichterung eines 13-Jährigen … nicht mehr anders sein zu müssen …"

„… während das unbewusste Nichtwahrhabenwollen den wahren Kummer des jungen Mikey blockiert … seinen tiefen Kummer über den Tod eines Vaters … etwas, was ein 13-Jähriger noch nicht vollständig zu erfassen bereit ist …"

„… ebenso wenig wie er die tiefe Trauer seiner Mutter vollkommen verstehen kann … die nur einen Moment lang auf ihn losgeht … denn, natürlich, wenn man sie nur anschaut … da war niemand anders, dem sie sich zuwenden konnte … in ihrer überwältigenden Trauer … Und das ist alles so deutlich zu sehen …"

„… Ein kleiner Junge, der ein normaler 13-Jähriger ist. Eine Mutter, die eine trauernde Ehefrau ist … Menschen, die ganz sie selbst sind … und ihr Bestes geben in einem traurigen, traurigen Moment …"

„… und es ist in Ordnung, sich zu wünschen, der kleine Mikey hätte es besser gemacht … Weil er danach sehr wohl gelernt hat … ein ganzes Leben lang Mitgefühl zu haben … und Fürsorge … und ein Geben anderen gegenüber …"

„… Und seine Mutter, deren Schmerz mit der Zeit nachließ, vergibt ihm natürlich jetzt … und hier in einer angenehmen, sich vertiefenden Trance können Sie, Michael, dem jungen Mikey auch vergeben … und wirklich diese Liebe und diese Vergebung für ihn empfinden … der wie ein kleiner Junge handelte, als er ein kleiner Junge war …"

„Es ist wie ein sanfter Regen, der all den Staub und Schmutz von einem lange geparkten Auto abwäscht – Zeug, das jetzt nicht mehr da zu sein braucht … von dem sogar Ihr Unbewusstes weiß, dass es das kann, LOSLASSEN …"

„Denn ***nur zu wissen,*** *was geschah, ist Strafe genug … und Sie werden sich immer daran erinnern … und daraus lernen …"*

„Es ist wie eine nicht reparierte Delle in diesem Auto, die Sie immer erinnert … und ***nur zu wissen, ist Strafe genug*** *…"*

„Jetzt können Sie, Michael, sogar noch tiefer gehen … und dabei einfach nur sicher loslassen … wie in die tiefe, weite Stille von Trance … aus der eine heilige Stimme kommt … eine Stimme, als käme sie von allen Seiten … allwissend … eine Stimme, die nur die Wahrheit sprechen kann …" [Eine lange Pause hier, um Reaktionspotenzial aufzubauen, Atmung synchron mit der des Patienten]

„Und sie verkündet … Michael, du hast genug gelitten … Und sogar während sie spricht, können Sie die Wahrheit in jedem Atom spüren … in jeder Zelle … Michael, du hast genug gelitten."

II. Gefährliche Identifikationen

Das hilflose und abhängige Kind muss sich, um zu überleben, mit **Dem Einen am wenigsten unsicheren** identifizieren. Diese Identifizierung mit der Autorität wirkt sich tiefgreifend auf vorhandene und künftige Eigenschaften und Verhaltensweisen aus. Das kleine Kind, das eingetaucht ist in das Muster „Meine Realität (das heißt, die der Autorität) = Deine Autorität (das heißt, die des Kindes)", übernimmt unbewusst, wie es die Welt wahrnimmt und sich darin bewegt, wie es andere Menschen und sich selbst versteht, wie es sich als Elternteil zu den Kindern und zum Partner, der Partnerin, verhält, auf Herausforderungen reagiert, sich Ziele setzt und sie erreicht – eine ganze Gruppe definierender Merkmale und Aktivitäten, die in groben Zügen den Lebenslauf eines Menschen erzwingen.

Darum neigen Menschen (zumindest in ihrer ersten Ehe) dazu, jemanden zu heiraten, der ihrem gegengeschlechtlichen Elternteil ähnelt (z. B. in heterosexuellen Ehen), und „wie ihre Eltern" zu werden, sobald eigene Kinder auf der Welt sind. Das ist der Grund, warum Menschen sich selbst (und andere) häufig auf die gleiche Art und Weise lieben oder hassen wie ihre ursprüngliche Autoritätsperson; und warum sie sich – religiös, politisch … und so weiter – jemandem so anschließen wie ihre ursprüngliche Autoritätsfigur.

Aus meiner Sicht wird Verhalten viel zu stark psychodynamisch und genetisch interpretiert und viel zu wenig in Hinblick auf den Nachahmungstrieb.

In Michaels Fall spielte die Identifizierung mit seinem Patienten-Vater fast sicher eine Rolle in der Ätiologie seiner Krankheit. Das wurde eines Tages nach Michaels Genesung bestätigt, als ich zufällig mit anhörte, wie er anderen gegenüber beschrieb, was seiner Überzeugung nach der Auslöser für seine Heilung war: „Ich habe aufgehört, ein Patient zu sein", sagte er. Das erschien mir besonders aufschlussreich, denn in unserem ersten Gespräch hatte Michael seinen Vater beschrieben als „immer ein Patient". Man kann sich leicht vorstellen, wie Michaels Vater-Identifikation (mit einem Mann, der viel gelitten hatte und letztlich an seiner Krankheit verstarb) mit den anderen beiden noetischen Ursachen zusammenwirkte – Schuld und dem Wunsch nach Rückzug in Krankheit – und eine strafende Krankheit nach der anderen hervorrief.

Die Frage ist, wie durchtrennt man alle oder einen Teil dieser Identifizierungen aus der frühen Kindheit, wenn sie mutmaßlich zur Krankheit beitragen?

Im Allgemeinen beginne ich damit, die Vorstellung zu säen, dass sich Kindheitsbindungen durchtrennen lassen, ohne den Elternteil zu erniedrigen – und dass das Auflösen dieser Bande im Grunde der beste Weg ist, sich persönlich weiterzuentwickeln und eine erwachsene liebevolle Beziehung mit dieser Autoritätsfigur zu entwickeln.

> *„Sie wissen, Michael … einige Wissenschaftler meinen, wir können im Leben nie jemandem näher sein, als wir es unserer Mutter sind, im Mutterleib, bevor die Nabelschnur durchtrennt wurde. Und doch, wenn Sie darüber nachdenken … das mag für einen Fötus zutreffen … sind Nähe und Liebe und Anerkennung ganz anders für einen Erwachsenen."*
>
> *„Denn wenn wir als Erwachsene an jemanden gebunden sind … ist da oft ein versteckter Groll … der uns hindert, zu erkennen, wer der andere wirklich ist … wer wir wirklich sind …"*
>
> *„Denn: SIE DURCHTRENNEN DIE NABELSCHNUR WIRKLICH und können zum Beispiel erst dann, Michael, erkennen, wer Ihre Eltern wirklich sind … und sie dafür lieben … auf eine neue, unabhängige Art."*

„Und Sie können auch erkennen, wer Sie wirklich sind … und dass Sie Ihre eigene, unabhängige Art haben, Ihr bestes Selbst zu sein.“

„Denn wir brauchen wirklich nicht an jemanden gebunden zu sein, den wir wahrhaft lieben. Stattdessen, MICHAEL, DURCHTRENNEN SIE DIE NABELSCHNUR, während Sie sie mit all ihren Fehlern und Schwächen lieben können … mit all ihren Gaben und ihrem Liebreiz … und Sie ***ehren*** *sie am besten mit dieser erwachsenen Art von Liebe und Verständnis.“*

Hinweis: In der jüdisch-christlichen Tradition wird dem kleinen Kind beigebracht, „Vater und Mutter zu ehren“. (In vielen Systemen ist es eine potenziell schuldeinflößende „Sünde“, anders zu handeln.) Frühzeitig kann das nur heißen, „Vater und Mutter zu gehorchen“. Ein erwachsenes Verständnis von „Ehre“ wird im Allgemeinen viel später erworben, wenn überhaupt.

Deshalb ist die Suggestion von oben befreiend: Es ist in Ordnung, „die Nabelschnur zu durchtrennen“. Sie ehren Ihre Eltern am meisten nicht durch Gehorsam oder symbiotische Abhängigkeit, sondern vielmehr durch eine frei gewählte Liebe – eine, die auf Dankbarkeit und nicht erzwungenen Gefühlen der Zuneigung basiert.

In Michaels Fall gestattet ihm das im Wesentlichen, NICHT „ein Patient zu sein“ (wie es sein Vater war), und gleichzeitig seinen Vater zu ehren.

Dann gehe ich dazu über, die Sichtweise des Patienten auf die Autorität zu reframen. Das kann sowohl geschehen, während der Patient wach ist, als auch später in Trance. Erinnern Sie sich, das kleine Kind verbindet sich so mit der Autorität wie es diese wahrnimmt. Doch Kindheitseindrücke sind nie gänzlich zutreffend oder vollständig; es gibt fast immer einen anderen Blickwinkel. Michael nahm seinen Vater wahr als „ein Patient sein ganzes Leben lang“, als ein Opfer. Und trotzdem gibt es sicherlich eine andere Sichtweise, die für Michaels Gesundheit weit förderlicher ist:

„Und natürlich sieht ein kleiner Junge fast nie so klar wie sein Erwachsenen-Selbst sehen wird …"

„Stellen Sie sich zum Beispiel Ihren Vater dort drüben in seinem Stuhl vor … glücklich und in Frieden … seine Frau, Ihre Mutter, an seiner Seite … er hat den Krieg überlebt … er hat die Explosion überlebt …er hat die Verletzung überlebt … Er war ein Patient, ja … aber darüber hinaus, wie Ihre Erwachsenen-Augen jetzt sehen können … war er ein Überlebender … ein wahrhaft Überlebender."

Zum Schluss biete ich die Hauptsuggestion an, die im Wesentlichen eine Kombination der beiden genannten Vorgehensweisen ist – Sie können Ihre Kindheitsbindung an Ihre Autoritätsperson aus der Kindheit durchtrennen und dennoch diese Autorität ehren, indem Sie Ihr bestes Selbst sind. In Michaels Fall: „Michael, Sie brauchen nicht länger ‚ein Patient' zu sein. Sie können sich jetzt entscheiden, ein Überlebender zu sein." In der Regel biete ich diese zutiefst transformativen Vorstellungen in Trance als metaphorische Suggestionen an:

„Es ist, als würden wir alle auf einem bequemen Floß geboren, das langsam von der kraftvollen Strömung den Fluss entlanggezogen wird … schlafend … ruhend … uns der Strömung, in die wir geboren wurden, nicht bewusst. Zeit vergeht … und allmählich beginnt ein kleiner Junge den Fluss wahrzunehmen … den Sog der Strömung … und eine Zeit lang mag das ganz richtig erscheinen …"

„Erst später, wenn das Wasser stürmisch wird … und noch später, wenn das Rauschen des nahenden Wasserfalls zu hören ist … wird der Junge, der jetzt ein Mann ist … unruhig … und ängstlich …"

„Und in diesem Moment … wird sich der Mann bewusst … und erkennt die Gefahr der Strömung … der Strömung, in der er SO GEDULDIG WIE EIN PATIENT ist … und beschließt für sich, MICHAEL, HÖR AUF, EIN GEDULDIGER PATIENT ZU SEIN, und schwimm … schwimm in eine Richtung, die DU ENTSCHEIDEST."

„Und deshalb richtet er seinen Blick auf sein Ziel ... ÜBERLEBEN ...“

„Natürlich ist das zuerst nicht leicht ... die Strömung ist stark ... aber Sie kämpfen mit bewusster Entschlossenheit gegen sie an, um zu überleben ... Sie, Michael, bleiben aufmerksam ... bewusst manchmal ... und unbewusst immer ... und stellen fest, auch Sie sind stark ... Und schon bald sind Sie am Ufer ... und klettern die hohe Böschung hinauf ... und hinaus auf die riesige sonnenbeschienene Ebene von Möglichkeiten ... und Sie erkennen ... irgendwo tief innen ... SIE SIND EIN ÜBERLEBENDER ... MICHAEL, SIE SIND EIN ÜBERLEBENDER ...“

„Und während Sie, Michael, in Ihrer robusten Gesundheit schwelgen ...blicken Sie zurück und entdecken ... wie es alle entdecken ... dass der gewaltige Fluss, der tiefe Abgrund, die Felsschlucht, aus der Sie herausgeklettert sind ... nur ein winziger Riss ist ... eine kleine Spalte ... in dem riesigen Feld aus Freude und Gesundheit und Wahlmöglichkeiten ... das für Sie jetzt offenbleibt.“

Das ist natürlich eine klassische Metapher dafür, die elterliche „Strömung“ zu verlassen und die eigene Richtung festzulegen, das Ringen bewusst und unbewusst auszuhalten und triumphierend daraus hervorzugehen. In ihren zahlreichen Variationen finde ich sie außerordentlich nützlich. Denn zu einem gewissen Grad sind wir alle in dieser Strömung gefangen, bis wir uns anders entscheiden.

III. Rückzug in Krankheit

Das ist eine der häufigsten noetischen Krankheitsursachen in fortschrittlichen Kulturen. Wie in Kapitel 7 erwähnt, ist es in der Kindheit erlernt – ich wage zu behaupten, sogar „konditioniert“, – und tritt reflexartig immer wieder auf. Es ist ein gefährliches Muster, insbesondere, wenn sie leichtsinnig mit der Wendung „...komme, was wolle“ heraufbeschworen wird, als würde ein Patient murmeln: „Ich muss aus dieser Situation raus, KOMME, WAS WOLLE.“

Erinnern Sie sich an den in Kapitel 2 angeführten frustrierten Krankenhausarzt, der, enttäuscht über die Unterbesetzung des Krankenhauses, sich eindringlich sagte: „Ich muss aus diesem Job raus, komme, was wolle." Siebenundzwanzig Stunden später kämpfte er selbst mit einer der virulentesten bakteriellen Infektionen, die die Menschheit kennt – Meningokokken-Bakteriämie. Sie kann in nur vier Stunden töten.

Während Penicillin und Rocephin durch seine Adern strömten, hörte man ihn T. S. Eliots berühmten Refrain rezitieren: „Das hab' ich keineswegs gemeint. Das hab' ich keineswegs gemeint ..."

P. S.: Dank einer frühzeitigen Selbstdiagnose hat er überlebt. Lektion gelernt.

In Kapitel 2 haben wir auch über den einen vielversprechenden Aspekt dieses ansonsten tückischen Bewältigungsmechanismus gesprochen, nämlich: „Wenn sich die Tür in eine Richtung zur Krankheit hin öffnen kann, dann kann sie sich auch in die andere Richtung zur Gesundheit hin öffnen." Wenn das Unbewusste eines Patienten ihn krank machen kann, kann es ihn auch gesund machen. Ich **säe** diese Vorstellung während eines – wie es meist erscheint – beiläufigen Gesprächs.

Michael (als Antwort auf meine Frage, „Warum jetzt?"): Ich weiß es nicht. Ich vermute, wenn ich raten sollte, würde ich vielleicht sagen, ein Anteil von mir hätte gedacht, das würde vielleicht meine Freundin zurücklocken ... vermute ich.

Ich: Und natürlich, haben wir so etwas nicht alle gemacht, als wir jung waren und eingeschränkte Möglichkeiten hatten? Die meisten Kinder stellen zum Beispiel fest, dass sie, um jemandes Aufmerksamkeit zu bekommen oder einer Demütigung in der Schule aus dem Weg zu gehen, Halsschmerzen oder Bauchschmerzen oder irgendein anderes Symptom erzeugen können ...

Michael: Sicher, ich meine, ich habe das gemacht ...

Ich: Und haben Sie je darüber nachgedacht, was geschehen ist, als die Aufmerksamkeit erlangt oder das unerwünschte Ereignis vorüber war? Sind Sie krank geblieben oder ist es schlimmer geworden?"

Michael: Nein, ich wurde gesund.

Ich: Weil derselbe unbewusste Anteil, der Ihren Wunsch, krank zu sein, Ihren neuen Wunsch, gesund zu sein, gehört hat, und ER MACHT SIE GESUND. *Wenn die Tür sich in eine Richtung zur Krankheit hin öffnen kann,* WIRD *sie sich bestimmt auch in die andere Richtung zur Gesundheit hin öffnen. (Das wird natürlich mit den richtigen Handgesten untermalt.)*

Michael: Aha.

Später biete ich Michael folgende Suggestionen an, die das elegante Ersetzen von Kindheitsgewohnheiten durch gesunde Wahlmöglichkeiten Erwachsener fördern.

> *„Es ist wie damals, als Sie noch sehr klein waren und erst krabbeln lernten … und Krabbeln war Ihre einzige Fortbewegungsmöglichkeit. Eine Zeit lang war das, wenn Sie irgendwo hinwollten, Ihre einzige Möglichkeit."*
>
> *„Natürlich haben sich, als Sie älter wurden, Ihre Wahlmöglichkeiten erweitert … Schon bald haben Sie laufen gelernt und hüpfen und rennen … Fahrrad fahren … und schließlich Auto fahren oder reisen mit dem Flugzeug. Eine riesige Welt der Wahlmöglichkeiten von Erwachsenen hat sich aufgetan …"*
>
> *„Und Sie können immer noch krabbeln, wenn Sie sich dafür entscheiden … wenn es ein wirklich enger Raum ist … aber das ist Ihre Wahl …"*
>
> *„Und ist das nicht oft so? In der Kindheit haben wir wirklich eingeschränkte Wahlmöglichkeiten … während als Erwachsener … Ihre Wahlmöglichkeiten sind so zahlreich …"*
>
> *„Und deshalb wird in der Kindheit unser unbewusster Problemlöser häufig ein Symptomerzeuger … Bauchschmerzen oder Halsweh lösten das Problem des Tages … Welche anderen Möglichkeiten hatte er …?"*
>
> *„Und dennoch lässt sich im Erwachsenenalter – einer Zeit, wenn Symptome weniger wünschenswert werden … wenn Sie*

wirklich kein Symptom zu haben brauchen – das gleiche Dilemma auf so viele verschiedene Arten lösen.“

„Die Aufmerksamkeit eines geliebten Menschen zu wollen, bringt zum Beispiel ein Kind dazu, zu weinen ... wohingegen ein Erwachsener ein Gespräch führen kann ... oder ein Gedicht schreiben kann ... oder fragen kann, was los ist ... Ein Erwachsener kann sogar nochmals überlegen ... Ist sie wirklich die Richtige für mich? ... oder sollte ich einige konstruktive Veränderungen bei mir selbst vornehmen und jemanden finden, der besser zu mir passt?“

„Eine Fülle von Möglichkeiten, aus denen der ***unbewusste*** *Problemlöser auswählen kann ... denn* ***dieses Unbewusste*** *arbeitet nach einem wichtigen neuen Prinzip ... wie eine Art Gesetz, um Sie zu leiten und zu schützen ... NUR GESUNDE LÖSUNGEN ...“*

„Jedes Mal also, wenn ein Problem entsteht, versteht ***das Unbewusste****, ein Gedanke oder eine Handlung sind in Ordnung ... aber niemals ein Symptom ... NUR GESUNDE LÖSUNGEN ...“*

„Das neue Leitprinzip ***des Unbewussten*** *... so tief aufbewahrt wie Ihre festesten Überzeugungen ... so tief wie Ihr Wissen darum, wer Sie sind und woher Sie kommen ... tief, wo Ihr Name aufbewahrt wird ... NUR GESUNDE LÖSUNGEN ...“*

„Wenn ***es*** *entdeckt ... gleichsam mit der allertiefsten Wonne ... die tiefe Freude, sich für einen Weg zu entscheiden ... den Sie gehen ... MICHAEL, als EIN GESUNDER ÜBERLEBENDER ... [lange Pause].*

„Ganz genau ... und während dieses neue Leitprinzip tief, tief einsinkt ... NUR GESUNDE LÖSUNGEN ... können Sie, Michael, sich alle Zeit nehmen, die Sie brauchen in den nächsten zwei bis drei Minuten ... um aufzuwachen ... als EIN GESUNDER ÜBERLEBENDER.“ (Damit abschließend eine Doppelbindung.)

Falls Ihr Patient sich das selbst hätte bewusst machen können, hätte er es aller Wahrscheinlichkeit nach auch getan. Deshalb nutzen **Versiert Behandelnde** ihre Fertigkeiten, um eine dissoziierte Instanz in Dienst zu nehmen („ES“, „das Unbewusste“), das außerhalb des bewussten Willens wirkt, um die Arbeit zu erledigen. Und wie wir jetzt wissen, sind die treibende Kraft hinter dieser Instanz die fortbestehenden Muster Autorität, *Rapport* und Verknüpfung.

Wenn Sie darüber nachdenken, wie Sie therapeutische Suggestionen anbieten, erinnern Sie sich an Folgendes: Es gibt nur eine Art, es falsch zu machen – indem man die „Ursache" ignoriert und nicht auf sie eingeht. Der Placeboeffekt lehrt uns, selbst mit einem Quäntchen Autorität werden unsere Suggestionen häufig Wirklichkeit. Wie elegant oder unelegant wir diese heilsamen Vorstellungen präsentieren, solange wir die **Hohe Kunst** nach unserem derzeitigen Können anwenden, werden unsere Patienten deshalb wahrscheinlich ein besseres Ergebnis erzielen. Vielleicht nicht immer, aber oft genug.

IV. Verwünschungen

Michael ließ keine von etablierten Medizinern geäußerte Verwünschung (also negative Suggestionen) erkennen. Aber eine bestimmte Verwünschung ist heutzutage so weitverbreitet, dass ich mich entschieden habe, auf sie einzugehen, einfach für den Fall des Falles. Das ist die Vorstellung, dass Gene unvermeidlich das eigene Schicksal bestimmen.

Diese Vorstellung lässt die Tatsache der „unterschiedlichen Penetranz" und die kausalen Schlüsse dieses gängigen Phänomens außer Acht. Kurz gesagt, bezeichnet der Begriff die Tatsache, dass Gene den „phänotypischen Ausdruck" unterschiedlich durchdringen – sie manifestieren sich als ein vollständiger Ausdruck des zugrundeliegenden Gens in einem Menschen, als teilweiser Ausdruck in einem anderen oder eben gar nicht in wieder jemand anderem. Außerdem kann das bei einem Menschen im Laufe der Zeit variieren. Die Folge ist natürlich, dass es zahlreiche Faktoren zusätzlich zur Genetik gibt (die sogenannte Epigenetik), die den Ausdruck oder die Unterdrückung solcher Gene bestimmen.

Bei Michael wollte ich auf alle negativen Suggestionen eingehen, die möglicherweise von den verschiedenen Ärzten angedeutet worden waren in Bezug auf den „unvermeidlichen Ausdruck" seiner Mutation. Das thematisierte ich sowohl mit Wachsuggestionen als auch in Trance.

„An irgendeinem Punkt können Sie vielleicht früher oder später die Wahrheit dessen erkennen, was so viele der fortschrittlichsten Köpfe in der Humangenetik jetzt bekanntgeben ...“

„... nämlich ‚Gene sind kein Schicksal‘ ... ‚Gene sind kein Schicksal‘ ...“

„... das heißt, nicht alle Gene exprimieren sich ... manche bleiben im Ruhezustand ... andere kehren nach einer Weile wieder in den Ruhezustand zurück ... besonders ...“

„Wenn das Unbewusste versteht ... NUR GESUNDE LÖSUNGEN *... nur gesunde Lösungen.“*

V. Unbekannte Ursachen

Ich gehe im Allgemeinen davon aus, dass die noetischen Ursachen, die ich vermute, nicht die einzigen sind, die zur Krankheit eines Patienten oder einer Patientin beitragen. Das mag stimmen oder auch nicht. Doch weil der Ansatz, sich mit unbekannten noetischen Ursachen zu befassen, unschädlich ist, schadet es auch nicht, diese zusätzlichen heilsamen Suggestionen der Mischung hinzuzufügen.

Diesbezüglich haben wir bereits besprochen, die Zusatzklausel „NUR GESUNDE LÖSUNGEN“ in das *Bereich III – Sparsamkeitsprinzip* mit aufzunehmen. Sie erinnern sich, die Grundfunktion dieses Prinzips ist es, so viele *Bereich I – Ursachen* mit einer Minimalzahl an Lösungen (vorzugsweise einer) zu erfüllen, unabhängig davon, ob diese Lösungen gesund sind oder nicht. Unsere Behandlung des Wunsches „Rückzug in Krankheit“ modifizierte dieses Wirkprinzip, um alle Krankheiten aus der Erwägung als mögliche Lösungen auszuschließen: „NUR GESUNDE LÖSUNGEN.“

Bei Krebspatienten wie Michael optimiere ich diese Klausel, indem ich „NUR GESUNDE ZELLEN“ verlange. Ich neige dazu, diese Vorstellung während der hypnotischen Trance mit möglichst viel Autorität und so tief wie möglich einzubringen. Zusätzlich biete ich sie häufig als eine Affirmation an, „Sagen Sie NUR GESUNDE ZELLEN, nicht neun Mal oder elf Mal, sondern genau zehn Mal, wann immer Ihnen der Gedanke Krebs in den Sinn kommt. Zuerst wird das natürlich ziemlich häufig sein. Doch mit der Zeit, wenn der Tumor schrumpft, wird Ihnen der

Gedanke immer seltener kommen … und schließlich gar nicht mehr." (Hinweis: Mittlerweile, da bin ich mir sicher, verstehen Sie die Nuancen dieser indirekten Suggestion für Heilung.)

In diesem Zusammenhang fragen Menschen häufig: „Nun, das ist ja alles schön und gut. Aber wie wäre es damit, ein eindeutiges biologisches Bild davon zu geben, wie das Immunsystem den Tumor zerstört? Ist das nicht noch besser?" Das ist eine lohnende Frage, lassen Sie uns deshalb ihren Ursprung betrachten und dann über die Antwort nachdenken.

Beginnend in den 1970er-Jahren mit Dr. O. Carl Simonton und seiner Frau fingen die Menschen an zu glauben, mittels einer Symbolik, die den mit der Immunität befassten biologischen Instanzen entsprach, könnten Patienten selbst Rückbildungen und Heilung von Krebs begünstigen. Man glaubte beispielsweise, ein Pacman, der „Geister" verschlingt, wäre analog genug zu T-Killerzellen, die Krebszellen verschlingen, um die zelluläre Immunität gegen einen vorhandenen Tumor zu lenken. Der breit gefächerte Nutzen dieser Herangehensweise neben einigen bemerkenswerten Ergebnissen war es, der der noetischen Medizin in einigen Kreisen zu einer Position der Glaubwürdigkeit verhalf. Zu jener Zeit eine enorme Leistung. Doch ein Nachteil, den diese Denkweise (obwohl ich dies nicht den Simontons zuschreibe) enthielt, war die Auffassung: Je präziser die Symbolik – das heißt, je präziser es die tatsächlich beteiligten biologischen Instanzen und Prozesse darstellt (etwa Zellen, Proteine, Moleküle) –, desto heilsamer ist sie. Nach meiner Vermutung ist das möglich. Zum Glück ist das eine empirische Frage, die Wissenschaftler auf dem Gebiet der Noetik vielleicht eines Tages beantworten werden.

Bis dahin ist es wichtig, dass uns die Einzelheiten des Simonton-Ansatzes nicht von der zugrunde liegenden Struktur dieser Vorgehensweise ablenken – eine Struktur zweifelloser Wirksamkeit an und für sich. Erinnern Sie sich hieran:

Der Placeboeffekt ist eine von der Autorität gesteuerte (nicht in Trance stattfindende) hypnotische Reaktion auf die implizite Suggestion „Wenn Sie (X) machen, dann geschieht (Y) – die vorgegebene Wirkung wird eintreten", vorausgesetzt, (X) ist:

1. von Anfang an glaubwürdig,
2. zwar einigermaßen schwierig zu erreichen, aber dennoch machbar,
3. glaubwürdig bei Abschluss.

Das von den Simontons entwickelte **Therapeutische Ritual** erfüllt genau diese Erfordernisse:

1. Der Patient muss sich zuerst in die heiligen Hallen der Wissenschaft begeben, sich mit einem Arzt zusammensetzen, der mit den Insignien (weißer Mantel, Stethoskop, Abschlusszeugnis) der Autorität ausgestattet ist, und komplexe Anweisungen erhalten für eine ungewöhnliche mentale Übung, die mit einer bestimmten Häufigkeit auf eine bestimmte Art durchzuführen ist. Von Anfang an ist (X) glaubwürdig; deshalb ist die Autorität ungeschmälert.
2. Zu dem Arzt bzw. der Autorität zu kommen, war aufwendig – ein Termin musste vereinbart, Zeitpläne arrangiert, eine Transportmöglichkeit gefunden werden. Dann waren weitere Bemühungen notwendig, um das erforderliche mentale Bild zu erzeugen und die Übung wie festgelegt durchzuführen. Alles war recht schwierig zu erreichen, aber dennoch machbar. Bisher gab es nichts, was die Autorität in irgendeiner Weise anzweifeln könnte.
3. Die Übung selbst bringt den Patienten nicht von ihrer möglichen Wirksamkeit ab. Sie ist nicht zu leicht, zu gewöhnlich, zu verschroben; vielmehr bleibt sie bis zum Schluss vollkommen glaubwürdig.

Mit anderen Worten: Das Simonton-Ritual erfüllt die Voraussetzungen für ein erfolgreiches **Therapeutisches Ritual** perfekt und deshalb werden die mächtigen Kräfte hinter dem Placeboeffekt (der „innere Arzt") herbeizitiert.

Noch einmal, es mag sein, dass die Suggestion umso besser wirkt, je genauer die Symbolik ist. Doch ich bezweifle das. Schließlich sind alle unsere derzeitigen wissenschaftlichen Erklärungen nur die therapeutischen Metaphern aus dem Hier und Jetzt. Unabhängig davon, wie treffend sie uns heute erscheinen mögen, in 100 Jahren werden sie sich erheblich verändert haben. Und doch funktionieren die derzeitigen

Erklärungen. Genau wie die Geschichten wirken, die die Weisen erzählen. Genau wie die zahlreichen therapeutischen Metaphern wirken, auf die ich verwiesen habe. Entscheidend ist meines Erachtens nicht die Genauigkeit der Symbole, sondern vielmehr sind es ihre dynamischen Beziehungen. Solange die Symbolik nicht die Autorität untergräbt, wird sie einen Placeboeffekt hervorrufen.

Statt sich auf (X) zu konzentrieren, das „Vorangehende" in der **Allgemeinen Placebo-Suggestion**, lassen Sie mich vorschlagen, wir konzentrieren uns auf (Y), die „Folgeerscheinung". Bedenken Sie:

> *Ich soll als Erster gehen. Vor mir erstrecken sich zehn Meter rotglühende Eichenkohle. Meine Schuhe und Strümpfe sind ausgezogen, meine Hose aufgerollt.*
>
> *Bevor ich über das 540° Celsius heiße Kohlenbett laufe, wiederhole ich meine Selbstsuggestion: „Mein Unbewusstes wird tun, was immer es tun muss, um mich zu schützen." Ich sage nicht: „Mein Unbewusstes wird Schweiß aus meinen Fußsohlen austreten lassen" oder „Mein Unbewusstes wird die Wärmeleitfähigkeit meiner Fußsohlen herabsetzen."*
>
> *Dann blicke ich nach vorne und denke „kühles Moos", während ich über die Glut stapfe.*
>
> *Sekunden später trete ich unversehrt aus der Vertiefung heraus. Nicht einmal eine Hautblase ist zu sehen.*
>
> *Mein Unbewusstes hat gehandelt wie angewiesen: „… was immer **es** tun muss, um mich zu schützen."*

> Hinweis: Die implizite Placebo-Suggestion, die zu dem Feuerlauf führte, war: „Wenn (X) Sie Ihre Augen nach oben rollen und ‚kühles Moos' denken, dann (Y) wird Ihr Unbewusstes tun, was immer notwendig ist, um Sie zu schützen."

In diesem Zusammenhang bitte ich meine Patienten häufig (wie ich es bei Michael gemacht habe), aufzustehen und zur Tür zu gehen. Sobald sie das getan haben, bitte ich sie, sich umzudrehen und sich auf dem Fußboden eine dünne Linie von ihrem Standort zu ihrem Stuhl vorzustellen. Dann sage ich: „Gehen Sie jetzt zurück zu Ihrem Stuhl und stellen Sie sicher, dass Ihre zweite Zehe bei jedem Schritt genau diese dünne Linie berührt.“ Natürlich ist es viel schwieriger, zurückzulaufen und sich dabei auf jeden Schritt zu konzentrieren, als einfach nur auf das Ziel konzentriert zur Tür zu laufen.

Kommen wir zurück zu Michael:

> *Ich: Ich halte diese kleinen Demonstrationen keineswegs für trivial, denn sie zeigen uns die Welt des Geistes in einem Mikrokosmos.*
>
> *Michael: Inwiefern?*
>
> *Ich: Als Sie Ihren bewussten Geist auf das Ziel konzentrierten, verstand Ihr Unbewusstes den Auftrag und führte ihn aus. Sie brauchten sich nicht auf jedes einzelne Schwingen des Beines, das Auftreten der Ferse, das Anheben des Knies zu konzentrieren. Das Unbewusste tat, was immer es tun musste, um Sie zum gewählten Ziel kommen zu lassen.*
>
> *Michael: Ich verstehe, sehr interessant.*
>
> *Ich: Was also sehen Sie sich tun, wenn Sie gesund sind?*
>
> *Michael: Sie meinen, wenn ich dies überwinde?*
>
> *Ich: Ich meine, wohin sollen wir* **das Unbewusste** *lenken, sodass es Sie an Ihren Zielort bringt? Schließlich steuert* **es** *das Flugzeug. Wohin sollen wir das Unbewusste lenken und es Sie bringen lassen?*
>
> *Michael: Ich möchte an einem Strand auf Hawaii sein, gesund und glücklich.*
>
> *Ich: Während Sie sich also auf dieses Ziel konzentrieren, wird das Unbewusste – das wir in der Trance vollständig in den Dienst nehmen – tun, was immer es tun muss, um Sie dahin zu bringen. Denn so arbeitet es, wie wir gerade demonstriert haben.*

Noch einmal: Weil die implizite Struktur der Begegnung zwischen Patienten und Behandelnden die **Allgemeine Placebo-Suggestion** beinhaltet, kommt es hauptsächlich auf (Y) an, die „Folgeerscheinung“ – das Ergebnis. Solange (X) die besprochenen Kriterien erfüllt, genügt das. Worauf es ankommt, ist die Wirkung, die durch die Erfüllung der Suggestion erzielt wird. Diese einfache Technik stärkt die Abwehrkräfte gegen unbekannte Ursachen, welche da auch immer am Werk sein mögen: „Das Unbewusste wird tun, was immer es tun muss …", um sie zu überwinden.

Ein Wort zum Thema „Stress"

Vielleicht fällt Ihnen auf, dass ich „Stress" nicht unter den häufigen noetischen Krankheitsursachen aufgeführt habe. Denn so, wie heute mit dem Wort um sich geworfen wird, verstehe ich seine Bedeutung nicht. Selbst Dr. Hans Selye – bekannt für seine Arbeit zur allgemeinen physiologischen Reaktion auf bestimmte Stressfaktoren – ärgerte sich über den unsachgemäßen Gebrauch und die Unklarheit des Wortes. Daraufhin ließ er den Begriff zugunsten von „Stressor" fallen, für den er körperliche, chemische und psychische Unterkategorien bestimmte.

Was die psychischen Ursachen angeht, arbeite ich darauf hin, sie auf ihre zugrundeliegenden **Wünsche** zu reduzieren. Denn durch **das Willenssystem** werden dumme Ideen, vor allem wenn der Sympathikus sie verstärkt, zu noetischen Wurfspießen, die auf die Abwehrkräfte abzielen. Bei durch Schuld hervorgerufenen Krankheiten besteht immer der Wunsch nach Bestrafung. Es erfordert nur sehr wenig Scharfsinn, einen flüchtigen Blick auf die Natur der Bestrafung zu erhaschen: Man braucht nur die Krankheit anzuschauen und ihre Auswirkungen als den erfüllten Wunsch zu erkennen. Bei Michael war die geforderte Bestrafung, zu leiden und in dem Alter zu sterben, in dem sein Vater starb. Ähnlich enthält der Rückzug in Krankheit im Allgemeinen in einem ungünstigen Kontext den Wunsch, „aus etwas herauszukommen". In solchen Fällen wird der „Symptomerzeuger / Problemlöser" (das heißt, die *Bereiche III – IV*) in der Regel das ökonomischste Symptom erzeugen, indem er eines auswählt, das den meisten der bedrängenden *Bereich I – Ursachen* entspricht.

Gefährliche Identifikationen, das sollte ich noch erwähnen, sind anders. Hier wirkt ein atavistisches Nachahmungsprinzip, das dem Willen vorgeschaltet ist. Da gibt es keinen zugrundeliegenden Wunsch, keine psychodynamische Interpretation. Da ist nur: Affe sieht, Affe macht. Doch wenn Sie die Autorität kennen, mit der sich Ihr Patient identifiziert hat, und die Merkmale oder Verhaltensweisen, die Ihr Patient durch Nachahmung übernimmt, dann liefert Ihnen dies sogar hier die notwendigen Informationen, um wirksame therapeutische Suggestionen zu gestalten.

Auf diese Erkundigungen zu verzichten und eine Krankheit einfach dem „Stress" zuzuschreiben, ist aus meiner Sicht wenig mehr als ein faules Nicken zur Möglichkeit psychischer Ursachen. Natürlich ist es heilsam, den „Stress" zu reduzieren, die eigene äußere Umgebung umzugestalten und die eigene missliche Lage mit Humor zu beurteilen. Das ist es in der Tat. Solche Maßnahmen stärken im Allgemeinen die Abwehrkräfte. Doch der Grund, warum Ihr Patient oder Ihre Patientin diese Maßnahmen nicht schon ergriffen hat und oftmals Ihre Bitten, das doch zu machen, ignoriert, liegt vielfach an bestimmten noetischen Ursachen wie den erwähnten. Wenn Sie diese Ursachen kennen, können Sie direkt auf deren vollständige Beseitigung abzielen.

Ein Wort zu Affirmationen

Affirmationen – die sogenannte Kraft des positiven Denkens – haben sicher ihren Platz in der Selbstbestimmung und Selbstheilung. Viele Autoren haben wortgewandt über dieses Thema geschrieben und drängen dabei auf ein intensives, wiederholendes, bewusstes Beharren auf ein Ziel. Wahrscheinlich erzielen diese bewussten Anweisungen eine Wirkung, vor allem, wenn sie nicht durch entgegenwirkende noetische Kräfte behindert werden: sie stärken im Wesentlichen die Abwehrkräfte – sie bringen sozusagen die zentrale Drehbewegung des Gyroskops auf Touren. Es kann sich also durchaus lohnen, sich mit dem Thema Affirmation zu befassen und es zu vertiefen.

Doch häufig gibt es Gegenkräfte; Zweifel sind menschlich. Einer selbst entwickelten Affirmation „Nur gesunde Zellen" eines Krebspatienten könnten sich durchaus maligne unbewusste Einflüsse widersetzen, die auf Ausdruck drängen. Und nach meiner Erfahrung sind einfache Affirmationen oftmals nicht ausreichend, wenn solche noetischen Kräfte vorhanden sind. Praktisch alle Patienten, die ich hier bislang erwähnt habe, kamen mit einer positiven Einstellung zu mir, und viele hatten ihre eigenen Mantras. Doch wie wir gesehen haben, drängten nicht beachtete noetische Kräfte weiter, und daraus resultierten unendliche Geschichten trotz gezielter Heilmittel und positiven Denkens.

Einfach ausgedrückt: **Es braucht mehr als positives bewusstes Denken, um negative unbewusste Gedanken vollständig zu beseitigen.**

Glücklicherweise stattet die **Hohe Kunst** Behandelnde mit verschiedenen Möglichkeiten aus, unbewusste noetische Einflüsse auszumerzen oder zu zersetzen. Wir haben zum Beispiel erfahren, dass Autorität solche Einflüsse manchmal überwinden kann, indem sie die Kräfte der Gesundheit und Heilung anweist, um Schmerzen zu verhindern, Blutungen zu unterbinden, Luftwege zu entspannen und sogar abweichende Herzrhythmen zu korrigieren. Außerdem haben wir erfahren, wie indirektes Vorgehen und andere Bestandteile der Kunst es uns ermöglichen, Widerstände zu umgehen (etwa entgegenwirkende Kräfte) und wirksame Heilsuggestionen anzudeuten, um die beabsichtigten Ergebnisse zu erzielen – einschließlich Ergebnisse wie das Ausscheiden von Nierensteinen und der Genesung von einem ZNS-Lymphom. Bisweilen entfernen unsere Maßnahmen noetische Ursachen, wenn wir etwa einen „Komme, was wolle"-Wunsch ausmerzen. Ein andermal schränken unsere Bemühungen das Potenzial ein, dass unbewusste Kräfte einen ungesunden Ausdruck finden, indem wir beispielsweise das **Sparsamkeitsprinzip** so zurechtschneiden, dass es „Nur gesunde Lösungen" gestattet. Immer werden unsere Suggestionen von dem unvermeidlichen Gesetz **Muster bleiben bestehen** geleitet – und die hauptsächlichen Muster darunter sind Autorität, Verknüpfung und *Rapport*.

Das Problem mit Affirmationen: Sobald ein Mensch hilflos und abhängig ist, sind seine eigenen bewussten Affirmationen häufig mit Selbstzweifeln behaftet. Die Autorität über sich selbst ist eingeschränkt, die Empfänglichkeit für unbeabsichtigte Verwünschungen ist erhöht. Leider wird diese Verringerung der persönlichen Macht oftmals durch etablierte Schulmediziner verstärkt, die, ohne sich dessen bewusst zu sein, unheilvolle Warnungen weitergeben, für den Fall, dass ihre Vorgaben auf taube Ohren stoßen. Während einige Patienten unter solchen Umständen im Alleingang handeln und erfolgreich sind, werden weit mehr die Hilfe eines Heilers benötigen.

Erinnern Sie sich an Gene, den Chirurgen mit den Warzen auf den Händen aus Kapitel 7? Bei unserer ersten Begegnung war sein Gefühl der Handlungskompetenz in Bezug auf seine Gesundheit erheblich geschwächt. Aufgrund seiner eigenen Skepsis brauchte es einige Sitzungen und den sorgfältigen Aufbau von *Rapport* und Verknüpfung, bis ich irgendein nennenswertes Maß an Autorität übernehmen konnte. Sobald ich dies innehatte, übertrug ich diese Autorität auf eine Affirmation, die mit der Bedeutung angefüllt war: „Warzen, verschwindet ... Warzen, verschwindet ... Warzen, verschwindet" und so weiter – zehn Mal. Im Wesentlichen brachte dieser einfache kurze Satz – den Sie als (Y) oder die Folgeerscheinung unserer **Allgemeinen Placebo-Suggestion** erkennen mögen – all die heilsamen Suggestionen aus unseren hypnotischen Sitzungen mit sich. Damit affirmierte Gene nicht nur für sich allein schwächlich „Warzen, verschwindet" – vielmehr wiederholte er die Worte **Des Einen am wenigsten unsicheren**, Worte, die eine aktive Bedeutung enthielten und während einer Trance eingeflößt worden waren. Vielleicht erinnern Sie sich, dass dieselbe Methode auch bei Krebspatienten angewandt wurde mit der Affirmation: „Nur gesunde Zellen."

In der Regel biete ich Patienten bewusste Affirmationen erst an, nachdem ich (1) diese Affirmationen mit dem Stempel meiner Autorität versehen habe und (2) die heilsamen Suggestionen, die diesen Worten anhaften, so tief eingepflanzt habe, wie es meine Autorität gestattet. Danach fungieren die Affirmationen als die äußeren Nachwirkungen internalisierter heilsamer Suggestionen.

Wann immer die Autorität etabliert ist, sollte diese Methode funktionieren. Beispielsweise kamen die Affirmationen der fantastischen Louise Hay mit ihrer Zustimmung – etabliert durch die Autorität, die ihr ihre Leser übertragen hatten, die ihre Geschichte kannten und sie als **Die Eine** ansahen. Tatsache ist, dass alle Heiler über ein gewisses Maß an Autorität verfügen, wie wir in unserer Auseinandersetzung mit dem Placeboeffekt festgestellt haben. Darum erscheint die Annahme vernünftig, dass die Erfolgswahrscheinlichkeit weit höher ist, wenn ein Heiler eine mit Bedeutung angereicherte Affirmation als Aufgabe stellt, als eine selbst erzeugte Äußerung eines verängstigten und unbewusst vielleicht zwiegespaltenen Patienten.

Fazit

In diesem Kapitel haben wir gelernt, wie wir die Werkzeuge der **Hohen Kunst** einsetzen können, um bestimmte häufige noetische Krankheitsursachen zu deaktivieren und allgemeine Suggestionen für Gesundheit und Heilung anbieten. Diese Herangehensweise führt dazu, dass die Abwehrkräfte wiederhergestellt und wiederbelebt werden. Indem reibungsbedingte *Bereich I – Ursachen* beseitigt werden, kann die zentrale Drehbewegung der Abwehrkräfte ohne Widerstand oder Qualitätsverlust laufen. Und um unsere Metapher weiterzuführen: Das gleichzeitige Hinzufügen allgemeiner Gesundheitssuggestionen verleiht den Abwehrkräften Momentum und versetzt sie wieder in ihren natürlichen Zustand der Vigilanz und Vitalität.

Man mag argumentieren, nicht alles davon sei nötig, wir sollten auf das Eingehen auf einzelne noetische Ursachen völlig verzichten und uns darauf konzentrieren, den Patienten in Trance eine Heilung anzuordnen. Dieses Argument hat etwas für sich; die Arbeit Mesmers, Esdailes, Bernheims und unzähliger anderer moderner Hypnotherapeuten bestätigt die teilweise Gültigkeit. Aber warum sollte das Vernachlässigen zugrundeliegender noetischer Ursachen langfristig nicht genauso wirken wie die Vernachlässigung körperlicher Ursachen? Ein Mann mit einem faulen Zahn erleidet einen Abszess; der Abszess wird aufgeschnitten und drainiert. Dann leidet der Mann wegen des Zahns unter einer Lungenentzündung; die Lungenentzündung wird behandelt. Dann erleidet er, wieder wegen des Zahns, eine Entzündung der Herzklappe (Endokarditis). Ein irgendeinem Punkt wird klar – der infizierte Zahn muss raus.

Ähnlich war es bei Michael: Sein Schuldgefühl und andere *Bereich I – Ursachen* übergangen zu haben, hätte aus meiner Sicht die letztendliche Katastrophe heraufbeschworen. Wir werden künftigen Wissenschaftlern auf dem Gebiet der Noetik die Entscheidung überlassen, was von unserer derzeitigen Behandlungsmethode weggelassen werden kann und was nicht. In der Zwischenzeit ist es für uns vielleicht am weisesten, das zu wiederholen, was funktioniert – nämlich möglichst viele Ursachen aufzudecken und anzugehen sowie diese Ursachen (mentale und materielle) mit jeglichen nachweislich hilfreichen und unschädlichen Heilmitteln zu behandeln.

„Sie werden aus wenigen Fehlschlägen mehr lernen als aus tausend Erfolgen."

– John Grinder (1985), Mitbegründer von NLP (Neurolinguistisches Programmieren) –

Kapitel 13

Grenzen und Fehlschläge

In Kapitel 1 versprach ich, auf meine Fehlschläge und vor allem auf wiederkehrende Themen einzugehen. Ich führe sie jetzt an – mit einer Entschuldigung bei den Patientinnen und Patienten, bei denen ich scheiterte, und mit einer gewissen Verlegenheit vor meinen Kolleginnen und Kollegen. Die einzige Wiedergutmachung daraus ist das Wissen, dass ich durch das Aufdecken dieser Fallgruben anderen dabei helfen kann, sie zu vermeiden.

Selbstüberschätzung (zum Zweiten)

Mein bester Fall als junger Notarzt war in vielerlei Hinsicht einer meiner größten Fehlschläge. Schlimmer noch, es war der erste von mehreren ähnlichen Fehlschlägen.

Doris' Geschichte

Doris ist 83 Jahre alt und ihr „Herz spielt verrückt".

Ich stelle mich vor und mache mich an die Arbeit, wie ich es gelernt habe – Krankengeschichte, körperliche Untersuchung, Labortests. Ich stelle fest, dass Doris zum ersten Mal ein Vorhofflimmern hat (einen unregelmäßigen Herzrhythmus). Aber warum?

Es gibt viele mögliche Gründe – Schilddrüse, Elektrolyte, Herzinfarkt, Reizleitungssystem usw. – all die unmittelbaren Anfänge, die ich gelernt hatte und zu denen ich an der Universität geprüft worden war.

Kurz darauf liegen ihre Laborergebnisse vor. Der Kaliumwert, ein Elektrolyt, das sich massiv auf das Herz auswirken kann, liegt bei 2,1 mmol/L – gefährlich niedrig (was als „Hypokaliämie" bezeichnet wird). Aber wie bei den Herzrhythmusstörungen stellt sich die Frage, warum das so ist. Sie nimmt keine Medikamente ein, die zu einem erhöhten Verbrauch oder Verlust von Kalium führen, ihre Ernährung ist angemessen, sie hat keine Vorgeschichte einer Hypokaliämie.

Es ist viel los an diesem Abend in der Notaufnahme. Ich könnte Doris leicht ins Krankenhaus einweisen mit der Diagnose „Neu aufgetretenes Vorhofflimmern, Nebenbefund Hypokaliämie, Ursache unbekannt". Das wäre absolut legitim. Aber ich weiß, ich habe etwas ausgelassen, ein wesentliches Element der körperlichen Untersuchung – die rektale Untersuchung. Und ich weiß auch, weil ich es acht bis zehn Jahre zuvor in einem einzigen kurzen Absatz in einem Lehrbuch gelesen hatte, dass sich eine seltene Ursache von Hypokaliämie durch eine rektale Untersuchung feststellen lässt. Das wird als „villöses Adenom" bezeichnet, eine normalerweise gutartige Geschwulst, die kaliumhaltige Flüssigkeit ausscheiden kann. Außerdem kann, wie ich mich erinnere, ein bestimmter Prozentsatz villöser Adenome mit Krebs assoziiert werden. Ich ziehe einen Handschuh an und führe die Untersuchung durch.

Zu meiner Überraschung ist etwas tastbar: Es fühlt sich an wie ein „nasser Teppich", genau wie im Lehrbuch beschrieben. Mein Gefühl der Entdeckung ist enorm. Ich empfinde ein Triumphgefühl, habe aber wie viele Notärzte niemanden, mit dem ich hätte feiern können. Ich stelle meine Notiz fertig und weise Doris mit einer Fünf-Sterne-Diagnose ins Krankenhaus ein: „Neu aufgetretenes Vorhofflimmern, Nebenbefund Hypokaliämie, Nebenbefund villöses Adenom – Krebs ausschließen."

Das war das Letzte, was ich von Doris sah. Innerhalb von Minuten wurde sie auf die Intensivstation gebracht und war von Spezialisten umringt.

Rückblickend ist das eine recht beschämende Erinnerung. Obwohl viel zu tun war an diesem Abend, Patienten warteten, das übliche Chaos – wie lange hätte es gedauert, Doris zu beruhigen, bevor sie in den Strudel geworfen wurde? Wie lange hätte es wohl gedauert, ihr zu erklären, dass ihr Herzrhythmus sich höchstwahrscheinlich normalisieren würde (wenn das Kalium aufgefüllt war) und dass die Ursache festgestellt und wahrscheinlich heilbar war?

Innerhalb von Sekunden hätte ich sagen können – ja, hätte ich sagen sollen: „Ja, einerseits können **manche Patienten** *mit dieser Diagnose mit größeren Problemen zu tun haben. Doch die meisten Patienten andererseits, wie* **Sie**, *Doris, führen weiterhin ein glückliches, gesundes Leben. Schlafen Sie ruhig … Wenn meine Schicht zu Ende ist, komme ich zu Ihnen hoch auf Station." Hoffnung und Verbindung.*

Ich weiß, dass sie nicht schlief in jener Nacht. Ich weiß, dass Todesangst sie verfolgte.

Selbstüberschätzung kann viele Formen annehmen, aber sie alle sind blind. Sie sind eingebildet und aufgeblasen, süffisant und selbstgefällig oder arrogant und herrisch. Ihnen allen gemeinsam ist, dass sie nur betonen, was sie vollbracht haben und das verkünden sie lauthals: „Grandios!" Keine Form erkennt ihre Unvollkommenheiten oder nimmt die Bedürfnisse des Nächsten wahr.

In jener Nacht mit Doris lebte die Selbstüberschätzung in mir und erfüllte mich derart mit Selbstzufriedenheit über eine Diagnose, dass ich blind war gegenüber den Bedürfnissen einer älteren Frau, die alleine mit einem beängstigenden und ungewissen Schicksal konfrontiert war.

Heutzutage ringe ich die **Überheblichkeit nach einer Leistung** mit häufigen bewussten Erinnerungen nieder, dass die Primärdiagnose fast jedes Patienten, den ich sehe, Angst ist; und bis diese Diagnose behandelt ist, ist die Arbeit auch nicht annähernd abgeschlossen. Ich erinnere mich selbst auch an Doris und andere wie sie, bei denen ich es hätte besser machen sollen.

Und ich rufe mir den Baseballspieler Willie Mays ins Gedächtnis. Erinnern Sie sich an den „Catch"? (*The Catch*, Sie können den Spielzug auf YouTube anschauen.) Was mich immer verblüfft, ist nicht der Spielzug selbst, sondern die Tatsache, dass Willie nicht einmal für eine Nanosekunde innehielt, um sich zu brüsten. Sobald der Ball in seinem Handschuh war, wirbelte er herum und schleuderte ihn mit aller Kraft weiter – immer in Gedanken an den nächsten Spielzug.

Willie Mays wusste, was alle **Versiert Behandelnden** auch wissen müssen: „Die Zeit, sich zu brüsten, ist im Grab."

Herausplatzen

Stellen Sie sich vor, Sie gehen in der Stadt einigermaßen unglücklich einen Bürgersteig entlang und ein vollkommen Fremder kommt auf Sie zu, schaut Ihnen in die Augen und sagt: „Sie haben immer noch Angst davor, und das brauchen Sie nicht." Wie recht der Fremde auch zufällig haben mag, Sie werden ihn dennoch als verrückt abtun und sich rasch entfernen. Ähnlich ist es, wenn ein Freund Ihnen bei einer Party das Gleiche sagt, auch das hat wahrscheinlich keine tiefe und anhaltende Wirkung – abgesehen davon, dass Sie diesem Freund vielleicht für eine Weile aus dem Weg gehen. Es ist, als würde man einem Baby ein Steak servieren. Wird es zu früh gefüttert, kann es einfach noch nicht verdaut werden.

Um vor allem gegen tief verwurzelte Vorstellungen eine Wirkung zu erzielen, müssen Ihre Vorstellungen zu den Vorstellungen des Patienten werden. Falls Sie maximale Autorität besitzen, können Sie Ihre Suggestionen sorgfältig formulieren und sie direkt präsentieren. Falls Sie jedoch keine maximale Autorität haben, ist es unumgänglich, zuerst *Rapport* zu entwickeln und Verknüpfung herzustellen. Werden diese Schritte ausgelassen, sind die Folgen bestenfalls Widerstand und schlimmstenfalls Rebellion. Mit anderen Worten, manchmal verlangt die **Hohe Kunst** der Behandlung Geduld.

Das kommt natürlich auf die Umstände an. Größtenteils lässt sich die **Hohe Kunst** im normalen medizinischen Ablauf durchführen, wie in

Teil I und II dargelegt. Dabei lässt sich der Moment der Informationseinholung nicht aufschieben und deshalb ist es die Aufgabe der **Versiert Behandelnden**, auf den Moment mit einer gut formulierten und heilsamen Botschaft zu reagieren. Bei anderen Gelegenheiten geht es jedoch nicht nur darum, „wie" Sie Ihre Botschaft ausdrücken, sondern darum, „wann" Sie sie mitteilen. Diesbezüglich gibt es keinen besseren Lehrer als Dr. Milton Erickson. Seine elegante Arbeit liefert reichlich kluge Hinweise darauf, wie man ein „Reaktionspotenzial aufbaut" und dann die Botschaft im optimalen Moment gekonnt übermittelt. Ich verweise Sie für diese Weisheit an Dr. Ericksons umfangreiches Werk (siehe *Literatur*).

Was ich in dieser Hinsicht lehren kann, ist, was man besser NICHT macht. Hier ein Paradebeispiel:

Scotts Geschichte

Scott ist ein Freund und Kollege, der mich um Hilfe gebeten hat. Sein Leben läuft nicht ganz rund.

Ich sitze mit ihm zusammen und sammle Informationen, wie wir es in Kapitel 8 besprochen haben – ich höre ungesunde Wünsche, gefährliche Identifikationen, Verwünschungen usw. heraus. Schon bald ist es klar. Scotts Strömung, sein elterliches Programm, zieht ihn in den Abgrund. Der Weg, den sein Vater ging, der Weg, auf dem er sich ohne nennenswerte Abweichung befindet, führt ihn nicht ins Glück. Sein Vater hatte einen Doktortitel („Dr. Smith"), Scott ist Arzt („Dr. Smith"). Sein Vater war verheiratet, demütigte seine Frau und hatte offen eine Affäre – Scott macht gerade das Gleiche. Sein Vater war ständig unzufrieden – Scott hasst oft sich selbst und die Welt.

Als ich einen Behandlungsplan ausarbeitete, überlegte ich Folgendes: Scott ist Profi. Er hat einen Hochschulabschluss und ist in Sachen Psychologie ziemlich bewandert. Und er ist, wie ich bereits sagte, ein Freund. Viele Male beobachtete ich ihn, wie er Informationen eifrig aufnahm und nutzte.

„Und, was meinst du?", fragt er.

Ich hätte leicht sagen können: „Also, weißt du, Scott, Deine Geschichte erinnert mich an einen Patienten ...", oder: „Während ich dir zuhörte, fielen mir aus irgendeinem Grund diese zwei Gefangenen ein – von denen einer ein Patient von mir wurde. Beide waren aneinander gekettet und kamen sich dauernd in die Quere. Das wurde so schlimm, dass sie sich gegenseitig hassten. Erst als sie irgendwann voneinander losgebunden wurden, was zufällig an genau demselben Tag war – erst dann erkannten sie, wie sehr sie einander mochten, ja, sogar bewunderten. Nicht trotz, sondern wegen ihrer Unterschiede.“ Mit anderen Worten, ich hätte eine therapeutische Metapher anbieten können. Oder, um Reaktionspotenzial aufzubauen, hätte ich sagen können: „Ich bin mir nicht sicher, Scott. Lass mich über alles nachdenken. Das sind wirklich gute Informationen, und während ich über deine Geschichte reflektiere, frage ich mich, ob du ein wenig Zeit darauf verwenden könntest, dich selbst zu fragen, wie unabhängig du wirklich sein willst. Wir greifen das nächste Woche wieder auf …“ Ich hätte sogar anfangen können, Scotts Trance-Fähigkeit zu entwickeln, indem ich eine leichte Trance induziert hätte.

All das oder zumindest einen Teil davon hätte ich machen können – aber ich tat es nicht. Stattdessen redete ich mir ein, wegen seines Intellekts (und unserer Freundschaft) könnte er meine Beobachtungen integrieren und sich seinen Weg zum Wohlbefinden selbstständig erkämpfen. Ich hätte es besser wissen müssen. Ich wusste, dass tiefgehende Veränderungsarbeit unabhängig von den eigenen kognitiven Leistungen ganz andere Fähigkeiten erfordert. Allein Scotts missliche Lage sprach für sein Bedürfnis nach wirksamem Beistand. Warum nur hatte ich mich täuschen lassen?

Entweder Scott oder ich – oder wir beide – erwarteten irgendwie, „das schnell zu machen“, also in einer einzigen Sitzung. Und manchmal ist zwar nur eine einzige Sitzung erforderlich, doch das ist nicht die Regel. Vielmehr ist das Hegen dieser Erwartung ein Rezept für das Scheitern. Statt so geduldig zu sein wie Erickson – sozusagen behutsam therapeutische Suggestionen gleichsam wie mit einem Löffel auszugeben, während sich der Mund gierig für einen weiteren Bissen öffnet –, platzte ich voreilig damit heraus. Ich führte detailliert alle übereinstimmenden Punkte zwischen seinem Weg und dem Weg seines Vaters an und schlug dann vor, er solle auf diese Neigungen, die er an sich selbst nicht mochte, achten und „anfangen, dir deinen eigenen Weg zu bahnen".

Verblüfft über meine Einsicht handelte Scott in jeder Hinsicht so, wie ich vielleicht gehofft hatte. Er zählte die Beobachtungen auf, fügte einige Beispiele hinzu, in denen er nun das Prinzip am Werk sah, und beschloss, wachsam zu bleiben und den Gang seines Lebens zu ändern.

Es war nur eine kurze Offenbarung.

Innerhalb von 48 Stunden fiel der Vorhang des Nichtwahrhabenwollens wie eine Guillotine – und schnitt jeglichen Zugang zu seinen vorherigen Einsichten ab. „Oh, ich erinnere mich an alles, was wir besprochen haben. Es geht um Ehrlichkeit", beteuerte er einige Tage später, während er weiterhin blind dem Weg seines Vaters folgte.

Sogar eine „Kurzzeittherapie" erfordert Geduld. Die Krankheitsursachen eines Patienten zu kennen oder zu glauben, sie zu kennen, ist das eine – dass Ihr Patient diese Vorstellungen integriert und akzeptiert, ist jedoch etwas anderes. Und es ist nur selten notwendig, dass er das auch tut. Erickson erinnerte seine Schüler häufig daran, dass ein Patient zu ihnen kommt mit dem Wunsch, von Ort A zu Ort B zu gelangen. Wenige Menschen fragen: „Können Sie mich zurückbringen, damit ich mir alles noch einmal ansehen kann?" (Und wenn sie es doch tun, dann seien Sie vorsichtig.)

Noetische Ursachen zu erahnen, kann **Versiert Behandelnden** dabei helfen, therapeutische Suggestionen zu formulieren, doch gemeinsam mit dem Patienten eine Kausalgeschichte zu rekonstruieren, ist eine rückschrittliche Maßnahme – denn der Patient hat darum gebeten, vorwärts in Richtung Gesundheit zu gehen. Wie auch immer das krankmachende Muster aussah, Erickson hat gezeigt, dass konstruktive Suggestionen – und nicht aufschlussreiche Interpretationen – am häufigsten zur Heilung führten, und zwar unabhängig davon, würde ich gerne hinzufügen, ob Sie psychische oder sogenannte organische Krankheiten behandeln. Zum Beispiel sagte ich Michael nicht (Sie erinnern sich, der Patient, der sich von einem Lymphom und der Transplant-gegen-Wirt-Krankheit erfolgreich erholte): „Sie stecken in einer kindlichen Sicht

Ihres Handelns fest" und überließ es ihm dann, damit klarzukommen. Vielmehr verwandte ich zuerst Zeit darauf, *Rapport* herzustellen und meine Autorität durch Trance zu erhöhen; dann ermöglichte ich ihm mithilfe der Sprache der **Hohen Kunst**, die belastenden Geschehnisse rund um den Tod seines Vaters zu erkennen, zu vergeben und darüber hinauszugehen, indem ich ihm zum Schluss vorgab *„kindliche Symptome zu ersetzen durch* NUR GESUNDE LÖSUNGEN ... *von diesem Augenblick an.*"

Bedauerlicherweise kam Scott nicht in den Genuss einer solchen Geduld. Stattdessen erhielt er ein paar funkelnde Einsichten – die wie Licht von der Oberfläche reflektiert wurden, aber nicht imstande waren, das Wasser darunter zu erhellen.

Zum Glück erhielt ich eine zweite Chance. Monate später kam Scott zurück, weil sein unglücklicher Zustand anhielt, und ich konnte so vorgehen, wie ich es gleich zu Beginn hätte tun sollen. Er machte seine Sache gut, begab sich auf den Weg und entdeckte die freudige Freiheit der Selbstbestimmung. Doch zweite Chancen sind selten, und ich bin Scott dankbar, dass er mir die Gelegenheit bot, meinen Fehler wiedergutzumachen.

Die **Hohe Kunst** erfordert, dass sich Wissen um noetische Ursachen mit der Weisheit verbindet, wie und wann therapeutische Suggestionen zu übermitteln sind, um diese Ursachen zu deaktivieren. In den meisten Fällen bedeutet das, geduldig den Moment der optimalen Aufnahmebereitschaft zu entwickeln. Dann – und nur dann – ist der Moment gekommen für den „gezielten Hieb", wie der Titelheld Cyrano de Bergerac im gleichnamigen Drama sagt.

Heutzutage beuge ich dem „Herausplatzen" vor, indem ich mich selbst daran erinnere, dass Geduld wirklich der beste Ratgeber ist.

Entgegengesetzte Absichten

Patienten erwarten nicht immer Hilfe von einem Behandelnden. Manchmal haben sie Hintergedanken. Das Paradebeispiel ist der Raucher, dessen Frau ihn schickt. Er möchte eigentlich nicht aufhören, aber er möchte verheiratet bleiben, deshalb willigt er ein, es zu „versuchen". Sie wissen, wie Sie mit diesem Patienten und all den anderen, die ähnlich sind, zurechtkommen – eine Überprüfung auf Kongruenz: Hören Sie sich seine Geschichte geduldig an, danken Sie ihm, wenn Sie die üblichen Informationen erhalten haben, und sagen Sie: „Nun, das war alles sehr hilfreich … sehr nützliche Informationen. Danke für Ihre Offenheit. Bitte gestatten Sie mir, nur noch eine einzige wichtige Frage zu stellen, und das ist eine sehr wichtige Frage: ‚Sind Sie WIRKLICH bereit, mit dem Rauchen aufzuhören … jetzt?'" Hören Sie dann auf, zuzuhören, und BEOBACHTEN SIE NUR. Es ist, als würde sein Unbewusstes durch seine Kopfbewegungen sprechen. Wenn er nickt – ja, dann ist er ein Patient. Wenn er den Kopf schüttelt – nein, dann werden Sie, was auch immer er sagen mag, nur Ihre Zeit und sein Geld verschwenden bei seinem „Versuch".

Ich habe meine Fehler nicht bei Menschen gemacht, die sich dagegen sträubten, ihre Gewohnheiten zu ändern, zumindest nicht häufiger als ein- oder zweimal. Aber ich habe wiederholt grobe Fehler gemacht bei Patienten, deren Problem oder Zustand so ernst war, dass ich mir nicht vorstellen konnte, dass sie sich irgendetwas anderes wünschten als einen erfolgreichen Ausgang; und dennoch mag das überhaupt nicht ihr Wunsch gewesen sein. Häufig kommen solche Patienten nicht aus eigenem Entschluss in die Praxis. Stattdessen kommen sie auf die Bitte einer vertrauten dritten Partei – eines Freundes, einer Freundin, eines Familienmitglieds oder Kollegen –, die deren Termin bei mir hartnäckig eingefordert hat. Zugegeben, Unentschlossenheit kommt häufig vor. Kommen der Patient oder die Patientin nicht von sich aus und suchen aktiv nach Hilfe, gerät das Gleichgewicht ins Kippen.

Das folgende Fallbeispiel ist noch nicht lange her und das einzige Mal, dass ich keinen Erfolg mir präoperativer Hypnose erzielen konnte:

Die Anzeichen übersehen

Martie ist die 50-jährige Ehefrau eines Arztkollegen. Ihr Mann, ein Kinderarzt, bat mich um eine präoperative Hypnose für sie, bevor sie sich einer Angioplastie der Nierenarterie unterzog – einem etwas heiklen und riskanten Eingriff.

Die Beziehung der beiden ist problematisch und belastet durch viel Ärger und häufige Trennungen. Erlebt Martie eine medizinische

Notsituation, ist das häufig der Anlass für ihre Versöhnung; beide glauben, nur er könne sich richtig um sie kümmern.

Heute war er, wie viele Male zuvor, zu Hause ausgezogen und hatte wieder einmal erklärt: „Ich hab' die Nase voll davon, dein Arzt zu sein."

„Den Teufel hast du!", protestierte sie, entschlossen, ihn zurückholen – wie ich später erfuhr.

Martie kommt pünktlich in meine Praxis und erzählt von sich aus bereitwillig ihre Geschichte. Wir verständigen uns auf Ziele. Dann lässt sie sich auf eine hypnotische Tranceinduktion ein und scheint meine Suggestionen zu befolgen. Es gibt einige verräterische Momente, aber ich übergehe sie.

Als Martie aufwacht, wünsche ich ihr alles Gute, und es ist erledigt.

Der Eingriff verläuft nicht gut, es ist eine Katastrophe. Martie muss noch mehrmals operiert werden, verliert schließlich die Niere, wird medikamentensüchtig und droht sogar damit, sich das Leben zu nehmen. Ihr Mann ist die ganze Zeit bei ihr und nimmt sich ihrer medizinischen Bedürfnisse an.

Ich hätte es besser wissen sollen.

Heutzutage nehme ich keine Patienten mehr an, wenn sie ihre Termine nicht selbst vereinbaren. Mir ist klar, dass Unentschlossenheit weit verbreitet ist, aber der eigene Wunsch nach Gesundheit gibt den Ausschlag. Und deshalb führe ich häufig Kongruenzchecks durch und achte genau auf subtile Anzeichen einer entgegengesetzten Absicht. Ich frage mich laut: „Warum heute?" Und ich höre genau auf die Antwort. Falls entgegenwirkende Kräfte vorhanden sind, müssen sie häufig zuerst angegangen werden. Letztlich ignoriere ich so gut wie möglich die Bitten Dritter.

Die Grenzen der Körperlichkeit

Patienten kommen oft mit der Frage: „Können Ihre Methoden das heilen?" Falls es bei der Krankheit um Beschwerden geht, die ich in der Vergangenheit erfolgreich behandelt habe, ist die Antwort einfach. Falls nicht, gehe ich so vor, dass ich mir die Liste der Krankheiten in Erinnerung rufe, die durch suggestive Therapeutik positiv beeinflusst wurden, um ein Gefühl für die Möglichkeit zu bekommen. Mittlerweile ist Ihnen klar, dass ich mit „suggestive Therapeutik" alle Behandlungen meine, in denen Vorstellungen Reaktionen hervorrufen; das umfasst Methoden, die von gut strukturierten placebokontrollierten Studien über verschiedene Visualisierungstechniken bis hin zu hypnotischer Trance reichen.

Zum Placeboeffekt herrscht die falsche Vorstellung, ein Placebo wirke nur bei psychischen Symptomen. Die meisten Skeptiker werden beispielsweise zugeben, dass ein Placebo potenziell bei Schmerzen, Angst, Depression oder anderen „mentalen Zuständen" wirkt. Aber genau dieselben Menschen schreiben einem Placebo nur sehr ungern eine Besserung sogenannter organischer Störungen zu. Falls sie Recht hätten, wären placebokontrollierte Versuche nur dann notwendig, wenn es darum geht, die Wirksamkeit psychiatrisch wirksamer und schmerzstillender Medikamente zu beurteilen. Tatsächlich setzen wir Placebo-Kontrollen bei praktisch allen klinischen Studien ein, denn die Nachweise aus den letzten siebzig Jahren bestätigen die Wirksamkeit von Placebos bei nahezu allen Krankheiten.

Ich gebe zu, der Nachweis ist nicht vollkommen. Aufschlussreich wäre zum Beispiel, wo immer es ethisch zulässig ist, klinische Studien mit einem dreiarmigen Ansatz durchzuführen. Dabei ist ein Arm die unbehandelte Erkrankung (das heißt, man lässt gewissermaßen ihren „natürliche Lauf" zu), der zweite Arm ist die Testintervention und der dritte Arm ist ein Placebo. Doch das Wissen, dass 31 Prozent haarloser Patienten ein „minimales Haarwachstum" und 10 Prozent solcher Patienten „mäßiges Haarwachstum" mit einem Placebo erlebten, gibt uns Grund zu der Annahme, Hypnose könnte hilfreich dabei sein, dass eine Krebspatientin trotz Chemotherapie keinen Haarausfall erlebt. Desgleichen legt ein um 62 Prozent verringertes Auftreten von Nierensteinen aus Kalziumoxalat in der Placebogruppe nahe, dass eine richtig vermittelte Suggestion einem Patienten mit wiederholt auftretenden Nierensteinen helfen könnte. Und das Wissen, dass in Studien Injektionen mit normaler Kochsalzlösung zur Auflösung von Blutgerinnseln in den Herzkranzgefäßen tatsächlich eine beachtliche Wirksamkeit nachwiesen, könnte uns auffordern, Herzinfarktpatienten therapeutische Suggestionen anzubieten – nicht stattdessen, sondern zusätzlich zur konventionellen Behandlung. Der springende Punkt ist: Placebokontrollierte Studien weisen, wie unvollkommen auch immer sie sein mögen, auf ein breites Spektrum von Krankheiten hin, die sich möglicherweise für eine suggestive Therapeutik eignen.

Die Literatur über Hypnose, die Jahrhunderte zurückreicht, kann ebenfalls hilfreich sein. Man kann viel lernen von Mesmer und seinen Schülern, von Bernheim und Liebault, von den großen englischen Ärzten Braid, Elliotson und Esdaile sowie von Erickson, Meares, Grinder und Bandler und allen modernen Heilern, die verschiedene Formen der **Hohen Kunst** einsetzen. Kümmern Sie sich nicht um ihren theoretischen Überbau. Schauen Sie auf ihre Ergebnisse. Tumoren bildeten sich zurück und heilten; Migräne, Lähmungen, Arthritiden, Infektionen, endokrine Störungen, gynäkologische Probleme, neurologische Erkrankungen – alle geheilt mit therapeutischen Suggestionen.

Ich verweise auch auf meine eigene Erfahrung. Ich habe mittlerweile beispielsweise nahezu jede Herzrhythmusstörung außer Kammerflimmern allein durch Suggestion normalisiert; ich war Zeuge unzähliger unblutiger Eingriffe an Knie, Schulter und Hüfte sowie anderer größerer Operationen; ich habe mit angesehen, wie Tumoren zum Stillstand kommen, sich zurückbilden und verschwinden; ich habe gesehen, wie verrenkte Ellenbogen- und Schultergelenke sich mit nur einem Stups spontan reponieren ließen (also wieder einrenken); Babys in Beckenendlage drehen sich im Mutterleib; Blutungen kommen zum Stillstand; Schmerzen verfliegen; Wunden heilen so schnell, dass es sich der Erfahrung und Erklärung entzieht – allesamt Reaktion auf Suggestionen. Vorstellungen rufen Reaktionen hervor. Die meisten dieser Fälle haben mich überrascht; viele haben meine vorgefasste Meinung erschüttert. Daher gebe ich zu, dass ich nicht weiß, welche Grenzen unsere Körperlichkeit der Reichweite dessen auferlegt, was wir heute Geist nennen. Ich weiß sehr wohl, dass diese Grenzen weitaus weniger einschränkend sind, als ich im Studium vermittelt bekam – sowohl in Bezug auf Ursachen als auch auf Heilung. Und ich weiß, dass dieses Geschenk, das wir Intention oder Wille oder Volition nennen – diese emergente Eigenschaft, die mentale und materielle Ergebnisse in uns selbst und anderen beeinflussen kann –, unvollkommen erforscht und ungenügend erklärt bleibt.

Das heißt: Fragt ein Patient „Kann es funktionieren?", dann schaue ich zuerst auf die Nachweise und, wenn ich keine finde, biete ich an: „Wir sind in einem Grenzbereich, in dem Wunder geschehen können. Sollen wir uns miteinander vorwagen und herausfinden, wie gut es funktioniert?" Zumeist bin ich trotz meines kaum unterdrückten Zweifels angenehm überrascht.

Fazit

Natürlich habe ich nicht alle meine Fehler und Grenzen aufgeführt. Aber ich habe all jene genannt, die tendenziell immer wieder auftreten, wenn ich den Fokus verliere. Fassen wir zusammen:

Wir müssen der **Überheblichkeit wegen einer Leistung** möglichst widerstehen, denn ihr kurzes Aufflackern macht uns häufig blind für die dringenden und unerfüllten Bedürfnisse anderer. Als Behandelnde wirken wir am besten, wenn wir uns auf die Bedürfnisse unserer Patienten konzentrieren – in dem Wissen, dass es immer eine Zeit gibt für ehrliche Selbsteinschätzung und sogar eine ruhige Verneigung, wenn die Arbeit getan ist.

Ebenfalls widerstehen müssen wir dem **Herausplatzen,** indem wir uns erinnern, dass Geduld wahrlich der beste Ratgeber ist. Die Ursache einer Krankheit zu verstehen, ist nur der Anfang. Die wahre Aufgabe **Versiert Behandelnder** ist es, eine Strategie zur Heilung dieser Krankheit anzuwenden.

Und zum Schluss: Im ganzen Buch haben wir gesehen, wie unbewusste noetische Faktoren in die kausalen Abfolgen hineinspielen, die zu Krankheit führen. Wir haben viele dieser häufigen noetischen Ursachen besprochen – Schuld, Rückzug in Krankheit, gefährliche Identifikationen, ungesunde Wünsche. Der vielleicht dunkelste dieser ungesunden Wünsche ist der Wunsch, krank zu sein oder zu sterben. Als Behandelnde dürfen wir keine Angst davor haben, zu fragen: „Wollen Sie wirklich gesund werden? Wollen Sie wirklich leben?" Wie bei allen Kongruenzchecks hören Sie auf, zuzuhören, sobald Sie gefragt haben. Schauen Sie nur. Was sagen Ihnen die nonverbalen Hinweise? Wenn die nonverbale Antwort „Nein“ lautet, dann müssen Sie sich zuerst darauf konzentrieren.

Demut, Geduld und Wachsamkeit – entwickeln Sie diese Eigenschaften zusammen mit Ihren neu erworbenen Kommunikationsfähigkeiten und, wie ich zu Beginn unserer Reise schrieb, eine Welt voll heilsamer Ergebnisse wird vor Ihnen und Ihren Patientinnen und Patienten aufblühen.

„Vor allem aber wird es wieder Glück und Lebensfreude geben, statt der nervösen Gereiztheit, Übermüdung und schlechten Verdauung."

– Bertrand Russell, *Lob des Müßiggangs* –

Nachwort

Wir haben diese Erkundung der **Hohen Kunst der Behandlung** mit der Feststellung begonnen, dass Mitgefühl allein nicht ausreicht – Wissen und Weisheit müssen dazukommen. Wir haben feststellt, dass der Geist Einfluss auf die Materie nimmt; deshalb ist es unsere oberste Priorität geworden, unbeabsichtigte Verwünschungen zu vermeiden. Schritt für Schritt haben wir die Verfeinerungen der Alltagskommunikation und Blaupausen für Wachsuggestionen hinzugenommen. Unser Werkzeugkoffer hat sich gefüllt und damit einhergehend unsere Fähigkeit, ehrliche Informationen zu übermitteln und gleichzeitig Hoffnung und Verbindung anzubieten.

Anschließend haben wir die Weisheit des Körpers betrachtet – sein heiliges und komplexes Gleichgewicht. Wir haben die Natur der Symptomentstehung erforscht und dabei die unmittelbaren Anfänge der Reduktionisten in den umfassenderen Kontext multifaktorieller Auslöser gestellt, einschließlich sowohl mentaler als auch materieller Ereignisse. Mit diesen neuen Erkenntnissen haben wir dann die drei Phasen praktisch jeder Begegnung zwischen Patienten und Behandelnden untersucht und festgestellt, dass die gesamte Interaktion zwischen ihnen ein Upgrade braucht. Die Informationseinholung war unvollständig, wenn nicht die entscheidende Frage gestellt wird: „Warum heute?" Die Synthese – der unsichtbare Prozess, zu einer Diagnose, einem Behandlungsplan und einer Prognose zu kommen – erforderte ein Gespür für die weit verbreiteten **Trugschlüsse von Übertragung und Prophezeiung.** Aber die Synthese erfordert auch wahre Weisheit in Bezug auf häufige Mitursachen von Krankheit. Und als wir zur Informationsübermittlung kamen, haben wir gelernt, wie wir es richtig sagen und dabei fest und furchtlos in der Überzeugung stehen, dass die Hoffnung auf ein Wunder nie eine falsche Hoffnung ist.

Nachdem wir unsere Gedanken und Worte verfeinern konnten, sind wir zu einem der wirksamsten Werkzeuge der **Hohen Kunst** weitergegangen – hypnotischer Trance. Bevor wir den jahrhundertalten Irrglauben über Hypnose und Trance auflösten, haben wir erfahren, warum gemeinsame Ziele wichtig sind und warum die Feinheiten nonverbaler Kommunikation bedeuten, dass wir vor unseren eigenen negativen Gedanken auf der Hut sein müssen. Dann haben wir uns mit Tranceinduktion beschäftigt und gelernt, wie wir Patienten auf unblutige Operationen und eine schmerzfreie Genesung vorbereiten. Wir haben sogar die häufigen noetischen Ursachen wiederkehrender Krankheiten sondiert und Methoden erkundet, um diese zu beseitigen und dadurch dauerhafte Heilungen zu bewirken.

Alles in allem ist das ein recht schöner Weg, aber nicht ohne Tücken. Ich habe versucht aufzuzeigen, wo ich gestolpert bin und mir die Zehen angestoßen habe – in der Hoffnung, Sie werden zumindest meine Fehler vermeiden.

Nur zwei Elemente sind noch zu besprechen. Das erste hat zu tun mit Zeit, das zweite mit Energie.

„Je langsamer Sie gehen, desto mehr sehen Sie"

Falls Sie in einer stark belegten Klinik oder in der Notaufnahme arbeiten, wie ich es tat, dann kann ein zu langsames Gehen natürlich Schaden anrichten oder sogar ein Leben kosten. Das Praxistempo bestimmen Faktoren, die wir häufig nicht kontrollieren können. Das Wichtigste ist bei jedem Fall, ehrliche Information mit positiven Suggestionen zu übermitteln, die Ihren Patienten Hoffnung und das Gefühl der Verbindung vermitteln. Um Emily Dickinson frei wiederzugeben: „Sagen Sie die ganze Wahrheit, aber sagen Sie sie *gekonnt*." Das erfordert keine zusätzliche Zeit, nur den Gebrauch Ihres Werkzeugkoffers – die Elemente der **Hohen Kunst**.

Tiefer zu gehen, erfordert allerdings Zeit. Zeit für Fragen und zum Nachdenken. Zeit, Vertrauen aufzubauen und heilsame Suggestionen einzuführen. Falls Sie die Absicht haben, die hartnäckigen Ursachen einer schlechten Gesundheit festzustellen und aufzuspüren, werden Sie nach meiner Erfahrung wahrscheinlich mindestens 90 Minuten für Ihr Erstgespräch brauchen und zwischen drei und acht weiteren ähnlich langen Terminen, um vollständig auf die verschiedenen Ursachen einzugehen. Eine derartige Behandlung durchzuführen, mag Sie monetär nicht reich machen, aber Sie werden mit innerem Reichtum belohnt. Mit anzusehen, wie Patienten aufstehen und der rasch abebbenden Flut entkommen, die sie fast hinuntergezogen hätte – das ist der wahre und wirkliche Schatz eines Heilers. Und es wird Ihrer sein, wenn Sie sich die Zeit nehmen, ihn zu suchen.

Aber nicht nur Zeit …

Sie werden auch Energie brauchen. Es kostet Energie, Ihre alten Gewohnheiten zu durchbrechen und neue zu entwickeln; und noch mehr Energie, aufrichtiges Interesse an anderen zu haben und noch einmal mehr, die Ursachen ihres Leids aufzudecken und Heilbehandlungen durchzuführen. Wenn sie ausgebrannt sind, können Sie bei diesen Aufgaben nicht erfolgreich sein. Denn **Burnout bringt erschöpfte Behandelnde dazu, sich hinter die gepanzerten Grenzen des Selbst zurückzuziehen.**

Mit der Zeit wird die **Hohe Kunst** der Behandlung relativ einfach und zur Gewohnheit; doch wie alle komplexen Aufgaben erfordert sie anfangs Einsatz und Aufmerksamkeit. In dieser Hinsicht hatte ich unglaubliches Glück. Nur zwölf bis dreizehn Schichten pro Monat in der Notaufnahme zu arbeiten, bot mir reichlich Zeit, mich auszuruhen und zu lernen. Die meisten Behandelnden haben mit ihren Dienstplänen nicht so viel Glück. Dennoch dränge ich Sie, Ihre Gesundheit und Ihr Glück an die erste Stelle zu setzen. Nehmen Sie sich Zeit, sich zu entspannen und Ihre Batterien wieder aufzuladen, zu kichern und zu faulenzen. Um die **Hohe Kunst** zu erlernen und zu praktizieren, ist nichts wichtiger, als sich vor einem Burnout zu schützen.

Noch einmal, Mitgefühl genügt nicht. Die **Hohe Kunst der Behandlung** erfordert Wissen und Weisheit. Und ein entscheidender Teil dieser Weisheit ist dieses Verständnis: Ihrem Bedürfnis nach Ruhe und Entspannung die höchste Priorität einzuräumen, wird sich letztlich zum Nutzen aller auswirken, die auf Ihre Energie und Freundlichkeit bauen.

„Auf der sterilen Seite des Tupfers verläuft das Leben anders."

– Bruce Bernstein –

Epilog: Für Patienten

Wie wir in diesem ganzen Buch erfahren haben, bestimmt das Maß an Autorität, das ein Patient oder eine Patientin dem oder der Behandelnden überträgt, entscheidend die Empfänglichkeit für Suggestionen. In großen Teilen fließt diese Autorität proportional zur Hilflosigkeit und Abhängigkeit, die ein Patient empfindet. Weil einige von uns vielleicht irgendwann Patienten werden, lassen Sie uns überlegen, wie wir unser Gefühl der Hilflosigkeit und Abhängigkeit verringern und dadurch unsere Anfälligkeit für potenziell ungünstige Suggestionen reduzieren können.

Vor allen Dingen ist es als Patient wichtig zu erkennen, mit wem Sie es zu tun haben, wenn Sie sich an eine medizinische Fachkraft wenden. Im Allgemeinen ist das jemand, die oder der gut ausgebildet ist in der Behandlung bestimmter Erkrankungen mit bestimmten bevorzugten Verfahren – Tabletten, Punktionen, flüssige Arzneimittel, Manipulationen usw. Die Fachkraft weiß, wie diese Erkrankungen IM ALLGEMEINEN auf ihre Behandlungsmethode ansprechen. Das ist im Wesentlichen das Herzstück ihrer Fachkompetenz. Die Fachkraft wird nicht wissen, wie SIE auf ihre Behandlung reagieren, wie SIE auf andere Behandlungen ansprechen würden, und häufig, wie SIE ganz ohne eine Behandlung reagieren würden.

Denken Sie daran, alle Fachleute leben innerhalb ihrer einseitigen Welt eingeschränkter Erfahrungen, die immer voreingenommen ist gegenüber „spontanen" Verbesserungen und eingenommen für Ergebnisse, die die Fachkraft vorhersagt. Der Grund für diese Voreingenommenheit ist zweifach: Patienten, deren Zustand sich spontan bessert, kommen erstens oft nicht mehr zu den Fachleuten. Und weil die Fachleute häufig von ihren Patienten mit Autorität ausgestattet werden, haben ihre Prognosen zweitens die Wirkung einer machtvollen hypnotischen Suggestion – im Wesentlichen also von sich selbst erfüllenden Prophezeiungen. Und weil die Fachleute keine Möglichkeit haben, zwischen einer akkuraten Vorhersage und einer umgesetzten Suggestion zu unterscheiden, nehmen sie natürlicherweise an, die Ergebnisse ihrer Patienten seien die unvermeidliche Folge dessen, wie die Dinge nun einmal sind – wie die Dinge immer sein müssen.

Was also können Sie als Patient tun? Die Antwort ist einfach: Übertragen Sie Autorität (wie der Begriff in diesem Buch verwendet wird) nicht auf Ihre Behandelnden, das heißt: Ordnen Sie in Sachen Gesundheit und Heilung Ihren Willen nicht dem Willen anderer unter. Sehen Sie die Personen in Ihrem Gesundheitsteam vielmehr als vorläufige Berater, deren Fachwissen viele der immanenten Ressourcen, über die Sie verfügen, nicht enthält – Ihren „inneren Heiler" sozusagen. Ein Chirurg zum Beispiel profitiert bei seiner Arbeit von seinen diagnostischen und fachlichen Fertigkeiten. In den meisten Fällen interessiert er sich jedoch nicht für Ihre Heilsysteme. Sie behalten die Eigenverantwortung über diese Systeme: Sie entscheiden, welche Nahrungsergänzungsmittel Sie einnehmen, welche Suggestionen Sie annehmen oder ablehnen, welche anderen Maßnahmen hilfreich sein könnten.

Oder es könnte eine Onkologin erforderlich sein – aber bedenken Sie, diese Spezialistin kann nicht IHR Ergebnis vorhersagen, nicht wissen, wie IHR Immunsystem reagiert, und sie kann auch nicht vorhersagen, ob IHR Überleben gegen ihre früheren Erfahrungen verstößt. Ich wiederhole mich gerne: Sie behalten möglichst die Eigenverantwortung über Ihre Überlebenssysteme, Sie entscheiden, welche Interventionen durchgeführt werden und welche nicht, welche inneren Anweisungen SIE selbst erteilen und welche äußeren Anweisungen SIE annehmen oder ablehnen werden. Mit anderen Worten, Sie sind nicht hilflos und abhängig. Sie können sich nach Ihrer Wahl auf Behandelnde einlassen und sich auch von ihnen lösen.

Außerdem ist es gerechtfertigt, zu verlangen, dass Ihre Behandelnden KEINE negative Suggestionen aussprechen. „Herr Doktor" beziehungsweise „Frau Doktor", könnten Sie sagen, „in meiner momentanen Situation bin ich vielleicht empfänglicher für Suggestionen als sonst. Bitte tun Sie deshalb alles in Ihrer Macht Stehende, um negative Suggestionen und negative Äußerungen aller Art zu unterlassen. Ich habe vor, gesund zu sein. Bitte arbeiten Sie mit mir zusammen und lassen Sie uns das zu unserem gemeinsamen Ziel machen." Selbstverständlich werden die meisten Behandelnden ihr Bestes geben. Doch sogar die einfühlsamsten Behandelnden werden mitunter etwas Falsches sagen. Das können Sie als weiteren Beleg ihrer Menschlichkeit, ihrer Fehlbarkeit und vielleicht auch ihres Unbehagens mit Unsicherheit auffassen. Und diese Erkenntnis kann Sie weiter davon überzeugen, dass sie keine unfehlbaren Autoritätspersonen sind, sondern vielmehr hilfreiche Berater.

Aber Sie können noch mehr tun. Eine der wichtigsten Lektionen in diesem Buch ist das Konzept, dass der Geist die Materie beeinflusst, dass bewusste und unbewusste Vorstellungen Ihre Gesundheit und Heilung beeinflussen. Die Ergebnisse präoperativer Hypnose lehren uns beispielsweise, dass unsere Kreislauf-, Heil- und Sinnessysteme allesamt äußerst empfänglich sind für den Einfluss von Vorstellungen. Daneben weisen die unzähligen Placeboeffekte, die seit Beginn placebokontrollierter Studien aufgezeichnet wurden, Umfang und Reichweite der **Allgemeinen Placebo-Suggestion** nach – ein Konzept, das praktisch jedes jemals untersuchte mentale und körperliche System beeinflusst. Daher kann es sich tiefgreifend auf unsere Gesundheit und Heilung auswirken, wie wir mit unseren Vorstellungen umgehen.

In diesem Zusammenhang will ich kurz drei zusätzliche Maßnahmen beschreiben, die Sie relativ leicht umsetzen können, um Ihre Gesundheit zu erhalten und Ihre Heilung zu fördern. Das ist selbstverständlich keine vollständige Auflistung; trotzdem wird das Ergreifen dieser Maßnahmen bei vielen Menschen ausreichen, um ihnen ein Gefühl der Eigenverantwortung für ihre Gesundheit zu vermitteln, ein Gefühl persönlicher Autorität – insbesondere, wenn sich die Erfolge häufen und die Zweifel schwinden.

1. Entwickeln Sie ein Bewusstsein für gesundheitsschädigende Vorstellungen in Ihnen selbst und beseitigen Sie diese

Die erste Maßnahme besteht darin, jegliche verborgenen, potenziell schädlichen Vorstellungen in Ihrem Inneren – soweit möglich – bewusst zu identifizieren und zu beseitigen. Erinnern Sie sich, Sie suchen nach solchen Vorstellungen, die Mitursachen einer Krankheit werden könnten. Wie wir erfahren haben, nehmen solche Vorstellungen häufig die Form eines Wunsches an: wenn beispielsweise Schuld den versteckten Wunsch nach Bestrafung erzeugt oder wenn ein gefürchtetes künftiges Ereignis den stillen Wunsch hervorruft, Zuflucht im Krankenbett zu suchen. Solche Wünsche wurzeln häufig im „Sollte" und „Müsste" unserer frühen Lernerfahrungen. Darum ist das Aufspüren des Ursprungs häufig ein nützlicher Schritt, um die unseren fehlgeleiteten Wünschen zugrunde liegenden Vorstellungen zu deaktivieren. Sie sollten auch ungesunde, durch Identifikation erworbene Vorstellungen entlarven, etwa Zigarettenrauchen, das sich der kindlichen Psyche oft unbeabsichtigt als ein Symbol fürs Erwachsensein einprägt. Daneben mag es pessimistische Ansichten geben, die Sie selbst in Momenten der Enttäuschung oder Verzweiflung eingeschleppt haben, Ansichten in der Art von „der Job bringt mich noch um" oder „diese Beziehung bringt mich noch ins Grab". Eine ehrliche Suche nach ungesunden Vorstellungen, wie peinlich sie Ihnen auch sein mögen, wird oftmals schädliche Gedanken aus dem Schatten heraus und ins Licht des Bewusstseins befördern.

Doch denken Sie daran, sich der Ursachen bewusst zu sein, garantiert noch keine Heilung. Katharsis an sich ist nicht der Schlusspunkt dieser Übung, sondern vielmehr der Anfang. Welche ungesunden Vorstellungen Sie auch aufdecken, diese müssen jetzt reflektiert werden im Kontext dessen, wer Sie geworden sind, was Sie derzeit wissen und glauben, wer Sie werden wollen und was Ihre derzeitigen Vermutungen sind im Hinblick auf die Ursprünge, die Ihnen diese Vorstellungen vermittelt haben. Daran ist nichts Magisches. Im Wesentlichen ist das der Prozess von normalem, gesundem kognitivem Wachstum und einer solchen Entwicklung. Sie mögen feststellen, dass der Ursprung einer solchen ungesunden Vorstellung eine einst verehrte Autorität war, die aus Ihrer heutigen Sicht keine Glaubwürdigkeit mehr gewährleistet. Oder vielleicht entdecken Sie, dass die ungesunde Vorstellung einfach hinfällig ist. Wie auch immer die Einschätzung aussieht, durch diese auftauchenden Einsichten (gekoppelt mit Ihrer eigenen Wachsamkeit und Entschlossenheit) werden Sie einen Prozess einleiten können, durch den zuvor verborgene Hindernisse für die Gesundheit schließlich weggespült werden.

Natürlich können Sie auch Vorstellungen hegen, die nicht empfänglich sind für bewusste Entdeckung und Neubewertung. Wenn diese Vermutung besteht – zum Beispiel, wenn der eigene Krankheitsverlauf eine Reihe aus „unendlichen Geschichten“ ist oder wenn Symptome trotz angemessener Behandlung weiterbestehen –, dann mag es Ihnen dienen, sich mit einem oder einer **Versiert Behandelnden** zusammenzutun. Nicht mit jemandem, der nur Mitgefühl an den Tag legt und „die Kraft des positiven Denkens“ propagiert. Sondern vielmehr mit jemandem, der qualifiziert ist in der **Hohen Kunst** – kompetent, mit Ihnen daran zu arbeiten, Ihre Abwehrkräfte zu stärken und unbewusste noetische Ursachen zu behandeln. Meine Hoffnung ist natürlich, dass irgendwann die allermeisten Behandelnden über diese Kompetenz verfügen. In der Zwischenzeit werden Sie **Versiert Behandelnde** wahrscheinlich unter den Besten derer finden, die nach Milton Erickson arbeiten, und unter herausragenden zertifizierten NLP-Praktikern. Natürlich gibt es auch viele andere Behandelnde, und nach der Lektüre dieses Buches haben Sie jetzt das Wissen, diese leichter zu erkennen. Sobald Sie Ihren **Versiert Behandelnden** gefunden haben, verständigen Sie sich auf Ihre Ziele und verfolgen Sie diese gemeinsam – mit all den hier besprochenen Werkzeugen und beliebigen anderen nützlichen Hilfen (und es gibt viele), über die Ihr Experte oder Ihre Expertin verfügt.

2. Setzen Sie Ihren Geist ein, um Ihre Gesundheit zu erhalten und den Heilungsprozess einzuleiten

Nachdem Sie die ungesunden Vorstellungen ausgegraben haben, können Sie als zweite Maßnahme Ihren Geist dafür nutzen, Ihre Gesundheit zu erhalten und bei Bedarf Heilung einzuleiten und zu beschleunigen. Solche Maßnahmen werden vielfältig beschrieben als auf „das Unbewusste“ zugreifen oder als „innerer Heiler“ oder „Arzt im Inneren“. Wie die erste Maßnahme stammt auch diese Technik aus der Welt der „Selbsthilfe“, in der es zahlreiche wertvolle Methoden gibt (und ebenso viele unwirksame Ansätze), aber genaue Vergleiche und Wirksamkeitsnachweise fehlen in der Regel. Während wir darauf warten, dass die noetische Wissenschaft sortiert, welche dieser Methoden sich am besten für einen Patienten oder eine Erkrankung eignen, ist es sinnvoll, alle bereits funktionierenden Techniken beizubehalten und zu vertiefen. Vielleicht haben Sie beispielsweise festgestellt, dass in bestimmten Situationen sich wiederholende, eindeutige Affirmationen wirken. Anfangs mögen diese Affirmationen ihre treibende Kraft von Ihrer persönlichen Macht und/oder vom Einfluss einer verehrten Autorität bezogen haben (etwa einem Autor, Lehrer, Coach), und dennoch wird die Technik durch positive Verstärkung mit jedem Erfolg einen zusätzlichen „konditionierenden Wert" erlangt haben. Solch nützliche Werkzeuge sollten Sie beibehalten und sich ihrer bedienen.

3. Selbststeuerung

Darüber hinaus ist es sinnvoll, selbstgesteuerte Maßnahmen zu nutzen, die auf bewährten Prinzipien basieren. Auch hier gibt es wieder zahlreiche Techniken; es würde zwar zu weit führen, sie alle aufzuführen, doch lassen Sie uns ein einfaches Pawlowsches Konditionierungsmodell betrachten, bei dem Sie Ihre gesunden Reaktionen auf Krankheit oder Verletzung mit mentalen Ereignissen oder „Gedanken-Triggern" verbinden. Sie könnten zum Beispiel entscheiden, ein bestimmtes Wort oder eine bestimmte Wendung mit Wundheilung zu assoziieren, und zwar jedes Mal, wenn Sie sich schneiden oder irgendeine kleinere Verletzung haben. So erlangen Sie mit der Zeit Eigenverantwortung bei Prozessen, die sonst unrealistisch erschienen wären – im Wesentlichen erweitern Sie also die Kompetenzen Ihres „Selbst".

Dafür müssen wir zuerst einen noetischen Reiz auswählen, der (1) eindeutig, (2) leicht wiederholbar und (3) zeitlich gut abgestimmt ist. Warum? Weil ein mehrdeutiger Reiz mit ziemlicher Wahrscheinlichkeit eine unbeabsichtigte Verwendung zur Folge haben könnte, die im Laufe der Zeit die Wirkung des Reizes abschwächen würde. Ein Beispiel: Falls Sie das mehrdeutige Wort „heilen" als Reiz ins Auge gefasst haben, riskieren Sie jedes Mal, wenn Sie das Wort „heilen" denken oder sagen, seinen konditionierenden Wert ungewollt zu schwächen. Falls Sie hingegen das Nonsens-Wort „trelnex" ausgewählt haben, können Sie es, auch wenn es sicher eindeutig ist, leicht vergessen oder es von einer Konditionierungssituation zur nächsten falsch aussprechen. Darum suggeriere ich regelmäßig, wie Sie bemerkt haben mögen, dass Patienten einen einfachen noetischen Stimulus zehn Mal wiederholen: „… nicht neun und sicher nicht elf Mal, sondern genau zehn Mal." Damit wird ein geläufiges Wort oder eine solche Wendung sowohl eindeutig als auch leicht wiederholbar. Was das Timing anbelangt, lautet die allgemeine Regel, den Reiz in enger und konstanter zeitlicher Nähe zu dem unkonditionierten Reflex zu setzen – in diesem Fall, sagen wir, zur Wundheilung. Eine wirkungsvolle Technik könnte es somit sein, das Wort „heilen" nicht einmal, sondern vielmehr für sich selbst zehn Mal im Lauf der Zeit zu wiederholen, in der Ihre Wunde heilt. Natürlich werden, wie bei allen derartigen Maßnahmen, die Details in der Ausführung eine wichtige Rolle spielen. Doch für unsere Zwecke hier genügt es, zu wissen, dass sich solche Techniken relativ einfach und mit guter Wirkung entwickeln lassen.

Stellen Sie sich nun vor, Sie richten diesen noetischen Reiz nicht einfach an die Stratosphäre, sondern stattdessen bedacht an „das Unbewusste" – die innere Instanz, die die Aufgabe hat, die Dinge zu erledigen –, an „den Macher", wie ich das Unbewusste oft nenne. So erlangt diese Instanz mit jeder folgenden konditionierten Reaktion (etwa Heilung, Genesung usw.) zusätzlichen konditionierenden Wert. Mit anderen Worten, das Muster *„bewusste Selbststeuerung führt zu unbewusster Korrektur"* wird etabliert und verstärkt. Und **Muster bleiben bestehen**, wie wir gelernt haben. Mit gebührender Sorgfalt und Ausbildung kann dieses Muster selbstgesteuerter Gesundheit und Heilung zu einer Ihrer kostbarsten und mächtigsten Fähigkeiten werden.

Fazit

Wir wissen, die Neigung zur Nachahmung ist fest verankert – Autorität und *Rapport* nehmen die Patienten mit zu unseren Methoden. Behandelnde, die die Autorität über sich selbst behalten, die ihre Kolleginnen und Kollegen vor negativen Suggestionen warnen, die alles darangesetzt haben, gesundheitsschädigende Vorstellungen auszugraben und die ihre unbewussten Heilsysteme darauf trainiert haben, auf bewusste

Befehle zu reagieren – solche Behandlerinnen und Behandler sind vorbildlich – sowohl für ihre Patientinnen und Patienten als auch für ihre Kollegenschaft. Sie sind nachahmenswert. Denn obwohl das Leben wie ein seidener Faden erscheinen mag, auf dem wir alle vorsichtig balancieren, sind wir nicht hilflos, um dieses Gleichgewicht aufrechtzuerhalten. Tatsächlich können wir viel tun – Dinge, die über Tabletten und Tinkturen hinausgehen.

Sag es mir, und ich vergesse es.
Zeige es mir, und ich erinnere mich.
Lass es mich tun, und ich werde es können.

– Xun Kuang (3. Jahrhundert v. Chr.) –

Anhang I

Test der Kommunikationsfähigkeit von Behandelnden

Das folgende Verfahren ist dafür gedacht, die Fertigkeiten Behandelnder in der Informationsübermittlung zu bewerten. Idealerweise werden diese Fertigkeiten bei der Einschreibung an einer professionellen Ausbildungsstätte vermittelt und getestet. So können die Sichtweisen der **Hohen Kunst** einen stärker humanistischen Kontext für die folgende wissenschaftliche Ausbildung bieten. Ideal wäre beispielsweise, wenn Studierende bei ihrer schriftlichen Zusage dieses Buch erhielten, damit sie es lesen, lernen und üben. Am ersten Tag ihrer Ausbildung könnten die Studierenden dann getestet werden. Danach ließen sich im ersten Ausbildungsjahr jegliche Schwächen oder Missverständnisse ansprechen und erneut überprüfen, bevor tatsächliche Begegnungen zwischen Patienten und Behandelnden stattfinden.

Vielleicht wird diesem Ideal eines Tages entsprochen. Bis dahin können Behandelnde, die bereits in der Patientenversorgung tätig sind, dieses Verfahren nutzen, um ihre Fertigkeiten weiter zu verbessern und ihre Schwächen zu ermitteln.

I. Erstens, nicht schaden

A. Ihr Patient hat ein leichtes Virussyndrom, eine „Erkältung". Teilen Sie ihm seine Erkrankung mit, Ihren Behandlungsplan (keine Antibiotika) und seine Prognose.

Behandelnde müssen:

a. Informationen ehrlich übermitteln.
b. Demonstrieren, dass sie bzw. er den Unterschied zwischen „Sie" und „einige Menschen, manche Patienten, andere usw." beherrscht.
c. Eine Form von Placebo anbieten: einen Wirkstoff (Nahrungsergänzungsmittel, Tee) oder eine Aktivität (Audiokassette, Nasenspülung, Affirmation usw.)
d. Eine positive Suggestion einbetten.
e. Ein Gefühl von Hoffnung und Verbindung herstellen.

Hinweis: Es wird automatisch zu einem Misserfolg kommen, wenn Behandelnde sich den **Trugschluss der Übertragung** oder den **Trugschluss der Prophezeiung** erlauben.

B. Ihre Patientin hat ein nicht-kleinzelliges Lungenkarzinom in Stadium IV. Informieren Sie sie über die Diagnose, den Behandlungsplan und die Prognose.

Nehmen Sie im Rahmen dieser Übung Folgendes an:

- Diagnose: Lungenkrebs mit Metastasen im Gehirn
- Behandlungsplan: modernster Plan, neu zugelassene kombinierte Immuntherapie
- Mögliche Komplikationen: Tod, Organschädigung, Übelkeit, Erbrechen, Durchfall, Kopfschmerzen, Schwäche
- Prognose: Die neueste groß angelegte Studie (4900 Patienten) zeigt eine Fünf-Jahres-Überlebensrate von 40 Prozent

Dieses Szenario erfordert sowohl die übliche Informationsübermittlung als auch das Aufklärungsgespräch mit dem Ziel einer Einverständniserklärung mithilfe von Handgesten und verbalen Unterscheidungen zwischen „Sie/Ihnen“ (die Patientin) und „sie/ihnen, manche Menschen, einige Patienten, andere“. Also:

a. Übermitteln Sie die Information ehrlich.
b. Demonstrieren Sie, dass Sie den Unterschied zwischen „Sie“ und „einige Menschen, manche Patienten, andere“ beherrschen, während Sie mögliche Risiken und Vorteile der Behandlung besprechen. Setzen Sie angemessene Handgesten und MARKIEREN ein.
c. Betten Sie positive Suggestionen ein.
d. Stellen Sie ein Gefühl der Hoffnung und Verbindung her.

Hinweis: Es wird automatisch zu einem Misserfolg kommen, wenn Behandelnde sich den **Trugschluss der Übertragung** oder den **Trugschluss der Prophezeiung** erlauben.

II. Verfeinerungen der Alltagskommunikation

A. Ihr Patient hat eine alkoholbedingte Ösophagitis („Sodbrennen“). Bieten Sie die Suggestion, das Alkoholtrinken zu unterlassen, auf drei Arten an:

1. Direkt
2. Indirekt
3. Metaphorisch

Behandelnde sollten ein Verständnis dieser drei Ausdrucksformen demonstrieren. Sie sollten auch in mindestens einem Fall angemessenes MARKIEREN zeigen können. Hier ein Beispiel:

1. (Direkt) „Wissen Sie, ich habe vor langer Zeit aufgehört, Patienten zu sagen, was sie schon wissen. Wie in Ihrem Fall: Sie müssen mit dem Trinken aufhören.“ (Natürlich ist das etwas abgemildert, aber es ist so nahe an direkt, wie ich herangehen würde, es sei denn, der Patient befindet sich in einer Extremsituation.)

2. (Indirekt) „Wie ich gelernt habe, sind die Menschen schlau. Niemand wünscht sich, dass die Situation schlimmer wird ... niemand will ein Geschwür entwickeln ... oder eine starke Blutung haben. Deshalb habe ich die Erfahrung gemacht: Menschen wie SIE SIND BEREIT, und dann hören sie auf. Ich bezweifle, dass das heute ist. Aber ob morgen oder übermorgen oder am darauffolgenden Tag ... das ist eine Frage der persönlichen Entscheidung."
3. (Metaphorisch) „Das erinnert mich an einen kleinen Jungen, den ich kannte. Seine Familie hatte nicht viel Geld und konnte sich nicht einmal ein Paar Schuhe im Jahr leisten. Ein interessantes Kind ... er hüpfte überall. Er rannte nicht, er hüpfte. Erst als es zu spät war, bemerkte er, dass sich durch das Hüpfen seine Schuhabsätze recht schnell abnutzten. Zuerst waren sie nur abgestoßen, doch nach etwa einer Woche waren sie ruiniert. Wie auch immer, das war eine harte Zeit für ihn. Deshalb beschloss er: ‚GIB DIE GEWOHNHEIT AUF' – und von da an lief er einfach nur von einem Ort zum anderen. Ich habe ihn nie mehr hüpfen sehen, aber er lächelte auf jeden Fall viel. Und seine Schuhe hielten um einiges länger."

III. Schmerzlose Injektion (freiwillige Versuchsperson erforderlich)

Die Versuchsperson bzw. der Patient weiß, dass er gleich geimpft wird.

Behandelnde müssen:

1. Auf den Patienten zugehen und sich vorstellen und dabei gleichzeitig *Rapport* herstellen und aufrechterhalten.
2. Dann den Patienten anweisen, sich auf etwas anderes zu konzentrieren, indem sie mittels VERWIRRUNG seine Aufmerksamkeit fokussieren: „Bitte schauen Sie dort hinüber, intensiv, auf dieses orangefarbene runde Rechteck" oder „Hören Sie genau hin, gleich werden Sie ein seltsames Geräusch hören."
3. Als Nächstes sollte das Wort „nur" verwendet werden, um die Aufmerksamkeit des Patienten auf eine nicht-fühlende Modalität zu lenken und dorthin zu konzentrieren: „Schauen Sie nur ..." – „Hören Sie nur ..." – „Denken Sie nur."

4. Geben Sie zum Schluss, wenn der Patient sich in diese Modalität vertieft – das heißt, schaut, hört, denkt – eine Scheininjektion (nehmen Sie nur eine Spritze).

IV. Das Erweiterte Kausalmodell

Das Szenario: Ihr Patient hat ein von einem Dermatologen diagnostiziertes Lidekzem, das sein Gesicht verweint aussehen lässt. Der Dermatologe hat Tabletten und Tinkturen verschrieben, darunter auch entzündungshemmende Medikamente und niedrigdosierte topische Steroide (die selten verwendet werden sollen).

Sie haben die Krankengeschichte aufgenommen, die Folgendes ergibt: Der Patient hat zwei Jobs und ist in beiden unglücklich. Er geht abends lange aus, schläft schlecht und trinkt übermäßige Mengen Alkohol. Am liebsten würde er einfach kündigen. Er fühlt sich depressiv und unzufrieden.

Behandelnde müssen (vgl. Abb. 4 auf S. 295):

1. Ein **Erweitertes Kausaldiagramm** erstellen und die verschiedenen ursächlichen Ereignisse darstellen, die der Patient mitteilt.
2. Das **Sparsamkeitsprinzip** erklären (positiv und negativ).
3. *Ockhams Rasiermesser* im Kontext des **Erweiterten Kausalmodells** darlegen.

V. Präoperative Hypnose (freiwillige Versuchsperson erforderlich)

Die Versuchsperson/der Patient steht kurz vor einer einfachen Operation. Risiken und Vorteile sind bereits ausführlich besprochen. Der Patient hat einer präoperativen Hypnose zugestimmt als Möglichkeit, potenzielle Blutungen einzudämmen, postoperative Schmerzen zu reduzieren und die Heilung zu beschleunigen.

Behandelnde sollten eine abgekürzte Induktion vorführen. *Rapport* und Verknüpfung sollten hergestellt werden. Die Suggestionen sollten von der Beschreibung zur Vorgabe übergehen (einer sicheren und angenehmen Entspannung).

Abbildung 4: Erweitertes Kausalmodell (Lidekzem)

I – Ursachen	II – AK	III (+SP)	IV	V (-SP)	VI – AK	VII – (A/S)
Expositionen				Alles ist möglich		Lidekzem
Kündigungs-wunsch						Rückzug
Rückzug in Krankheit			Aus-schlag		Ge-schwächt	
	Ge-schwächt					Depression
Alkohol						
Schlafmangel						

Die drei üblichen Suggestionen (also Blutstillung, Wohlbefinden und rasche Heilung) sollten dann direkt, indirekt und metaphorisch angeboten werden.

Zum Schluss sollten Behandelnde Suggestionen zum Aufwachen anbieten, unabhängig davon, ob der Patient einfach entspannt oder tatsächlich in einer Trance ist. Wacht der Patient auf, sollten Behandelnde das Beibehalten von *Rapport* demonstrieren, während sie sich auf eine Art und Weise verabschieden, die die Arbeit nicht aufhebt und die weiterhin indirekt Erfolg suggeriert. Hier müssen Behandelnde:

1. Die Fertigkeit zeigen, *Rapport* aufzubauen und aufrechtzuerhalten.
2. Anstreben, mittels permissiver Sprache ihre Worte mit den Erfahrungen des Patienten zu VERKNÜPFEN.
3. Von der Beschreibung der momentanen Erfahrung übergehen zum Vorgeben einer künftigen/inneren Erfahrung (also Ruhe und Entspannung, Wohlbefinden und Sicherheit).
4. Indirekte Suggestionen anbieten und mindestens eine metaphorische Suggestion.
5. Den Patienten aufwecken und wegschicken und dabei *Rapport* aufrechterhalten und ein Bewusstsein seiner suggestiven Wirkung auch nach der Trance zeigen.

Hinweis: Diese fortgeschrittene Einschätzung kann „optional“ oder dem Abschluss des ersten Kursjahres vorbehalten sein.

* * *

Sobald die formale Ausbildung Behandelnder beginnt, ist die Informationsmenge, die sie sich aneignen müssen, gewaltig. Oftmals kommt es ihnen so vor, als würde das gesamte Wissen der Welt in möglichst kurzer Zeit in ihren Kopf hineingestopft. Während dieser schwierigen Jahre des Lernens wird viel geopfert: sozialer Austausch, Schlaf, Lachen. Viel kann auf der Strecke bleiben: die Fähigkeit für Mitgefühl, gut durchdachte Sichtweisen, Lebensfreude. Häufig ist das einzige Anliegen, die heutige Prüfung zu bestehen und dann die nächste anzugehen.

Viele würden argumentieren, das ist ein notwendiges Übel. Aber wer künftig **versiert behandeln** will, darf sich nicht erlauben, das Folgende zu verlieren, darf es nicht opfern:

Behandelnde in Ausbildung dürfen, wie entmenschlichend auch immer ihre Ausbildung ist, ihr Persönlichkeitsgefühl nicht an den verführerischen Charme der materiellen Wissenschaft abtreten. Je früher wir daher beginnen, ihnen zu vermitteln, welchen Platz der Geist in der Heilkunst einnehmen darf, desto wahrscheinlicher werden sie ihrer eigenen Menschlichkeit und der ihrer Patienten gerecht werden.

„... Wir können unser Gehirn durch vergleichsweise kurze, schmerzfreie Behandlungen mithilfe von Vorstellungskraft und Wahrnehmung umschreiben."

– Norman Doidge, M. D., *Neustart im Kopf* –

Anhang II

Anregungen zur Weiterentwicklung der noetischen Medizin

In diesem Buch habe ich mich bemüht, meine Erfahrungen mit Logik und Fakten zu verbinden, um die These zu untermauern, dass der Geist Einfluss auf die Materie nimmt, dass sich Worte und Handeln von Autoritäten auf Gesundheit und Wohlbefinden von Patienten auswirken und dass es bei Heilung nicht nur um unmittelbare Anfänge und unendliche Geschichten geht. Ich hoffe, ich habe Ihnen Grund genug gegeben, Ihre Reise anzutreten, Ihre Reise in die zutiefst befriedigende und oftmals überraschende Welt der **Hohen Kunst der Behandlung**. Da Sie bis hierhin gelesen haben, haben Sie jetzt nur zwei Optionen: entweder (1) Sie fallen zurück in die alten Gewohnheiten des unüberlegten Sprechens und Handelns und wissen jetzt um die abträglichen Auswirkungen, die Sie wahrscheinlich hervorrufen, oder (2) Sie beginnen, die **Hohe Kunst** geduldig und demütig zu praktizieren, und staunen über die Ergebnisse.

Ich vermute, es gibt noch eine dritte Option. Sie könnten all das abwerten. Mir und allen anderen **Versiert Behandelnden** vor mir unbedeutenden Unsinn unterstellen. Sich abwenden, in die Petrischale abtauchen und aus ihren Untiefen rufen: „Das ist doch gar keine Wissenschaft!" Damit stünden Sie nicht alleine da. Aber Sie würden sich irren.

Wissenschaft beginnt mit einer Fragestellung. „Ich frage mich, was geschehen würde, wenn ich höflich anordnen würde, dass ein Patient aufhört zu bluten, sein Herzrhythmus sich normalisiert oder er sich in eine angenehme Trance begibt?" Von da aus geht es weiter zur Beschreibung: Was sind in diesem Fall die Phänomene und wie wurden sie hervorgerufen? Während in der weiteren Phase der Beschreibung neue Phänomene formuliert und neue Methoden definiert werden, versucht man, die Beobachtungen zu erklären. Doch wie uns David Deutsch erinnert: „... die Ausgangspunkte wissenschaftlicher Theorien sind fast nie gute Quellen." Das traf auf Mesmer zu, dessen Theorie des „animalischen Magnetismus" 1784 von der Franklin-Kommission widerlegt wurde. Ebenso galt das für die Hypnotherapeuten des 19. und 20. Jahrhunderts, deren Gleichsetzung von Trance mit Hypnose – sie verwechselten die Wirkung mit der Ursache – unser Verständnis noetischer Einflüsse um Jahrhunderte aufhielt. Doch nun, da Hypnose verstanden ist, können wir endlich erkennen: Die Berichte der Alten, die Verzeichnisse der Mesmeristen, die Ergebnisse placebokontrollierter Studien, sie alle stehen für ein Kontinuum von Nachweisen, die die Wirkung noetischer Einflüsse auf Körper und Geist belegen.

Deshalb ist es für die noetische Wissenschaft an der Zeit, den nächsten Schritt in ihrer langsamen Entwicklung zu machen – Zeit für rigoroses Experimentieren und Überprüfen. Nur durch kontrollierte Experimente werden sich unsere Konzepte weiter schärfen und unsere Erklärungen nach und nach die Eleganz und Vorhersagekraft erlangen, die wir für wissenschaftliche Theorien als üblich betrachten. Natürlich sind bereits einige hervorragende Experimente mit Hypnose durchgeführt worden, doch sie sind rar. Angemessene Experimente zu Wachsuggestionen (Hypnose ohne Trance) sind noch seltener. Auf ihrem weiteren Weg wird es zuerst die Aufgabe noetischer Wissenschaftler sein, alle derzeit vorhandenen, qualitativ hochwertigen Fakten zu sammeln und zu sortieren. Ihre nächste Aufgabe wird dann sein, zum Experimentieren überzugehen, mit der Absicht, die ihrer Wissenschaft zugrundeliegenden Prinzipien zu untermauern und zu erläutern.

Die folgenden Experimente werden unterbreitet mit dem Blick sowohl auf (1) den Machbarkeitsnachweis und (2) die Durchführbarkeit der Anwendung. Ich möchte Sie bitten, diese verschiedenen Vorschläge nicht als fertige Versuchsanordnungen zu betrachten, die schon bei institutionellen Prüfungskommissionen eingereicht werden können, sondern vielmehr als grobe Skizzen – wie die ersten primitiven Landkarten, die die Entdecker der Neuen Welt zeichneten – mit der Absicht, eine Vision und eine Richtung zu vermitteln. Wie bei allen streng regulierten wissenschaftlichen Arbeiten steckt der Teufel im Detail. Und ich habe keine Zweifel daran, dass die Details meiner Vorschläge gründlich überprüft und verfeinert werden. Dennoch werden die Resultate dieser oder ähnlicher Experimente nicht nur die noetische Wissenschaft auf eine solidere Grundlage stellen, sondern sie werden auch Blaupausen für künftige Behandlungen bieten, die Praktizierende der noetischen Medizin durchführen.

Placebo: Das Gute, das Böse und das Gewöhnliche

Die Auffassung, dass die Placebo- bzw. Nocebo-Reaktion eine Reaktion ist, die in Hypnose, aber ohne Trance stattfindet, ist eine neues und klarstellendes Konzept. Es informiert alle Behandelnden über die zweischneidige Natur ihrer Autorität und ermahnt uns, auf unsere Worte und Handlungen zu achten. Die ganze Absicht dieses Buches besteht kurz gesagt darin, diese Realität darzulegen und dann den Behandelnden einfühlsam aufzuzeigen, wie sich Vorstellungen auf eine heilsame Art unterbreiten lassen, die die Ergebnisse ihrer Patienten optimieren.

Das folgende Experiment ist inspiriert von einer unabsichtlichen Verwünschung. Ich hörte sie zufällig, wie sie einer der besten Notärzte, den ich kenne, einer Patientin gegenüber äußerte, die auf der Verschreibung von Antibiotika gegen ihre Erkältung bestand: „Mrs. Jackson", insistierte mein Kollege, „wie ich erklärt habe, haben Sie ein Virussyndrom. Antibiotika helfen in diesem Fall nicht. Eigentlich hilft gar nichts. Sie müssen einfach nach Hause gehen und es durchstehen."

Das Experiment

Neunzig gesunden Freiwilligen werden Schnupfenviren direkt in die Nase verabreicht. Dann werden sie nach dem Zufallsprinzip in drei Gruppen eingeteilt: natürlicher Verlauf, Placebo und Nocebo.

Unmittelbar nach der „Impfung“ bekommen die Teilnehmer von **Gruppe 1** (natürlicher Verlauf) folgende Anweisungen von einer Autorität in weißem Arztkittel:

„Wie Sie wissen, wurden Ihnen allen gerade Schnupfenviren verabreicht. Weil Sie in die Gruppe mit dem natürlichen Verlauf eingeteilt wurden, werden wir Ihnen keine Medikamente verabreichen. Stattdessen bitten wir Sie, einfach in Ihrer Symptomliste zu notieren, was immer mit Ihnen geschieht. Bitte seien Sie genau. Danke.“

Anschließend notieren diese Teilnehmer für die nächsten zehn Tage täglich ihre Symptome, falls irgendwelche auftreten, auf einem vorgefertigten Papier.

Die Teilnehmer von **Gruppe II** (Placebo) erhalten von derselben Autorität andere Anweisungen:

„Wie Sie wissen, wurden Ihnen allen gerade Schnupfenviren verabreicht. Deshalb ist es möglich, dass **manche Personen** leichte Erkältungssymptome entwickeln könnten. Doch Sie sollten auch wissen, dass viele gesunde Versuchsteilnehmer wie **Sie** bekanntermaßen eine sogenannte ‚subklinische Infektion‘ erleben. Das heißt, **SIE MÜSSEN** KEINERLEI SYMPTOME ERLEBEN, während sie Antikörper gegen das Virus entwickeln. Andere haben vielleicht einen oder zwei Tage lang nur die leichtesten Symptome. Wir geben Ihnen dieses Placebo zur täglichen Einnahme als Unterstützung, und SIE BLEIBEN GESUND. Bitte nehmen Sie es jedes Mal, wenn Sie etwas auf Ihrer Symptomliste notieren.“

Hier ist anzumerken, dass in der ersten Spalte steht: „Ich fühle mich wohl.“ In der zweiten Spalte steht: „Ich habe folgende Anzeichen/Symptome“, woran sich eine entsprechende Liste anschließt.

Die Teilnehmer von **Gruppe III** (Nocebo) bekommen von der Autorität wieder andere Anweisungen:

„Wie Sie wissen, wurden Ihnen allen gerade Schnupfenviren verabreicht. Deshalb werden Sie wahrscheinlich eine Erkältung bekommen. Wir geben Ihnen ein Placebo zur täglichen Einnahme mit, aber wie Sie auch wissen, grassieren Virusinfektionen gerade, und ein Placebo ist kein richtiges Medikament, obwohl es Nebenwirkungen haben kann, etwa Kopfschmerzen, Übelkeit, Erbrechen usw. (Führen Sie sie auf.) Auf jeden Fall sollte es Ihnen in ungefähr einer Woche wieder gutgehen.

Notieren Sie bitte in der Zwischenzeit für dieses Experiment Ihre Symptome auf der Liste und nehmen Sie Ihre Placebotablette jeden Tag."

Wie bei den beiden anderen Gruppen notieren auch die Teilnehmer von Gruppe III die folgenden zehn Tage lang ihre Symptome.

Stellen Sie sich nun vor, den Teilnehmern aus Gruppe III (Nocebo) geht es schlechter als jenen aus Gruppe I (natürlicher Verlauf), und den Probanden aus Gruppe II (Placebo) geht es besser als allen anderen. Mein Kollege – der nach einer wissenschaftlichen Begründung lechzt, aber die bereits nachgewiesenen Bestandteile und Bruchstücke nicht logisch verbinden kann –, hat somit eine solide Evidenzbasis, um Patienten mit selbstlimitierenden Virussyndromen ein Placebo zu verschreiben und es mit positiven Suggestionen zu verabreichen. Ebenso werden das einfühlsam Behandelnde tun.

Aufklärungsgespräch mit dem Ziel einer Einverständniserklärung

In Kapitel 5 haben wir ausführlich über die richtige Art und Weise eines Aufklärungsgesprächs gesprochen, wenn den Patienten sowohl die Risiken als auch die Vorteile einer jeweiligen Behandlung vermittelt werden. Auf den in diesem Protokoll enthaltenen Verfeinerungen von Worten und Handlungen basiert zum größten Teil die Informationsübermittlung, die **Versiert Behandelnde** im normalen Praxisalltag erledigen.

Ich werde hier keine konkreten Versuchsvorschläge entwerfen, um die Richtigkeit unserer Herangehensweise zu belegen. Lassen Sie mich vielmehr Folgendes anregen: Um diesen Bestandteil der noetischen Medizin experimentell zu untermauern, sollte die Richtlinie zum Aufklärungsgespräch für eine Einverständniserklärung zur Verordnung neuer Medikamente, für empfohlene Operationen und andere häufige Behandlungen und Eingriffe getestet werden. Ich kann mir gut vorstellen, dass solche Studien zu Medikamenten gegen Bluthochdruck durchgeführt werden, bei denen beispielsweise die Anzahl und das Maß an Komplikationen die Endpunkte bilden. Ähnlich würde ein Aufklärungsgespräch mit dem Ziel einer Einverständniserklärung bei Blinddarmoperationen (oder Ähnlichem) Sinn ergeben – die Endpunkte wären Komplikationen, Tage bis zur Wiederaufnahme der normalen

Aktivitäten oder ähnlich objektive Kriterien. In jedem Fall würde die Kontrollgruppe den üblichen, unüberlegten Erguss (höchstwahrscheinlich schriftlich ausgearbeitet) von der Autorität erhalten. Die Testgruppe bekäme eine sorgfältig choreographierte Präsentation „einerseits … könnten **manche Menschen** …" (wie in Kapitel 5 vorgestellt).

Diese Studie ließe sich relativ leicht durchführen; deshalb stelle ich mir vor, dass sie wahrscheinlich von Studierenden durchgeführt wird, damit sie ihre Ausbildung erfolgreich abschließen. Innerhalb weniger Jahre könnten wir möglicherweise Bestätigungsstudien von Akupunkturschulen, Ausbildungsstätten für Naturheilkundler, Universitäten, Krankenpflegeschulen und anderen professionellen Pflegeeinrichtungen sehen. Diese ganze Arbeit würde wiederum eine zwingende wissenschaftliche Grundlage für die Ausübung der **Hohen Kunst** bieten.

Präoperative Hypnose

Jeder häufige chirurgische Eingriff könnte den Hintergrund bilden für eine klinische Studie, die die Wirksamkeit präoperativer Hypnose testet. Nach meiner Erfahrung dürfte jedoch der künstliche Kniegelenkersatz die auffälligsten Ergebnisse liefern. Und zwar aus folgendem Grund: Die Operation verläuft oftmals blutig; die Genesung ist im Allgemeinen unangenehm; und die Rückkehr zu normalen Aktivitäten dauert häufig bis zu einem Jahr. Diese Fakten bieten uns leicht quantifizierbare, vergleichbare Ergebnisse, vor allem weil die fantastischsten Ergebnisse präoperativer Hypnose, die ich miterlebt habe, folgende sind: (1) praktisch unblutige Operation, (2) minimaler Bedarf an Schmerzmitteln nach der Operation und (3) rasche Genesung inklusive Wundheilung.

Das Experiment

Eine große Gruppe von Patienten, denen eine Knieprothese eingesetzt werden soll, wird nach dem Zufallsprinzip in zwei Gruppen eingeteilt. Die Teilnehmer der Kontrollgruppe sehen am Tag vor der Operation einen Chirurgen (oder einen anderen Arzt) und können mögliche Bedenken ansprechen, die sie in Bezug auf den bevorstehenden Eingriff haben. Die Teilnehmer der Testgruppe können ebenfalls klärende

Fragen stellen, doch darüber hinaus unterziehen sich diese Teilnehmer einer präoperativen Hypnose nach dem in Kapitel 11 dargestellten Verfahren.

Die Endpunkte dieser Studie sind: (1) geschätzter Blutverlust während der Operation, (2) die Anzahl schmerzstillender Tabletten bzw. Injektionen im ersten Monat nach der Operation, (3) die Tage bis zur 90-Grad-Beugung des operierten Gelenks und (4) die Tage bis zur Entfernung der letzten Naht oder Klammer.

Klar ist, beide Patientengruppen werden im Hinblick auf die relevanten Parameter verglichen, alle anderen notwendigen Kontrollen werden ebenfalls durchgeführt. Die Ergebnisse zu den vier Endpunkt-Parametern werden auf statistische Signifikanz hin ausgewertet.

Stellen Sie sich vor, als Ergebnis einer einzigen einstündigen Sitzung vor der Operation würden statistisch signifikante Verbesserungen in den Studienparametern bestätigt. Solche Ergebnisse könnten, wenn sie bei allen chirurgischen Eingriffen angewandt würden, enorme wirtschaftliche Folgen für die Krankenhäuser wie auch für die allgemeine Wirtschaft haben. Und für Patienten und **Versiert Behandelnde** wären die Vorteile unermesslich.

* * *

Dies sind nur einige wenige der möglichen Experimente, für die sich die Konzepte der **Hohen Kunst** eignen. Vorstellbar sind auch zusätzliche Versuche, bei denen noetische Reize („Gedanken-Auslöser") mit unseren eigenen natürlichen Heilreaktionen assoziiert werden, um diese Reaktionen hervorzurufen, wenn sie am dringendsten gebraucht werden. Und ich bin sicher, es können und sollten unzählige andere Studien konzipiert und durchgeführt werden, um die in diesem Buch dargelegten Prinzipien zu untermauern. Es geht darum, dass es Zeit ist – Zeit, damit anzufangen, eine Evidenzbasis für das neu entstehende Fachgebiet der noetischen Medizin zu schaffen.

Danksagungen

Enormen Dank schulde ich meinen Patientinnen und Patienten. Sie haben mich wiederholt die Gefahren der Selbstüberschätzung gelehrt und welche Belohnung einem winkt, wenn man sich kümmert. Ihre Rätsel weckten meine Neugier und brachten mich auf den Weg. Ich danke ihnen allen, dass sie mich mit ihrem Vertrauen ehrten.

Besonders bewusst bin ich mir meiner wunderbaren Mentoren. Ich weiß ehrlich nicht, wie viel in diesem Buch von ihnen stammt und wie viel von mir ist. Freudig teile ich mit diesen großartigen Lehrerinnen und Lehrern alle ihnen gebührende Anerkennung für die Einsichten und Erkenntnisse in diesem Buch. Doch alle hier befindlichen Fehler und falschen Darstellungen nehme ich auf meine Kappe.

John Grinder hat mir in wenigen Tagen mehr über die Macht von Vorstellungen und ihren angemessenen Ausdruck beigebracht, als ich es in mehreren Leben hätte lernen können. Seine zahlreichen genialen Bücher führten das nur weiter. Ich danke ihm für seine Freundschaft und seine mürrische Genialität. Stephen Gilligan schleuste mit Charme und Raffinesse Milton Erickson in mich ein. Ich danke Steve zutiefst für seine Lektionen und Fertigkeiten. Die Notaufnahme, in der ich arbeitete, leitete Dr. Thomas Ruben. Tom schuf eine Atmosphäre der Offenheit und Freiheit, in der ich experimentieren konnte. Er ist nicht mehr bei uns, aber ich werde mich immer mit tiefer Dankbarkeit an ihn erinnern. Dr. Ron Rothenberg reiste mit mir in den Urwald. Zusammen lernten wir etwas über Schamanismus und alternative Heilmethoden. Ich danke Ron für seine Neugier und Furchtlosigkeit. Mein Zahnarzt, Al Mizrahi, brachte mir die Möglichkeit schmerzfreier Injektionen näher. Er kann sich nicht vorstellen, wohin das führte und wie Hunderte von Patientinnen und Patienten von seiner Behutsamkeit und Geduld profitiert haben. Rich Berlin, aus meiner Sicht der großartigste lebende Arzt und Dichter, ist mir seit dem Medizinstudium ein Herzensfreund. Für uns alle gibt es Zeiten, in denen es schwer ist, zu behandeln, und leicht, sich zurückzuziehen. Richs unübertreffliche Liebe zu den Menschen und zum Behandeln inspiriert mich Tag für Tag und lässt mich nie aufgeben.

Und wie viele von uns sind drei Jahrzehnte lang mit der Freundschaft eines taoistischen Priesters gesegnet? Ich war es. Ich liebe Sifu Share K. Lew. Er war ein wunderbarer Mann, und ich lerne immer noch von ihm. Ich bin sicher, das wird anhalten, bis auch ich „nach Hause gehe".

Viele Ärztekollegen haben mich inspiriert. Der wichtigste von ihnen ist Dr. Mark Kalina. Mark hat mir beigebracht, was in der Medizin notwendig ist und, gelegentlich, was nicht. Falls ich in diesem Buch irgendetwas gut erklärt habe, dann liegt das an seinem Einfluss. Gelernt habe ich auch von Edwin Yager, Norbert Preetz und Richard Levak – alle drei sind klinische Psychologen. Ich danke euch für eure Lektionen.

Lassen Sie mich sagen, was am allerwichtigsten ist: Eine Lebenspartnerin zu haben, mit der ich alles teilen kann, ist ein Segen, der sich nicht in Worte fassen lässt. Dianne gibt mir Auftrieb mit ihrer enormen Liebesfähigkeit und ihrem Verständnis. Ich bin gesegnet, mit ihr und ihrer Ausstrahlung, Intelligenz und Ehrlichkeit zu leben.

Für meine Töchter Clea und Raquel – dieses Buch gibt es wegen euch, weil sich alle Eltern danach sehnen, dass ihre Kinder in einer Welt voller Einfühlsamkeit, Wissen und Weisheit leben. Ich hoffe, das Buch wird seinen kleinen Teil zur Verwirklichung dieses Traums beitragen.

Erweitertes Kausalmodell

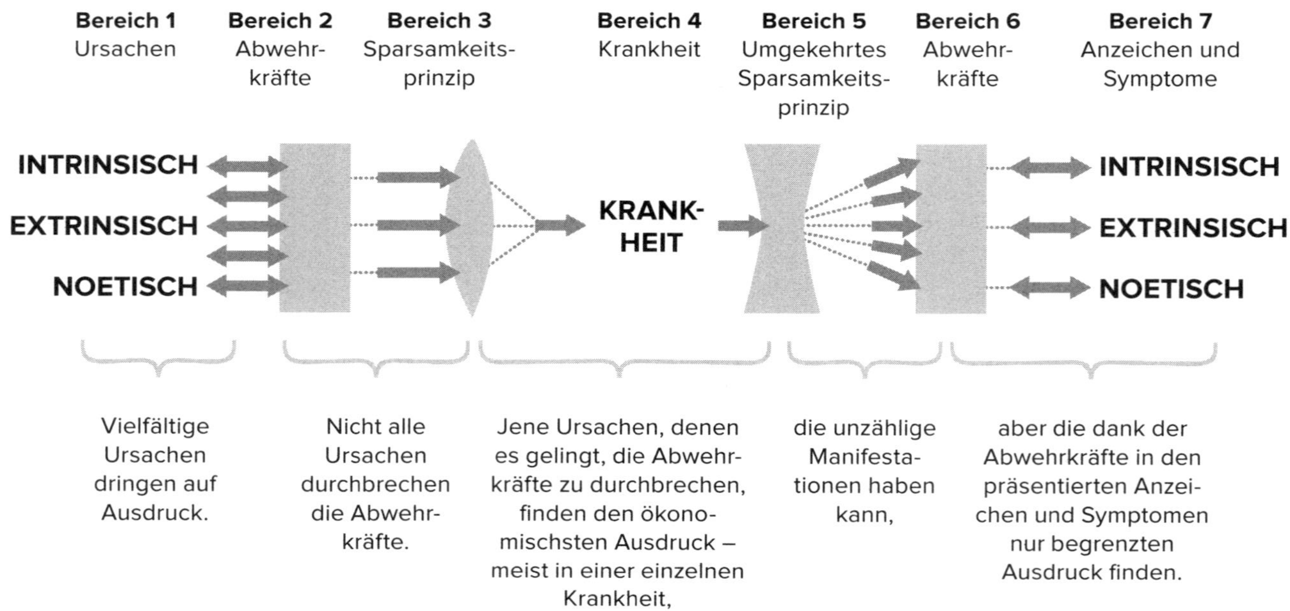

Weiterführende Literatur

I. Wissenschaft

Allgemein

1. Humphries, Rolfe (Translator). *Lucretius, The Way Things Are*: The De Rerum Natura of *Titus Lucretius Carus* (1968); Indiana University Press.
2. Deutsch, David. *The Beginning of Infinity* (2011); Penguin Books.
3. Kuhn, Thomas S. *The Structure of Scientific Revolutions* (1962); University of Chicago Press.
4. Feynman, Richard. *The Character of Physical Law* (1965); M.I.T. Press.
5. *NOBEL PRIZE CONVERSATIONS with Sir John Eccles, Roger Sperry, Ilya Prigogine, Brian Josephson* (1985); Saybrook Publishing Company.
6. Rovelli, Carlo. *Anaximander* (2007). Translated by Marion Lignana Rosenberg; Westholme Publishing.
7. Fleischman, Paul R. *Wonder* (2013); Distributed by Small Batch Books.
8. Durant, Will. *The Greatest Minds and Ideas of All Times* (2002); Simon & Schuster.
9. McGilchrist, Iain. *The Master and His Emissary* (2009); Yale University Press.
10. Bryson, Bill. *The Body* (2019); Doubleday.
11. Davies, Robertson. *The Merry Heart* (including: "Can a Doctor be a Humanist?") (1997); VIKING.

Kausalzusammenhang

1. Pearl, Judea. *The Book of Why* (2018); Basic Books and imprint of Perseus Books, LLC.
2. Popper, Karl. *The Logic of Scientific Discovery* (1935); Routledge.

Konditionierung

1. Pavlov, I.P. *Conditioning Reflexes* (2015); Translated by G.V. Anrep; Martino Publishing.

II. Medizin / Heilkunst

Allgemein

1. Jacobi, Jolande (Editor). *Paracelsus, Selected Writings* (1979); Princeton University Press.
2. Lamb, F. Bruce. *Rio Tigre and Beyond* (1985); North Atlantic Books.

3. Cannon, Walter Bradford. *The Wisdom of the Body* (1963); W.W. Norton Company.
4. Weil, Andrew. *Health and Healing* (1983); Houghton Mifflin Company.
5. Siegel, Bernie S. *Love, Medicine & Miracles* (1986); Harper & Row, Publishers, Inc.
6. Doidge, Norman. *The Brain That Changes Itself* (2007); Penguin Books.
7. Doidge, Norman. *The Brain's Way of Healing* (2016); Penguin Books.

Placebo
1. Edelstein E.J., Edelstein J. Asclepius: *Collection and Interpretation of the Testimonies* (1945); Johns Hopkins University Press.
2. Harner, Michael. *The Way of the Shaman* (1980); Bantam Books.
3. Program in Placebo Studies & Therapeutic Encounter (PiPS). http://programinplacebostudies.org

Körper und Geist
1. Harris, Dienstfrey. *Where the Mind Meets the Body* (1991); HarperCollins Publishers, Inc.
2. Rossi, Ernest L.; Ryan, Margaret O. *Mind-Body Communication in Hypnosis* (1986); Irvington Publishers, Inc.

III. Philosophie / Literatur
Allgemein
1. Russell, Bertrand. *The Will to Doubt* (1958); Philosophical Library, Inc.
2. Russell, Bertrand. *Mysticism and Logic and Other Essays* (1917); George Allen & Unwin, Ltd.
3. Russell, Bertrand. *In Praise of Idleness* (1972); Simon & Schuster.
4. Twain, Mark. *The Family Mark Twain: Corn-Pone Opinions* (1992); Barnes & Noble Books.
5. Dunn, Philip (Translator).*The Art of Peace* (2003); Tarcher/Putnam Books.
6. Rushdie, Salman. *The Enchantress of Florence* (2009); Random House, Inc.

IV. Psychologie
Allgemein
1. James, William. *Principles of Psychology, Volume One* (1890); Henry Holt and Company; reprinted 1950, Dover Publications, Inc.
2. Knapp, Mark L.; Hall, Judith A.; Horgan, Terrence G. *Nonverbal Communication in Human Interaction, Eighth Edition* (2007); WADSWORTH CENGAGE Learning.

Hypnose
1. Tinterow, Maurice M. *Foundations of Hypnosis: From Mesmer to Freud* (1970); Charles C. Thomas, Publisher.
2. Bernheim, H. *Hypnosis & Suggestion in Psychotherapy: A Treatise on the Nature and Uses of Hypnotism*, originally published as *Suggestive Therapeutics* in 1884 (1964); University Books, Inc.

3. Esdaile, James. *Mesmerism in India, and Its Practical Application in Surgery and Medicine*, published originally in 1846 (2003); University Press of the Pacific.
4. Freud, Sigmund. *The Standard Edition, Volume I* (1966). Translated and Edited by James Strachey; The Hogarth Press, Ltd.
5. Erickson, Milton H. *The Collected Papers of Milton H. Erickson, Volumes 1-4* (1980). Edited by Ernest L. Rossi; Irvington Publishers, Inc.
6. Erickson, Milton H. *Conversations with Milton H. Erickson, M.D., Volumes 1-3* (1985). Edited by Jay Haley; Triangle Press.
7. Erickson, Milton H. *Advanced Techniques of Hypnosis and Therapy* (1967). Edited by Jay Haley; Grune & Stratton, Inc.
8. Haley, Jay. *Uncommon Therapy* (1973); W.W. Norton & Company.
9. Erickson, Milton H. *My Voice Will Go with You: The Teaching Tales of Milton H. Erickson* (1982). Edited by Sidney Rosen, M.D.; W.W. Norton & Company.

Hypnotische Methode und NLP (Neurolinguistisches Programmieren)

1. Bandler, Richard; Grinder, John. *Frogs into Princes* (1979); Real People Press.
2. Bandler, Richard; Grinder, John. *Trance-formations* (1981); Real People Press.
3. Bandler, Richard; Grinder, John. *The Structure of Magic, Volumes 1,2* (1975, 1976); Science and Behavior Books, Inc.
4. Bandler, Richard; Grinder, John. *Patterns of the Hypnotic Techniques of Milton H. Erickson, Volume 1* (1975); Meta Publications.
5. Grinder, John; DeLozier, Judith; Bandler, Richard. *Patterns of the Hypnotic Techniques of Milton H. Erickson, Volume 2* (1977); Meta Publications.
6. Erickson, Milton H.; Hershman, Seymour; Secter, Irving I. *The Practical Application of Medical and Dental Hypnosis* (1961); Brunner/Mazel, Inc.
7. Hartland, John. *Hartland's Medical & Dental Hypnosis* (1966). Edited by David Waxman; Bailliere Tindall.
8. Hammond, D. Corydon (Editor). *Handbook of Hypnotic Suggestions and Metaphors* (1990); W.W. Norton & Company.
9. Meares, Ainslie. *A System of Medical Hypnosis* (1961); W.B. Saunders.

Wenn Sie mich nach meinem Namen fragen,
sage ich Heiler, Priester,
arrogante Krähe, verkleidet in Weiß,
die den Mond reflektiert.
Mein Name ist gefürchtet, unnahbar
und manchmal zu müde, um sich zu kümmern.
Ich bin des Todes widerwilliger Geliebter,
eines Kindes Anführer, Mutter, Vater,
Held und Dummkopf.
Und wenn Sie es einfach mögen,
Doktor genügt.

Dr. Richard Berlin
(Abdruck mit freundlicher Genehmigung)

Stichwortverzeichnis

Über den Autor

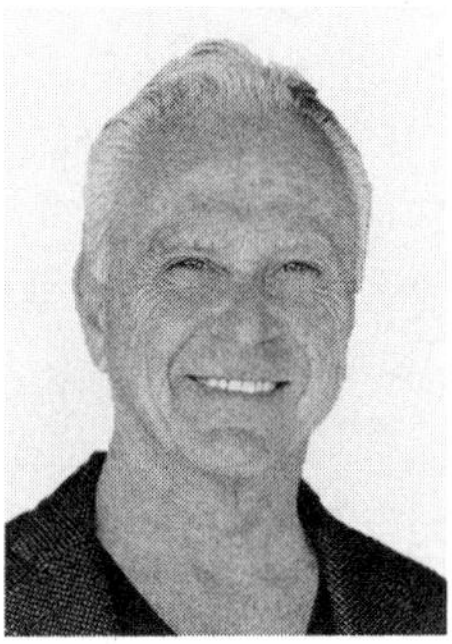

Dr. Steve Bierman hat nach Abschluss seines Medizinstudiums fast 20 Jahre als Notarzt in einer großen Klinik in Kalifornien gearbeitet. Er hat außerdem zwei Firmen für Medizingeräte gegründet und hält mehr als 200 Patente auf verschiedene medizinische Apparate. Steve Bierman ist Vater von zwei erwachsenen Töchtern, begeisterter Surfer und lebt mit seiner Frau und ihren drei Hunden in Kalifornien.

Steve Bierman unterrichtet die **Hohe Kunst der Behandlung** in Seminaren weltweit, darunter auch in Deutschland und der Schweiz.

Informationen zu seinen Kursen finden sich auf seiner Internetseite in der Rubrik *Author* unter *www.healingbeyondpills.com* sowie auf den Seiten der Seminarveranstalter:
www.preetz-hypnose.de und *www.hypnose.academy/bierman*